国家卫生和计划生育委员会"十三五"规划教材

全国高等学校教材

供康复治疗学专业用

社区康复学

COMMUNITY
REHABILITATION

第2版

主　编　王　刚

副主编　陈文华　黄国志　巩尊科

编　委　（以姓氏笔画为序）

万　勤　华东师范大学
王　刚　华中科技大学同济医学院附属协和医院
巩尊科　徐州医科大学徐州临床学院
吕　洋　海南医学院附属儿童医院
杨　红　上海复旦大学附属儿科医院
何静杰　首都医科大学
陈文华　上海交通大学附属第一人民医院
赵　凯　安徽医科大学第一附属医院
赵　焰　湖北中医药大学附属医院
唐　梅　昆明医科大学第二附属医院
黄国志　南方医科大学珠江医院
商晓英　哈尔滨医科大学第六临床医学院
谢　明　南华大学附属第一医院
蔡　军　上海市精神卫生中心

人民卫生出版社

图书在版编目（CIP）数据

社区康复学 / 王刚主编. -- 2版. -- 北京：人民
卫生出版社，2018
全国高等学校康复治疗专业第三轮规划教材
ISBN 978-7-117-25923-1

Ⅰ. ①社…　Ⅱ. ①王…　Ⅲ. ①社区 – 康复医学 – 高等
学校 – 教材　Ⅳ. ①R492

中国版本图书馆 CIP 数据核字（2018）第 023245 号

人卫智网	www.ipmph.com	医学教育、学术、考试、健康，
		购书智慧智能综合服务平台
人卫官网	www.pmph.com	人卫官方资讯发布平台

社区康复学
第 2 版

主　　编：王　刚
出版发行：人民卫生出版社（中继线 010-59780011）
地　　址：北京市朝阳区潘家园南里 19 号
邮　　编：100021
E - mail：pmph @ pmph.com
购书热线：010-59787592　010-59787584　010-65264830
印　　刷：河北新华第一印刷有限责任公司
经　　销：新华书店
开　　本：850×1168　1/16　印张：20
字　　数：563 千字
版　　次：2013 年 3 月第 1 版　2018 年 3 月第 2 版
　　　　　2024 年 1 月第 2 版第 12 次印刷（总第 20 次印刷）
标准书号：ISBN 978-7-117-25923-1/R·25924
定　　价：58.00 元
打击盗版举报电话：010-59787491　E-mail：WQ @ pmph.com
（凡属印装质量问题请与本社市场营销中心联系退换）

全国高等学校康复治疗学专业第三轮规划教材修订说明

全国高等学校康复治疗学专业第二轮规划教材于 2013 年出版，共 17 个品种，通过全国院校的广泛使用，在促进学科发展、规范专业教学及保证人才培养质量等方面，都起到了重要作用。

为深入贯彻教育部《国家中长期教育改革和发展规划纲要（2010—2020 年）》和国家卫生和计划生育委员会《国家医药卫生中长期人才发展规划（2011—2020 年）》文件精神，适应我国高等学校康复治疗学专业教育、教学改革与发展的需求，通过对康复治疗学专业第二轮规划教材使用情况和反馈意见的收集整理，经人民卫生出版社与全国高等学校康复治疗学专业第三届教材评审委员会研究决定，于 2017 年启动康复治疗学专业第三轮规划教材的修订工作。

经调研和论证，本轮教材新增《儿童康复学》和《老年康复学》。

康复治疗学专业第三轮规划教材的修订原则如下：

1. **坚持科学、统一的编写原则**　根据教育部培养目标、卫生计生部门行业要求、社会用人需求，在全国进行科学调研的基础上，充分论证本专业人才素质要求、学科体系构成、课程体系设计和教材体系规划后，制定科学、统一的编写原则。

2. **坚持必需、够用的原则**　根据专业培养目标，始终强调本科教材"三基""五性""三特定"的编写要求，进一步调整结构、精炼内容，满足培养康复治疗师的最基本需要。

3. **坚持紧密联系临床的原则**　强调康复理论体系和临床康复技能的培养，使学生毕业后能独立、正确处理与专业相关的康复常见实际问题。

4. **坚持教材创新发展的原则**　本轮教材采用了"融合教材"的编写模式，将纸质教材内容与数字资源内容相结合，教材使用者可以通过移动设备扫描纸质教材中的"二维码"获取更多的教材相关富媒体资源，包括教学课件、自测题、教学案例等。

5. **坚持教材立体化建设的原则**　从第二轮修订开始，尝试编写了服务于教学和考核的配套教材，本轮 19 种理论教材全部编写了配套《学习指导及习题集》，其中 13 种同时编写了配套《实训指导》，供教师授课、学生学习和复习参考。

第三轮康复治疗学专业规划教材适用于本科康复治疗学专业使用，理论教材共 19 种，计划于 2018 年秋季出版发行，全部数字资源内容也将同步上线。

希望全国广大院校在使用过程中提供宝贵意见，为完善教材体系、提高教材质量及第四轮规划教材的修订工作建言献策。

11. 临床疾病概要（第 3 版）

主编 周 蕾　副主编 许军英　范慧敏　王 嵘

12. 肌肉骨骼康复学（第 3 版）

主编 岳寿伟　副主编 周谋望　马 超

13. 神经康复学（第 3 版）

主编 倪朝民　副主编 胡昔权　梁庆成

14. 内外科疾病康复学（第 3 版）

主编 何成奇　吴 毅　副主编 吴建贤　刘忠良　张锦明

15. 社区康复学（第 2 版）

主编 王 刚　副主编 陈文华　黄国志　巩尊科

16. 临床康复工程学（第 2 版）

主编 舒 彬

17. 康复心理学（第 2 版）

主编 李 静　宋为群

18. 儿童康复学

主编 李晓捷　副主编 唐久来　杜 青

19. 老年康复学

主编 郑洁皎　副主编 桑德春　孙强三

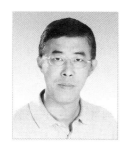

王刚

男，1962年9月出生于武汉。教授、主任医师，硕士生导师，现任华中科技大学同济医学院附属协和医院康复医学科主任。1984年8月，毕业于同济医科大学医疗系（德语班），毕业后被原卫生部（现国家卫生和计划生育委员会）选调至中国康复研究中心工作，是我国第一批从事现代康复医学的康复医师。20世纪90年代，先赴日本进修康复医学，后赴德国从事康复医疗工作。参加了国内多家康复中心的规划、筹建和领导工作。从事医教研工作30余年。主编教材和专著23部，参编专著11部。其中，参编了原卫生部组织编写的国内第一部《中国康复医学诊疗规范》，主编了首部高等医学院校康复治疗学专业教材《临床作业疗法学》、原卫生部"十二五"规划教材《社区康复学》第1版和全国高等学校康复医学培训教材《神经康复学治疗方法》第1版。发表康复专业论文30余篇。作为专家组成员，参与了国家第一个康复专业"九五"攻关课题《急性脑卒中早期康复的研究》，也曾和国外相关机构合作开展康复医学的课题研究。曾先后担任国际残疾人奥林匹克委员会医学与科学委员会委员、中国残疾人体育协会医学委员会主任委员、全国社区康复技术指导小组成员、中国教师发展基金会教育康复专家指导委员会专家委员、香港"站起来"组织顾问、专家委员会委员等组织或协会成员、《中华物理医学与康复杂志》编委、《中国康复理论与实践》编委。2014年，获首届全国中医药科技推广工作先进个人。

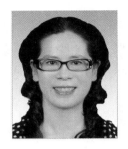

陈文华

女，1957年12月生于湖北汉川。主任医师、教授、博士生导师，现任上海交通大学附属第一人民医院康复医学科主任。从事教学工作24年，目前担任中国康复医学会康复治疗专业委员会副主任委员、中国非公立医疗机构协会康复分会副主任委员、上海市医学会物理医学与康复专业委员会主任委员、上海市专科医师规范化培训康复专家组组长、上海杉达大学国际医学技术学院康复系主任。曾获上海市医学会优秀主任委员称号。近5年承担各级科研项目10余项，发表及主编专业论文、著作多篇，先后3次获上海市康复医学科技奖。2014年带领科室率先通过了本专业国际最高质量标准——CARF国际认证（国内首家）。首次将"精神运动康复"引入国内，率先在全国开展并推广软组织贴扎治疗技术。

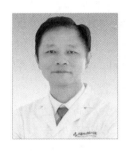

黄国志

男，1963年6月出生于广东省河源市龙川县。医学博士、教授、主任医师、博士研究生导师，现任南方医科大学康复医学院执行院长、南方医科大学珠江医院康复医学科主任。从事教学工作33年，目前担任中国康复医学会运动疗法专业委员会副主任委员、中国康复医学会科普工作委员会主任委员、中国医促会康复医学分会副主任委员、中国康复医学会常务理事、中国医师协会疼痛医师专业委员会常务委员、中国医师协会康复医师专业委员会常务委员、广东省残疾人康复协会副会长、广东省医师协会康复医师专业委员会主任委员、广州市海珠区科协副主席等。

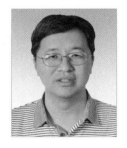

巩尊科

男，1967年11月出生于江苏丰县。主任医师，徐州医科大学、南京中医药大学、东南大学硕士生导师，现任徐州医科大学康复临床教研室主任、徐州市中心医院康复科副主任、徐州市康复医院神经康复科主任。从事康复医学教育工作10余年，担任徐州市政协委员、中华医学会物理医学与康复分会教育学组委员、中国康复医学会教育专业委员会委员、中国康复医学会脑血管病专业委员会委员、江苏省康复医学会常务理事、江苏省康复医学会脑损伤专委会副主委、江苏省康复医学会教育专委会常委、徐州市康复医学会秘书长。发表论文30余篇，其中SCI收录4篇；获淮海科学技术奖二等奖1项、三等奖2项，徐州市科技进步奖三等奖3项，徐州市新技术引进奖4项。

《社区康复学》作为原卫生部"十二五"规划教材首次出现在康复治疗专业本科第二轮规划教材中。历经5年，该系列教材作为国家卫生和计划生育委员会"十三五"规划教材，进入了修订再版的时期。

在这一时期，国际、国内召开了一系列有关康复的会议和出台了新的发展目标和要求。2016年12月27日，国务院印发了《"十三五"深化医药卫生体制改革规划》，在重点任务中提到：推进形成诊疗-康复-长期护理连续服务模式。形成"小病在基层、大病到医院、康复回基层"的合理就医格局。大力推进残疾人健康管理，加强残疾人社区康复。2017年2月，世界卫生组织在日内瓦召开了"康复2030：呼吁采取行动"的国际会议。

在"十二五"期间，我国已将康复医疗机构划分为：综合医院康复医学科、康复医院、社区卫生服务中心与乡镇卫生院三个层级。社区康复是与医院康复相并行的一种康复途径，包括各方面的康复内容。定位在社区水平的康复服务，可以弥补机构式康复的许多不足，因此，长期以家庭或社区康复站点为基地，进行康复训练和治疗，是康复需求者实现全面康复和理想、持久康复效果的必由之路。

我国的社区康复作为社区发展的一项战略，已进入了一个多元化、快速发展的新阶段。为了适应新时期社区康复的发展需要，积极开展社区康复专业人才的培训和学历教育，探索适合我国社区康复发展之路，则成为现阶段促进我国社区康复发展的当务之急。

本次教材的修订经过编委会全体成员的充分讨论，决定继续贯彻世界卫生组织对社区康复发展的指导思想，结合我国社区康复发展现状以及教材"三基""五性"的基本要求，在上版教材的基础上，更新观念，进一步突出社区特色，积极增加近年来出现的适宜于社区的新技术，并将传统康复的治疗内容和社区常见疾病的康复相结合，按疾病类型进行讲授，力求修订出一部既符合我国国情和社区康复特色，又符合时代发展并与国际接轨的社区康复教材。此外，为适应时代的发展，本版新增了数字资源内容，便于教师教学和学生参考。

本教材适用于本科康复治疗学专业学生，也适用于社区康复工作者以及患者家属的学习和培训。

编委会14位编委从事康复医疗和教学工作多年，又借鉴了国外社区康复教学和工作的经验，并结合国内实际情况，在充分研讨的基础上，凝聚大家的心血，完成了这次教材编写任务，感谢每一位编委的不懈努力。同时，还要感谢参与了第1版编写工作的黄昭鸣、郭铁成、罗筱媛、石丽宏编委，正是由于他们前期的付出，这次编写修订工作才得以顺利完成。但是，社区康复在我国的发展还处于初级阶段，社区康复工作还不成熟，书中难免有不妥和错误之处，殷切地希望使用本教材的教师、学生和社区康复工作者们提出宝贵的意见。

王　刚

2018年1月

目录

06
第六章
内脏疾病的社区康复

07
第七章
精神疾病的社区康复

12

第十二章

社区常用的康复器材及辅助器具

11

第十一章

传统康复在社区康复中的运用

13

第十三章
社区及家庭无障碍环境的改造

第一章
社区康复概论

第一节　社区、社区康复的概念

一、社区的定义

社区（community）一词起源于拉丁语，意思是共同的东西和亲密的伙伴关系。社区概念的提出始于德国社会学家滕尼斯（F.J.Tönnies）。社区的德文为 Gemeinschaft，它是指与社会（德文 Gesellschaft）相对立的一种传统的精神状态、生活方式和组织形态。1887 年，滕尼斯的著作 *Gemeinschaft and Gesellschaft*（《社区与社会》）问世，此后，美国社会学家查尔斯·罗密斯（C.P.Loomis）第一次把该书译成英文，书名为 *Fundamental Concepts of Sociology*（《社会学的基础概念》），其后，他再一次把它译成 *Community and Society*（《社区和社会》），划分了社区和社会的概念。

滕尼斯认为，从传统乡村社会向现代城市的转变，是引起社会关系变化的原因，他把社区与社会视为社会结构的两种理想类型，在他看来，社区是由自然意志形成的，以熟悉、同情、信任、相互依赖和社会黏着为特征的社会共同体组织；而社会则是由理性意志形成的，以陌生、反感、不信任、独立和社会连接为特征的社会结合体组织。由此他认为，社区是传统乡村地域的代表，而社会则是工业化和城市化的产物。所以，他认为社会变迁的总体趋势是社区向社会转变。

英国社会学家麦基文（McKeeman）进一步发展了滕尼斯的学说，他把社区界定为"共同生活的任何区域"，例如村庄、城镇、地区、国家，乃至更为广大的地区。麦基文认为，所有的社区都是一个程度问题，一个社区可以被视为一个更大社区的组成部分。他的观点集中体现在 1917 年出版的 *Community*（《社区》）一书中。

美国学者桑得斯（I.T.Sanders）根据不同学者在研究方法上的不同，把国外对社区的理解归类为四种类型：①定性的方法：把社区理解为一个居住的地方；②生态学的方法：把社区理解为一个空间单位；③人类学的方法：把社区视为一种生活方式；④社会学的方法：把社区当作一种社会互助。而从社会体系的角度出发，社区是以某一地方为中心的比较持久的互助系统；从社会冲突的角度来看，社区是资源、财富、权利和威望等分配不公平的一种互动的场域。据英国学者 C.Bayer 和 H.Button bar 研究发现，近百种有关社区的定义，没有一个是相同的。1955 年，希勒里（Hiller Lane）通过对这些定义的分析提出，尽管不同的学者对社区概念的理解和表达各不相同，但其主要含义是相同的，即地域、共同关系和社会互动。

在我国，对社区概念的理解也呈现出"表述不同，实质相近"的特点。"社区"一词不是源于汉语词汇，最早英文 Community 这个字介绍到中国来的时候，那时的译法是"地方社会"。20 世纪 30 年代，由以费孝通为首的燕京大学的学生在翻译滕尼斯书中 Community 和 Society 两个不同概念时，感到 Community 不是 Society，成了互相矛盾的不解之词，用"地方社会"一词不恰当，偶然间，想到了"社区"这两个字，之后大家援用了，就慢慢就流行起来。1984 年，费孝通先生对社区的表述为"社区是若干个社会群体或社会组织聚集在某一地域里，形成的一个在生活上相互关联的大集体。"社会学家袁方在 1990 年也指出："社区是由聚集在某一地域内，按一定社会制度和社会关系组织起来的，具有共同人口特征的地域生活共同体。"

虽然国内外学者对社区的概念理解各有侧重，对社区的定义也是言人人殊，但大都同意在地域意义上使用社区一词。2000 年 11 月，中共中央办公厅、国务院办公厅转发的《民政部关于在我国推进城市社区建设的意见》一文中，对中国社区作了如下定义："社区是指聚居在一定地域范围内的人们所组成的社会生活共同体。"

二、社区康复的定义

随着人们对社区康复（community-based rehabilitation，CBR）认识和开展的不断深入，其定义也在不断更新、完善。各国根据实际的国情，以及各种组织机构对社区康复的定义和内涵，都有着不同的理解。不少人认为对社区康复很难下一个完整的、清晰的定义。他们认为，社区康复的概念是动态的、发展的，它是随着不同国家、地域，甚至社区的社会、政治、经济、人口情况的不同而有所变动的。尽管如此，但社区康复仍应有一个基本的定义和概念，以反映出其基本性质和内涵。

（一）世界卫生组织对社区康复的定义

1981 年世界卫生组织（World Health Organization，WHO）康复专家委员会所下的定义是"在社区的层次上采取的康复措施，这些措施是利用和依靠社区的人力资源而进行的，包括依靠有残损、残疾、残障的人员本身，以及他们的家庭和社会。"

（二）联合国三大组织对社区康复的定义

1994 年世界卫生组织、联合国教科文组织（United Nations Educational，Scientific and Cultural Organization，UNESCO）、国际劳工组织（International Labor Organization，ILO）联合发表的《社区康复的联合意见书》对社区康复做了新的定义："社区康复是社区发展计划中的一项康复策略，其目的是使所有残疾人享有康复服务，实现机会均等、充分参与的目标。社区康复的实施，要依靠残疾人、残疾人亲友、残疾人所在的社区，以及卫生、教育、劳动就业、社会保障等相关部门的共同努力。"

2004 年，世界卫生组织、联合国教科文组织、国际劳工组织按照 2003 年赫尔辛基会议意见，对1994 年的《社区康复的联合意见书》进行了更新，更新后的意见书社区康复的定义是"为残疾人康复、机会均等、减少贫困和社会包容的一种社区发展战略"，需要"通过残疾人自己、他们的家庭、组织和社区，及相关的政府和非政府卫生，教育、职业、社会和其他服务的共同努力"，以促进社区康复项目的完成。

社区康复的这些新定义，恰好反映了近几十年来人们对残疾人康复在理念上的重大改变。

（三）我国对社区康复的定义

根据国际上对社区康复所下定义，结合我国国情和社区康复实践，目前我国对社区康复的定义为："社区康复是社区建设的重要组成部分，是指在政府领导下，相关部门密切配合，社会力量广泛支持，残疾人及其亲友积极参与，采取社会化方式，使广大残疾人得到全面康复服务，以实现机会均等、充分参与社会生活的目标。"

三、 社区康复的产生和发展

（一）国际社区康复的产生和发展

任何学科的产生和发展都起源于社会的需要，社区康复同样遵循了这一客观规律。

第二次世界大战后形成了较完整的康复概念，现代康复疗法也逐渐系统化，出现了美国的高科技型、西欧的高福利型、日本集高科技与高福利为一体的三种康复模式。这种康复服务方式虽可以解决较复杂的残疾问题，但费用高、周转率低、覆盖面小，更为不利的是残疾人长期被限制在康复机构里，不能参加正常的家庭生活与社会活动，严重阻碍了残疾人重返社会。

20 世纪 70 年代初，发达国家发现，定位在家庭与社区水平的康复服务，可以弥补机构式康复的许多不足，如英国通过全民健康服务网络（National health service network，NHSN），由全科医生负责所辖区域中残疾人的康复服务，这种方式获得了较好的效果。

1976 年，世界卫生组织提出一种新的、有效的、经济的康复服务途径，即社区康复。

1978 年，世界卫生组织在国际初级卫生保健大会后发表了《阿拉木图宣言》，这是第一个提倡将初级卫生保健作为达到世界卫生组织"人人享有健康"目标的主要策略的宣言。初级卫生保健目的是确保每个人，不管是贫穷还是富有，都能够得到服务，满足其最高水平的健康需求；确定了在初级卫生保健中应包括残疾人的保健和康复，要求在社区层次上为包括残疾人在内的居民提供疾病的预防、治疗和康复服务。

1979 年，世界卫生组织初步规划出社区康复模式。

1981 年，制定了残疾人十年（1983—1992 年）社区康复全球发展规划。

1985 年，英国伦敦大学开设"社区康复计划与培训"课程。全球性培训和地区性培训工作得到了迅速的发展。

1989 年，世界卫生组织出版了《在社区训练残疾人手册》，以便为社区康复项目和项目发起人提供指导和支持。

1993 年，已在联合国开发计划署任职的海兰德博士（E.Helander）出版了《偏见与尊严：社区康复介绍》（*Prejudice and Dignity*：*An Introduction to Community Based Rehabilitation*）一书，书中指出："社区康复仍是一个学习的过程，还没有一个现成的蓝图。"同年，该署图尔强博士（T.Jansson）开发了一套对康复项目进行监测和结果分析（outcome and monitoring analysis of rehabilitation，OMAR）的计算机软件评定系统，突出了社区康复评定中应注意的相关性、达标性、影响性和持续性。

1994 年，国际劳工组织、联合国教科文组织、世界卫生组织发表了"社区康复的联合意见书"，进一步明确了社区康复的目标、概念和实施方法，指出："社区康复是在社区内促进所有残疾人康复并享受均等机会和融入社会的一项战略"；"社区康复的实施，有赖于残疾人自己及其家属、所在社区以及卫生、教育、劳动就业与社会服务等部门的共同努力"；"社区康复可持续发展的关键是务实、灵活、支持、协作"。

1999 年，《偏见与尊严：社区康复介绍》一书再版，更新的观念对全球残疾发生情况、康复需求情况、社区康复的定义、管理框架、技术要素、监测评估以及未来发展预测等方面进行了全面阐述。他指出："社区康复，是旨在提高残疾人生活质量的一项讲求实际的战略。社区康复通过改善提供服务的方式，以便使所有需要的人都能得到这种服务，通过提供更多平等的机会和增进与保护残疾人的权利，从而改善残疾人的生活质量。"

2003 年，在赫尔辛基召开的国际社区康复回顾与咨询大会，提出了很多重要建议，以促进社区康复项目的完成，并对社区康复进行了重新定义。

2006 年 12 月 13 日，由联合国大会通过，并于 2008 年 5 月 3 日生效的《残疾人权利公约》要求各缔约国采取下列行动：加强和推广康复、适应性训练、辅助技术、援助和支持性服务以及以社区为基础的康复。

2014 年，第六十七届世界卫生大会上通过了历史性的决议，颁布《世卫组织 2014—2021 年全球残疾问题行动计划：增进所有残疾人的健康》。根据愿景和整体目标的要求，行动计划列出三项具体目标，其中一项目标是加强和推广康复、适应性训练、辅助技术、援助和支持性服务以及以社区为基础的康复；在四项指标中提出了以社区为基础的康复或其他社区服务所覆盖的人口比例；在七项主要活动内容中提出，提供领导和管理，制定和加强关于适应性训练、康复、辅助技术、支持和援助服务，以及以社区为基础的康复等方面的政策、战略和计划及相关的战略；扩大并加强康复和适应性训练服务，确保在持续照护过程中纳入初级（包括社区）、二级和三级卫生保健系统，并确保公平获取服务，包括为残疾儿童及时提供早期干预服务；促进获取一系列援助和支持性服务，并支持独立生活和充分融入社区；促进残疾人及其家人和（或）非正式照护者参与活动，并为他们提供支持和能力建设，以便支持独立生活和充分融入社区。

2017 年 2 月 6—7 日，世界卫生组织在日内瓦召开了"康复 2030：呼吁采取行动"的国际会议。"康复 2030"行动强调：要强化康复服务、提供辅助技术、支持性服务等系统化的服务，这种服务不仅仅是单纯的康复治疗，还包括残疾预防、社会倡导、公共卫生宣传以及社区康复等。

社区康复在国际已经发展了几十年。早期社区康复的发展和变化都较为缓慢，但进入 21 世纪以后，社区康复有了快速的发展和变化。目前，世界上 90 多个国家在开展社区康复，社区康复已被认识到是将残疾人纳入社区发展的一项综合策略。

（二）我国社区康复的产生和发展

我国自 20 世纪 50 年代开展的"家庭病床"，60—70 年代普遍推进的"赤脚医生"制度、医疗队，80 年代倡导的社区服务等医疗及社会保障服务，都包含了社区康复服务的性质与内容。随着 70 年代末现代康复在我国的兴起，我国 1986 年正式开展了社区康复工作。在过去 30 余年的发展过程中，我国的社区康复已经历了四个阶段。

第一阶段（1986—1990 年）起步阶段：1986 年，世界卫生组织在中国香港和菲律宾举办了"现代康复原则、计划与管理"研讨班，为我国培养了 10 余名社区康复人员；同年年底，原卫生部在山东、吉林、广东三省和内蒙古自治区的城乡开展了社区康复试点，获得了示范性的经验。1989 年，我国专业人员将世界卫生组织编写的《在社区训练残疾人手册》翻译成中文并发行。

第二阶段（1991—1995 年）试点阶段：国家在制定的《中国康复医学事业"八五"规划要点》等文件中，明确规定了在此期间要逐步推广社区康复，把康复医疗落实到基层。《社区康复实施方案》作为一项独立方案纳入了《中国残疾人事业"八五"计划纲要》中。"八五"期间，在全国 62 个区县进行了社区康复示范工作，示范地区残疾人康复服务覆盖率超过 75%。

第三阶段（1996—2000 年）推广阶段：我国的社区康复工作进入了采取社会化方式推进的阶段。确定了康复工作的目标是完善社会化的康复服务体系，以社区和家庭为重点，广泛开展康复训练，使残疾人普遍得到康复服务；同时，实施了一批重点工程，使 300 万残疾人得到不同程度的康复；开发供应了一批急需、适用的特殊用品和辅助用具，帮助他们补偿功能，增加能力。

第四阶段（2001年至今）发展阶段："十五"期间，为适应残疾人康复事业的发展，制定了《中国残疾人事业"十五"计划纲要》和《社区康复"十五"实施方案》，国家将社区康复纳入社区建设规划，融入社区卫生服务、社会服务和特教部门，使我国社区康复进入了全面发展阶段。

2002年8月，国务院办公厅转发原卫生部等部门《关于进一步加强残疾人康复工作意见》的通知，提出残疾人康复工作的总目标是：到2005年，在城市和中等以上发达地区的农村，有需求的残疾人70%得到康复服务；在经济欠发达地区的农村达到50%。到2010年，在城市和中等以上发达地区的农村，有需求的残疾人普遍得到康复服务；欠发达地区的农村达到70%以上。到2015年，实现残疾人"人人享有康复服务"。主要措施包括积极推进社区康复，把康复引入家庭。

2005年，中国残疾人联合会、原卫生部、民政部《关于印发〈进一步将社区康复纳入城乡基层卫生服务的意见〉的通知》和《关于开展全国残疾人社区康复示范区培育活动的通知》。

"十一五"期间，制定了《中国残疾人事业"十一五"发展纲要》，提出了："城市和发达地区农村残疾人普遍得到康复服务，欠发达地区农村70%以上的残疾人得到康复服务"。在《社区康复"十一五"实施方案》中提出"十一五"期间社区康复任务目标是：全国80%的市辖区和70%的县开展规范化的社区康复服务，使社区康复迈入了一个新的发展阶段。

2008年，中共中央、国务院印发《关于促进残疾人事业发展的意见》，提出："大力开展社区康复，推进康复进社区、服务到家庭。"

2008年4月24日，中华人民共和国第十一届全国人民代表大会常务委员会第二次会议修订通过了《中华人民共和国残疾人保障法》；2008年6月26日，第十一届全国人民代表大会常务委员会第三次会议决定：批准2006年12月13日由第六十一届联合国大会通过的《残疾人权利公约》。

至"十一五"期末，全国开展社区康复的市辖区为807个，开展社区康复服务的县（市）为1569个，分别占全国市辖区总数和县（市）总数的90.5%和68.9%。

"十二五"期间，《中国残疾人事业"十二五"发展纲要》针对康复提出的主要任务是：完善康复服务网络，健全保障机制，加快康复专业人才培养，初步实现残疾人"人人享有康复服务"的目标；全面开展社区康复服务；实施重点康复工程，帮助1300万残疾人得到不同程度的康复；构建辅助器具适配体系，组织供应500万件各类辅助器具，有需求的残疾人普遍适配基本型辅助器具。为了实现这一目标，政策措施之一就是要求依托各级各类医疗、康复、教育机构，充分利用社区资源，加强社区康复服务能力建设，制定社区康复服务质量标准，开展规范化社区康复服务，实现康复进社区、服务到家庭，为残疾人提供基本康复服务。

2011年12月，全国残疾人康复工作办公室下发了《社区康复"十二五"实施方案》，其任务目标：在全国范围内普遍开展残疾人社区康复服务。依托各级各类医疗、康复、教育机构，充分利用社区资源，在城市地区开展规范化的社区康复服务，丰富服务内容，提高服务质量；在农村地区发展简便易行，经济适用的康复技术，提供基本社区康复服务。

2012年2月，原卫生部印发的《"十二五"时期康复医疗工作指导意见》中指出："十二五"期间，康复医疗机构划分为综合医院康复医学科、康复医院、社区卫生服务中心与乡镇卫生院三个层级。

2016年8月，国务院印发了《"十三五"加快残疾人小康进程规划纲要》，其主要任务之一：加快发展残疾人托养照料服务，建立健全以家庭为基础、社区为依托、机构为支撑的残疾人托养服务体系，实现与儿童、老年人护理照料服务体系的衔接和资源共享；要提升残疾人基本公共服务水平，广泛开展以社区和家庭为基础、以一级预防为重点的三级预防工作；保障残疾人基本康复服务需求，加强残疾人健康管理和社区康复，依托专业康复机构指导社区和家庭为残疾人实施康复训练，推动基层医疗卫生机构普遍开展残疾人医疗康复。

2016年8月19—20日，全国卫生与健康大会在北京召开。习近平总书记在全国卫生与健康大会上强调："要增强全社会残疾预防意识，重视残疾人健康，努力实现残疾人'人人享有康复服务'的目标。"

2016年10月，中共中央、国务院发布了《"健康中国2030"规划纲要》，其中为解决日益增长的康复需求，提出完善医疗卫生服务体系，加强康复、老年病、长期护理、慢性病管理、安宁疗护等接续性医疗机构建设；推动医疗卫生服务延伸至社区、家庭。

2016年10月12日，为做好"十三五"期间残疾人康复服务工作，根据国务院印发的《"十三五"加快残疾人小康进程规划纲要》，中国残疾人联合会、国家卫生和计划生育委员会、民政部、教育部、人力资源社会保障部联合制定了《残疾人康复服务"十三五"实施方案》。在该方案中指出：完善多层次的残疾人康复保障政策，将残疾人健康管理和社区康复纳入国家基本公共服务清单，将社区医疗康复纳入社区卫生服务；健全多元化的残疾人康复服务体系，健全社区康复协调员队伍，社区（村）普遍配备1名经过培训的社区康复协调员，负责调查掌握残疾人康复需求，开展康复政策和知识宣传，将有需求的残疾人转介至相关康复机构。发挥社会服务组织、残疾人协会、残疾人亲友等作用，利用社区服务设施，就近就便为精神、智力、肢体等残疾人提供日间照料、生活自理能力训练等服务；合理界定医疗机构、康复机构和社区康复的功能定位，健全分级负责、双向转介的合作机制。建立专业康复机构对社区、家庭康复服务指导支持的机制。

2016年12月21日，国务院常务会议审议通过了《"十三五"卫生与健康规划》，在规划中提到：确保残疾人享有健康服务。城乡残疾人普遍享有基本医疗保障，加大符合条件的低收入残疾人医疗救助力度，逐步将符合条件的残疾人医疗康复项目按规定纳入基本医疗保险支付范围。完善医疗卫生机构无障碍设施。实施精准康复服务行动，以残疾儿童和持证残疾人为重点，有康复需求的残疾人接受基本康复服务的比例达到80%。加强残疾人健康管理和社区康复。

2016年12月27日，国务院印发了《"十三五"深化医药卫生体制改革规划》，在重点任务中提到：到2020年，力争所有社区卫生服务机构和乡镇卫生院以及70%的村卫生室具备中医药服务能力，同时具备相应的医疗康复能力。推进形成诊疗-康复-长期护理连续服务模式。形成"小病在基层、大病到医院、康复回基层"的合理就医格局。大力推进残疾人健康管理，加强残疾人社区康复。将更多成本合理、效果确切的中医药服务项目纳入基本公共卫生服务。

2017年1月11日，国务院第161次常务会议通过了《残疾预防和残疾人康复条例》，在康复服务第十七条和第二十条中分别提出：县级以上人民政府应当组织卫生和计划生育、教育、民政等部门和残疾人联合会整合从事残疾人康复服务的机构（以下称康复机构）、设施和人员等资源，合理布局，建立和完善以社区康复为基础、康复机构为骨干、残疾人家庭为依托的残疾人康复服务体系，以实用、易行、受益广的康复内容为重点，为残疾人提供综合性的康复服务；各级人民政府应当将残疾人社区康复纳入社区公共服务体系；县级以上人民政府有关部门、残疾人联合会应当利用社区资源，根据社区残疾人数量、类型和康复需求等设立康复场所，或者通过政府购买服务方式委托社会组织，组织开展康复指导、日常生活能力训练、康复护理、辅助器具配置、信息咨询、知识普及和转介等社区康复工作；城乡基层群众性自治组织应当鼓励和支持残疾人及其家庭成员参加社区康复活动，融入社区生活。该条例已于2017年7月1日起施行。

纵观社区康复发展史，可以看出，社区康复是以城乡社区为基地，以解决广大残疾人的康复需求为前提，以政府支持和社会各界作为保障，以实用康复技术为训练手段，积极动员残疾人及其家属参与，并已形成了国际化发展的趋势。

近年来，我国的社区康复作为社区发展的一项战略，进入了一个多元化、快速发展的新阶段。社区康复的发展变迁见图 1-1。

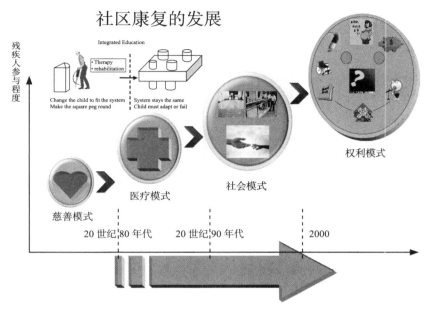

图 1-1　社区康复的发展变迁

四、 容易与社区康复混淆的几个概念

（一）社会康复

社会康复（social rehabilitation）是残疾人全面康复的组成部分。它是指从社会的角度推进医疗康复、教育康复、职业康复等工作，动员社会各界、各种力量，为残疾人的生活、学习、工作和社会活动创造良好的社会环境，使他们能够平等参与社会生活并充分发挥自己的潜能，自强自立，享有与健全人同样的权利和尊严，并为社会履行职责，做出贡献。

社区康复与社会康复的概念不同，它是康复的一种途径，包括各方面的康复内容。社会康复作为全面康复工作的组成部分，是从社会的角度推进全面康复。社区康复是康复的途径、形式；而社会康复是康复的内容，是全面康复的组成部分。简言之，社区康复是与医院康复相并行的一种康复途径（还有其他途径），这些途径都是在现代康复医学理论指导下进行的，每一途径的工作都包括医疗、教育、职业、社会四大方面，即全面康复的原则。

现代康复医学的全面康复原则，要靠多种实践途径去实现，社区康复这一实践途径，是当今世界大力推广的新型途径，是康复发展的趋势。

（二）社区医疗

社区医疗（community health care）是指一般的医疗保健，即患者在转诊到医院或专科前的一些医疗。社区医疗提供了整合的、便利的医疗保健服务；医生的责任是满足绝大部分个人的医疗需求，与患者保持长久的关系，在家庭和社区的具体背景下工作。所以，在一些国家，社区医疗又称为第一线医疗（first-line health care），而社区保健的医生通常称为全科医生（general practitioners，GP）。

随着现代康复医学在我国的发展，将康复服务也纳入家庭病床服务中，由医疗机构建立病伤残者的康复档案，并深入到家庭中提供服务，它在康复服务途径中，属于医疗康复延伸服务（outreach service rehabilitation）。

（三）社区服务

社区服务（community service）是指政府、社区居委会以及其他各方面力量，直接为社区成员提供的公共服务和其他物质、文化、生活等方面的服务。

1. 社区服务的特征

（1）社区服务不只是一些社会自发性和志愿性的服务活动，而是有指导、有组织、有系统的服务体系。

（2）社区服务不是一般的社会服务产业，它与经营性的社会服务业是有区别的。

（3）社区服务不是仅由少数人参与的为其他人提供服务的社会活动，它是以社区全体居民的参与为基础，以自助与互助相结合的社会公益活动。

2. 社区服务的作用

（1）对社区物质文明与精神文明建设有着很大的推动作用。

（2）可以使社区成员拥有更多的公共服务、社会福利和闲暇时间，让人们从沉重的家务劳动中解放出来，提高人们的生活质量。

（3）可以使人们更集中精力从事生产劳动和其他社会活动，创造出更多的社会财富。

（4）通过广泛群众参与，培养出一种高尚的社会道德与社会风气。

（5）有利于早期培养人们的主体意识、协作意识、法纪意识和文化意识，有利于提高人的素质。

我国自1987年民政部倡导社区服务以来，社区服务已从最初探索"社会福利社会办"和"职工福利向社会开放"，向社会生活更广泛的领域拓展和延伸，这对于促进经济发展、社会安定和人民生活质量的提高，发挥了重要作用。近年来，在大力开展社区服务的基础上，将社区康复纳入社区服务规划中，充分利用社区服务设施，对残疾人、老年人和慢性病患者开展医疗、保健、康复服务，对残疾人进行职业培训和就业安置，还开办了星光计划老年活动中心、婚姻介绍所、残疾人活动中心、伤残儿童幼儿园、精神疾病及智障人工作治疗站等，创造条件使残疾人与所有社区居民一样获得参与社会生活的机会。实践证明，将社区康复纳入社区服务工作中是可行和有效的。

第二节　社区康复的基本原则、目标和任务及特点

一、社区康复的基本原则

社区康复的基本原则，应以《残疾人权利公约》的原则为基础，它包括以下几个方面：①尊重固有尊严和个人自主，包括自由做出自己的选择，以及个人的自立；②不歧视；③充分和切实地参与和融入社会；④尊重差异，接受残疾人是人的多样性的一部分和人类的一分子；⑤机会均等；⑥无障

碍；⑦男女平等；⑧尊重残疾儿童逐渐发展的能力，并尊重残疾儿童保持其身份特性的权利。同时，其基本原则还应包括倡导及维持。

倡导可以由不同的人以不同的方式承担，如自助组织或残疾人组织可能作为一个倡导团队来影响决策者，以便引起改变和保证关于残疾人的包容政策及计划的实施。成功的倡导有赖于重要信息得到沟通与倾听。而自我倡导和有效的沟通是为残疾人赋能过程的重要部分。所以，社区康复项目不应由他人来决定，而应该由社会倾听他们的声音，倾听他们的需求和心愿，从而对自己的生活做出选择和决定。正如20世纪60年代，发起于北美和欧洲残疾人运动的著名口号"没有我们的参与，不能做出与我们有关的决定"那样。

虽然良好的愿望有助于启动社区康复项目的开展，但对运行和维持社区康复来说还远远不够。总的来说，由政府主导的或由政府支持的社区康复项目与民间项目相比，能提供更多的资源，有更大的范围和更好的维持。然而，由民间主导的社区康复项目通常更合适，更适应不同的状况，更好地保证了社区的参与及人们的理解。社区康复最成功的地方必有政府的支持，对当地因素敏感，有文化、经济、人力资源及来自各部门、包括地方政府及残疾人组织的支持。

这些原则应该用于指导社区康复工作的所有方面。其最终目标应是使所有的康复对象享受康复服务，使残疾人与健全人机会均等，充分参与社会生活。

二、 社区康复的主要目标和任务

社区康复的主要目标：使残疾人获得有助于整体康复、融入和参与的康复服务。具体包括：

（1）通过因地制宜和经济有效的康复，尽可能改善身体功能，使其获得健康、教育、谋生及社会层面的机会，以提高残疾人及其家庭的生活质量。

（2）创建无障碍社区，促进全民参与，保护残疾人的权利，促进社区康复作为社区包容性发展的策略。

（3）促进残疾人参与发展及决策过程，成为倡导者、决策者和公众意识改善者；促进残疾人及其家庭提高社会地位。

社区康复的任务：在社区水平推广、支持和实施康复活动，并协助转介到更专业的康复服务机构，以保证残疾人及其家庭能获得常规的康复服务和工作生活的机会，并推动社区朝向包容性社区发展。

三、 社区康复的特点

社区康复作为社区发展的一项战略，已进入了一个多元化、快速发展的新阶段，尽管各个国家的国情不同，但社区康复的发展具有以下几个方面的共同点。

（一）社会化的工作原则

社区康复是在社区范围内进行的，是社区经济和社会发展事业的一个组成部分。因此，应成立由政府领导负责，卫生、民政、教育等多个部门参加的社区康复服务协调组织，制定政策，编制规划，采取措施，统筹安排，督导检查，相关职能部门将社区康复服务的有关内容纳入本部门的行业职能和业务领域之中，打破部门界限和行业界限，实现资源共享，共同承担社区康复服务计划的落实。使社区康复服务计划顺利、健康实施。

同时，广泛动员社会力量，充分利用传播媒介，宣传和动员社会团体、中介组织、慈善机构、民间组织、志愿者，积极参与社区康复服务，在资金、技术、科研、服务等各方面提供支持。

（二）以社区为本

社区康复服务的生存与发展必须从社会实际出发，必须立足于社区内部的力量，充分利用当地社区的资源，实现资源利用一体化，把社区康复服务纳入当地经济与社会发展计划之中，使社区康复服务做到社区组织、社区参与、社区支持、社区受益。

（三）低成本、广覆盖

加强康复资源的有效利用，提高康复服务质量，走低水平、广覆盖、低投入、高效益的道路。据国外统计，机构式康复人均费用约为 100 美元，仅覆盖了 20% 的康复对象，而社区康复服务人均费用仅 9 美元，却覆盖了 80% 的康复对象。

（四）因地制宜

社区康复服务既适合于发达国家，也适合于发展中国家，其目的是使大多数的康复对象享有全方位的康复服务。由于发达国家和发展中国家在经济发展水平、文化习俗、康复技术及资源、康复对象的康复需求等方面有很大的差异，即使是在欠发达国家和地区，也有很大的不同。因此，只有根据实际情况，因地制宜地采取适合本地区的社区康复服务模式，才能解决当地的康复问题。充分依靠社区康复原有的卫生保健、社会保障、社会服务网络，协力开展康复服务。

（五）提供全面的康复服务

社区康复的目标，是使残疾人获得有助于整体健康、融入和参与的康复服务。所以，社区康复应遵循全面康复的方针，为社区残疾人提供医疗、教育、职业、社会等方面的康复服务，促进残疾人回归社会，融入社会。

（六）技术实用，促进包容性健康

要想使大多数康复对象享有康复服务，必须使大多数康复人员、康复对象本人及其亲友掌握康复适宜技术，这就要求康复技术必须易懂、易学、易会，和本国传统康复技术相结合，以促进功能恢复。同时，必须与提供专业化的康复服务的转介中心保持密切联系，帮助他们获得及时和相适应的健康需求。

（七）康复对象和家属的主动参与

社区康复服务与传统的机构式康复服务的区别之一，是康复对象角色的改变，由被动参与、接受服务的角色，成为主动积极参与的一方。在社区残疾人和他们的家属、残疾人组织代表参与康复计划的制订、目标的确定、训练的开展以及回归社会等全部康复活动。只有充分发挥他们的作用，社区康复才能真正有针对性地做到"按需康复"，才能充分调动残疾人康复的积极性，使计划能很好地完成。

成功的康复有赖于残疾人、康复专业人员和以社区为本的工作人员之间的紧密合作。

第三节 社区康复的对象和内容

一、 社区康复的对象

在我国社区康复的对象主要包括三类人群：残疾人、慢性疾病患者和老年人。

（一）残疾人

不同的国际组织和国家从不同的角度提出了残疾人的定义。

国际劳工组织对残疾人（disabled person）的定义是"经正式承认的身体或精神损伤，从而在获得、保持适当职业并得到提升方面的前景大受影响的个人。"

据统计，目前全世界残疾人总数有 5 亿之多，占世界人口总数的 10% 左右。

我国对残疾人的定义是："指在心理、生理、人体结构上，某种组织、功能丧失或者不正常，全部或者部分丧失以正常方式从事某种活动能力的人。"

据第二次全国残疾人抽样调查数据推算，全国各类残疾人的总数为 8296 万人。

（二）慢性疾病患者

世界卫生组织将慢性病称为非传染性疾病，我国称其为慢性非传染性疾病（chronic non-communicable diseases）。慢性疾病是一个多因素长期影响的结果。现今社区中常见的慢性病主要包括：①心脑血管疾病；②恶性肿瘤；③代谢异常；④精神异常和精神病；⑤遗传性疾病；⑥慢性职业病；⑦慢性气管炎和肺气肿；⑧其他，如肥胖症等。目前，在我国有慢性疾病患者 2 亿多人，需要提供康复服务的超过 1000 万人。

（三）老年人

老年人的含义国内外专家有许多种分类方法，其中常见的有四种划分方法：①根据年代年龄确定；②根据生理年龄确定；③根据心理年龄确定；④根据社会年龄确定。世界卫生组织对老年人的定义为 60 周岁以上的人群。而西方一些发达国家则认为 65 岁是分界点。我国 1996 年 8 月 29 日通过的《中华人民共和国老年人权益保障法》第二条规定："本法所称老年人是指 60 周岁以上的公民。"

2012 年 6 月 26 日，全国人大常委会第二十七次会议首次审议老年人权益保障法修订草案。老年人权益保障法修订草案规定，每年农历九月初九（重阳节）为老年节。

国际上，通常把 60 岁以上的人口占总人口比例达到 10%，或 65 岁以上人口占总人口的比重达到 7% 作为国家和地区进入老龄化的标准。根据国家统计局最新发布的数据，截至 2016 年底，我国 60 周岁及以上人口为 2.3 亿，占总人口的 16.7%；65 周岁及以上人口 1.5 亿，占总人口的 10.8%。由此可见，我国已成为老年型国家。而患有各种慢性病、并有生活能力障碍需要康复服务的老年人约有 1.9 亿人。据预测，到 2020 年，我国 60 岁及以上人口将达到 2.55 亿，占总人口的 17.8%，65 岁及以上人口将达到 1.83 亿，占总人口的 13.07%。到 2025 年突破 3 亿，2035 年突破 4 亿，2050 年前后达到峰值 4.8 亿。

二、 社区康复工作的内容

按照社区康复广泛多层面发展的策略，2004 年针对社区康复工作内容，创建了社区康复结构图，为社区康复的工作内容提供了共同框架，见图 1-2。结构图由五个关键部分组成——健康、教育、谋生、社会和赋能。每一个部分中又有五个要素。前四个部分与关键性发展层面相关，反映了社区康复多层面的重点；最后一部分关于赋权增能于残疾人、他们的家庭和社区，它是保证残疾人无障碍地参与发展的各个层面、提高生活质量、分享人权的基础。

不要期望社区康复能完成社区康复结构图中的所有部分和要素。结构图被设计成可以选择最适合当地需求和资源、最急需解决的问题。另外，为了残疾人完成特殊活动，社区康复将需要与未包含在社区康复中的其他层面建立伙伴关系和联盟关系，以保证残疾人和他们的家庭能从这些层面中受益。

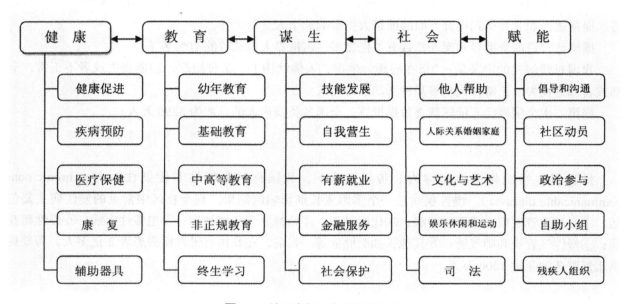

图 1-2 社区康复工作内容结构图

第四节 社区康复的工作程序、方法及主要途径

一、 社区康复的工作程序和方法

不同的国家以及一个国家的不同地区，由于地域、信仰、民族、文化、经济发展等方面的差异，在开展社区康复时将表现出其独特之处，因为存在着很多影响因素。虽然社区康复的工作方法存在着差异性，但还是有一个通用的工作程序和方法来帮助指导他们的发展。在具体实施前，首先要明确政府职能。因为，社区康复是社会保障体系和服务体系建设的一个重要组成部分，是促进社会包容的一

种社区发展战略，它需要政府提供、社会参与、卫生部门或其他部门主管间多部门合作，共同推进，实现资源共享，为社区康复对象提供全方位的服务；其次，要建立工作队伍和培训人员。

工作程序大体为：建立社会化工作体系→制订工作计划→培训人员→调查社区康复资源和残疾人康复需求→组织实施→检查评估。

社区康复项目实施的工作方法，通常可以以一个管理环来描述，它包括四个阶段（图1-3）：第一阶段，情况分析；第二阶段，计划与设计；第三阶段，实施与监督；第四阶段，评估。

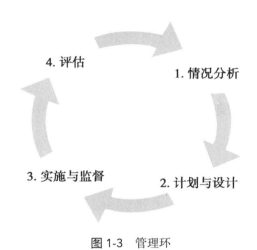

图 1-3　管理环

（一）第一阶段：情况分析

开展社区康复最基本的要求，是根据每一个社区的相关及独特情况，以保证项目能满足社区的实际需求及成本 - 效益比，以及可以完成的康复任务。情况分析包括以下步骤：①收集事实及数据，包括了国家水平、地区水平及当地水平的环境、社会、经济、文化和政策情况，以帮助确定我们对残疾人及其生活情况的了解程度；②各相关方面的分析，帮助确定那些可能帮助、捐助或影响社区康复项目的方面（个人、团体或组织）；③问题分析，有助于确定主要问题，其根本原因和影响或后果；④目标分析，提供了决定可行的解决方案的出发点；⑤资源分析，以确定可以使用或依靠的可利用资源，以及这些资源满足残疾人需求的能力。资源分析应该确定：人力资源、物质资源（如基础设施、建筑、交通、设备、经济资源及现有的社会体制）及结构，如组织、团体和政治组织。

（二）第二阶段：计划与设计

在此阶段的开始，就应该对残疾人状况和将开展的社区康复项目程序有一个清晰的轮廓。通过第一阶段后，应该了解残疾人的数量、残疾人和他们家庭的需求、解决问题的方法、可以利用的社区资源。要确保考虑到社区康复项目的所有方面。其相关步骤包括：①与各有关方面共同计划；②确定优先需求；③准备一个项目计划；④准备监督和评估计划；⑤确定需要的资源；⑥准备预算。

（三）第三阶段：实施与监督

监督系统应该在第二阶段已经计划好，以确保所有的必要活动都按时间表进行，并达到预期的效果。其相关步骤包括：①建立详细的工作计划；②动员和管理资源，这些资源包括经费和人力资源；③完成计划内活动，活动基本上都在下列范围内：提高认识、协调与网络、主流化活动、服务的准备、鼓动、提高能力；④监督，步骤包括：确定指标、确定如何收集信息、分析信息、报告和分享信息、管理信息。

（四）第四阶段：评估

评估有助于确定是否已经达到了社区康复的主要目标，以及社区情况发生了哪些变化。社区康复的现实意义、效率、效果、影响和可持续性是评估中要考虑的核心因素。

二、 社区康复服务的主要途径

（一）机构康复服务

为福利院、敬老院、残疾儿童寄托所、康复机构等单位较集中的残疾人提供服务。

（二）延伸服务

医疗单位、康复机构、社区服务中心等向周边地区残疾人提供有计划的辐射服务，如家庭病床、包户服务等。

（三）残疾人工作者经常性服务

为残疾人提供服务，是残疾人工作者职责和义务，要充分了解和掌握残疾人的康复需求，及时有效地提供直接或转介服务。

（四）融入其他部门的服务

利用卫生、民政、教育、妇联、共青团等部门开展的活动，为残疾人提供康复服务。

（五）利用社会公益活动为残疾人提供康复服务

通过"助残日""爱耳日""精神卫生日""碘缺乏日"等活动提供康复服务。

（六）组织人员不定期上门服务

组织小分队、指导小组深入社区、家庭，为残疾人提供灵活多样的康复服务。

（七）利用传媒提供的康复服务

利用电视、广播、热线电话、杂志、报纸墙报、宣传读物、音像制品、物联网技术等多种渠道，为残疾人提供康复服务。

（王　刚）

第二章
社区康复的管理与评估

第一节　社区康复的管理与实施

一、社区康复的组织管理

（一）社区康复管理的组织网络

社区康复的开展依赖于健全的网络化结构。根据我国部分城乡社区康复工作试点经验，目前行之有效的社区康复管理体制可概括为三级社区康复网络，其中，包括政府部门参与的三级社区康复管理网，卫生部门参与的三级医疗保健康复网，民政部门参与的三级社会福利保障网。三级是指区（县）、街道（乡镇）、居委会（村），即以区（县）为主导，以街道（乡镇）为基地，以居委会（村）为基础，协调教育、残疾人联合会、财政、劳动、宣传等部门，在社区为残疾人提供全面康复服务。社区康复管理的组织构架见图 2-1。

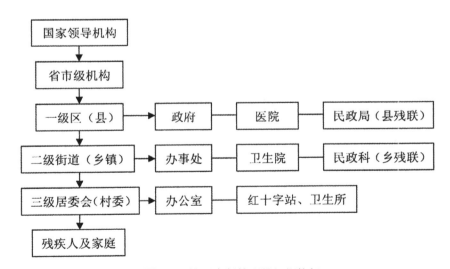

图 2-1　社区康复管理的组织构架

（二）社区康复工作团队的建设与管理

建立社区康复项目，需要从上级到基层的不同人员担任不同角色、承担不同责任。因此，为残疾人提供健全康复服务，需要管理人员、康复指导人员、基层康复人员、社区康复社会工作人员（社工）、志愿工作者、残疾人及其亲友的各方密切配合。

管理人员主要有社区康复工作领导小组成员、技术指导中心和康复训练服务机构负责人员、街道、乡镇社区康复工作管理人员、社区居民委员会和村民委员会主任等。

康复指导人员是使社区康复训练与服务工作科学、有效进行的重要人力资源，主要有技术指导组成员、承担训练服务任务机构的医务人员、教师以及经培训的相关部门业务人员。

基层康复人员主要指街道、乡社区和村卫生中心站的医务人员，学校教师、民政、教育、计生、妇联等系统的基层工作人员。

社区康复社会工作人员是残疾人、残疾人家庭和社区成员，帮助残疾人及其家属预防和解决部分经济问题或生活问题，开展社区服务，完善社会功能，提高残疾人社会福利水平和生活质量。

要充分动员社会力量，组织热心为残疾人服务的志愿者、残疾人及其亲友积极参与社区康复工作，对残疾儿童要特别强调父母的参与和配合。2010年，世界卫生组织《社区康复指南》中提出：确立康复权是残疾人的基本权利，康复不仅仅是为残疾人提供康复治疗，更重要的是为残疾人赋权的过程。在社区康复中，赋权是指赋予当地居民、残疾人及其家属决定方案和控制资源的权利，意味着残疾人应积极参与项目的规划、实施、评估和管理的全过程。

（三）社区康复社会化工作体系

社区康复需要所有相关人员积极参与，密切配合，长期发展。社区康复工作的管理有多种可能结构，但是在很多情况下，可能需要成立一个委员会。社区康复委员会成员通常由政府部门代表、社区康复工作人员、残疾人及其亲友、社区志愿者组成。

建立社区康复委员会有助于：①确定社区康复项目的任务和目标；②确认需求和可以利用的社区资源；③确定社区康复工作人员和相关部门的任务和责任；④建立行动计划；⑤为项目的完成动员资源；⑥为社区康复项目管理者提供支持和指导。

（四）建立社区康复社会化工作新体系

社区康复的实施，依靠社会化的工作体系，这一体系由组织管理网络、技术指导网络和训练服务网络组成。

1. 组织管理网络

（1）加强政府领导，完善省、市、县（区）残疾人康复工作办公室。将残疾人"人人享有康复服务"的目标纳入社会经济发展规划，列入政府及相关部门工作考核目标，制定康复保障措施，组织制订并实施社区康复计划。

（2）街道、乡镇残疾人联合会协调有关单位，统筹考虑残疾人的康复需求和康复资源，因地制宜开展残疾人社区康复工作。

（3）社区居委会、村委会配备专职或兼职的社区康复员，为残疾人提供就近方便的康复服务。

2. 技术指导网络

（1）调整和充实各级社区康复技术指导组，在制定常见康复疾病的技术标准、推广实用适宜康复技术、培训人员和评估康复效果等方面发挥作用。

（2）建立和完善省级、地（市）级残疾人康复中心，加强规范化管理，不断扩展康复业务，扩大服务领域，发挥技术示范和指导作用。

（3）整合当地康复资源，县（区）建立康复技术指导中心和残疾人辅助器具供应服务站，为残疾人提供服务，并发挥普及知识、人员培训、社区家庭指导、咨询转介等服务作用。

3. **训练服务网络** 以社区为基础、家庭为依托，充分发挥社区服务中心、社区卫生服务中心（站）、乡镇卫生院、学校、幼儿园、福利企业事业单位、工作治疗站、残疾人活动场所等现有机构、设施、人员的作用，资源共享，形成社区康复训练服务网络，为残疾人提供就近方便、及时有效的康复训练与服务。

二、 社区康复的服务实施

（一）社区康复服务流程

社区康复工作需要多部门各司其职、密切配合、共同推进。残疾人和其他康复对象能否得到全面有效的康复服务，取决于各项计划和服务是否能切实落实。做好社区康复训练与服务，关键在于把握好各项工作的环节和衔接，有序地开展工作。在实际的社区康复服务中，社区康复工作者应根据病、伤、残者的病因、障碍点、康复目标制定出有效、切实可行的服务计划。康复对象由门诊进入社区康复中心，相关人员对患者进行康复需求调查及评估，制定个体化的康复服务项目，见图2-2。

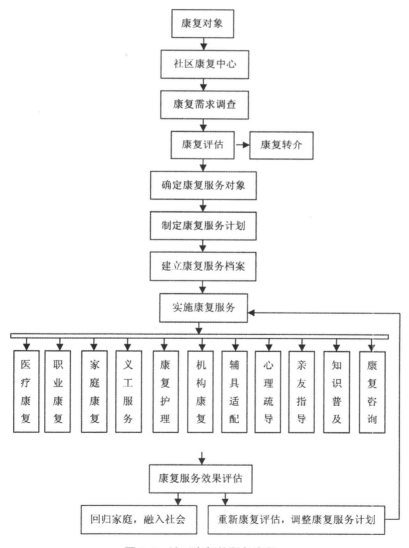

图 2-2　社区康复的服务流程

（二）社区康复服务内容

社区康复服务主要包括残疾筛查、医疗康复、康复训练指导、日间照料与养护、工（农）与娱乐治疗、职业康复、心理支持、知识宣传普及等多方面内容。

1. **残疾筛查** 为掌握社区残疾人基本情况，及时发现新增残疾人或容易导致残疾的高危人群并采取积极的干预措施，需要建立社区残疾筛查制度。以社区为单位召开残疾人线索调查会议，由社区居（村）委会干部、社区康复员、社区康复协调员和其他专业人员共同对疑似残疾人进行记录和整理，并向当地社区卫生服务中心（站）、乡镇卫生院和残疾人联合会报告。县级残疾人康复专家技术指导组（由医疗、康复、教育、辅助器具适配、职业康复等专业人员组成）对筛查出的残疾人进行综合评定，制订康复训练计划，在社区建档立卡。对社区内新发生的残疾人，要及时报告相关部门，进行综合评定并进行早期干预，以减轻残疾程度。同时，将新增残疾人纳入已有的康复服务网络，及时提供有效服务。

2. **医疗康复服务** 根据残疾人的功能障碍状况、康复需求及家庭经济条件，依托城市社区卫生服务中心（站）和有条件的农村乡镇卫生院、村卫生室及其他医疗康复机构，采取直接服务、家庭病床和入户指导等形式，为残疾人提供诊断、功能评定、康复治疗、康复护理和转诊等服务，如对各类残疾人进行健康体检，开展残疾人早期筛查、诊断，对肢体残疾人进行运动功能、生活自理能力训练，指导精神病病人合理用药等。

3. **康复训练指导服务** 在专家技术指导组和社区卫生服务中心（站）、乡镇卫生院、学校、幼儿园等机构的专业人员指导下，在社区和家庭为各类残疾人提供康复训练指导服务。如为肢体残疾人制订训练计划，指导其开展各项功能训练，做好训练记录和效果评估；开展低视力患者康复和盲人定向行走训练；监督精神疾病患者服药，对康复期的精神疾病患者进行综合性康复；组织智力残疾人进行简单劳动，提高生活自理能力；对听力残疾人进行听力语言康复训练；对各类残疾儿童开展早期抢救性康复；为需要配戴辅助器具的残疾人提供康复咨询、辅助器具适配、维修和租借等服务，指导其正确使用辅助器具，并对残疾人配戴辅助器具后的效果进行阶段性评估；对残疾人生活环境进行评估，对影响残疾人出入、导致残疾人行动不便的家庭和社区环境进行无障碍改造；根据残疾人在文化教育、职业培训、劳动就业、生活保障、无障碍环境改造及参与社会生活等方面的需求，联系有关部门和单位，提供有效的转介服务。

4. **日间照料与养护** 依托社区现有资源如养老所，在社区开设场所，为丧失生活自理能力的重度精神疾病患者或智力残疾人、肢体残疾人等，提供日间照料和养护服务，增强其参与社会生活的能力，使社区中的精神、智力与肢体残疾人就近就便得到康复服务。

5. **工（农）、娱乐疗法** 利用工作治疗站、娱乐治疗站、农业治疗站基地等现有设施和人员，安排轻度智力残疾人和病情稳定的精神疾病患者，以及有一定活动能力的肢体残疾人，进行社区清洁、体育游戏等康复活动，参与简单手工制作或简单生产劳动，减缓心理压力，开展社会适应能力训练和各种文体娱乐活动。

6. **职业康复** 根据劳动就业部门的相关信息，通过对残疾人个体能力的评定，依托社区开展针对性的职业康复活动，帮助残疾人改善身体功能，并提供职业技能培训，促进残疾人参与社会生活。

7. **心理支持** 通过了解、分析、劝说、鼓励和指导等心理咨询和心理治疗的方法，以个别访谈和小组交流等方式，鼓励残疾人及其亲友正确面对残疾，树立康复信心，坚持康复训练，帮助残疾人取得良好的康复效果。组织成立残疾人亲友会和残疾人互助组织，开展康复经验交流、支持互助等活动。

8. 知识宣传普及 组织卫生、教育、心理等专业技术人员，为社区内残疾人及其亲友将举办知识讲座，开展康复咨询活动，发放康复科普读物，宣传国家的康复政策、残疾预防知识和康复训练方法。

（三）社区康复的监督评估

为进一步落实社区康复服务工作、规范管理、发现不足，提高服务水平和工作绩效，更好地为社区残疾人提供基本的康复服务，康复委员会行使监督评估功能，对社区服务不合格的相关组织及个人给予批评、教育，对严重违法乱纪、侵犯残疾人权利的行为立即上报上级管理部门。

1. 社区康复评估 社区康复的评估是指参照一定的标准，以被检查社区的康复服务规划目标、策略、行动计划的执行情况和康复对象的康复效果为依据，对社区康复服务的各项工作和康复对象进行客观、科学的鉴定。

评估核心：对社区康复服务活动的相关性、有效性、效率、影响、持久性进行评估。

评估方法：①自我评估：指项目计划管理者、执行者及服务对象对自身工作及康复效果的评估；②相互评估：指不同计划项目之间、不同康复对象之间进行的交流性评估；③上级评估：指项目计划的上级主管部门和康复服务上级指导者对项目及康复对象的评估；④外界评估：指国外、社区外的组织、团体、个人对项目及康复对象的评估。

评估原则：①实事求是：一切从实际出发，正确认识和反映客观存在的情况，不弄虚作假；②整体评估：社区康复具有整体性、综合性、相关性和层次性，对社区康复服务的评估应从多方位的角度而避免从局部的、片面的角度进行；③定量分析与定性分析相结合：定量分析是指对评价内容用评分的办法进行量的测定，以使评估结果具有明确表达性和可比性；但定量分析也有局限性，并不是所有指标都能量化，因此，还需对评估项目做出定性的描述，将定量分析与定性分析结合起来评估，则更有利于反映社区康复服务的本质和全貌；④资料查阅与实地调查相结合：社区康复服务实施过程中的各种资料，如记录、总结、统计数据都是评估可利用的数据，但不是唯一的依据，还需结合实地调查，采取问卷、个别评价、调查、文件回顾、记录回顾、访谈、观测、焦点讨论等方法，以使社区康复服务的评估结果具有科学性和可行性。

评估时间：社区康复服务的发展是一个连续过程，社区康复服务规划总目标的实现，需要分阶段逐步完成。因此，各阶段的评估既可为本阶段工作做出鉴定，又可改进下阶段工作，为最终实现总目标提供借鉴和依据。可以进行月评估、阶段评估、中期评估、终期评估、远期评估等。

评估内容：包括对组织管理、实施情况、康复效果和社会效益四方面的评估。由于社区康复工作涉及国家、省、市、区县、街道、乡镇、居委会、村委会等不同行政层次，也涉及政府相关部门、社区以及康复对象。因此，社区康复的评估工作具有全面性、复杂性和社会性。

2. 质量控制 对评估不合格的社区相关工作部门及人员给予批评教育及相关指导，对严重侵犯残疾人权益的行为上报相关部门。以社区卫生服务机构为单位，使社区康复室设置率达80%，康复协调员达80%，残疾人康复筛出率不低于60%，残疾人康复服务建档率达90%，残疾人及其亲友对康复服务满意率不低于85%。

三、 社区康复的基本模式

社区康复是为残疾人康复、机会均等、减少贫困及增加包容性的社区发展的一种策略。社区康复的实施，要依靠残疾人自己及其家属，以及所在社区相应的卫生部门、教育部门、劳动部门和社会服务部门等的共同努力。目前，国内外主要存在四种社区康复模式。

（一）社会医疗合作型

社会医疗合作型社区康复，由政府社会部门（卫生、残疾人联合会、福利、社保等）领导，康复专家、康复医师、康复治疗师、康复护士团队提供技术支持。

社会医疗合作型社区康复的优势：①得到国家卫生部门及残疾人公共福利事业单位的大力扶持；②技术支持：在政府部门领导下，专家团队积极致力于社区康复结构的完善及社区专业康复人员的培养；③资金支持：国家对残疾人事业发展给予支持，经费列入各级财政预算。

发展社会医疗合作型社区康复目前存在的问题：①政府、卫生部门支出经费相对不足：中国残疾人基数大，人均值较低；②专家及康复团队缺乏：由于我国康复医学事业发展相对迟缓，全国康复治疗师缺口为30余万人；③相对偏远落后地区覆盖率低：因部分地区基础医疗措施较差、康复意识不强，在康复领域投入精力较少，导致政策不能完全执行。

（二）医院附属型

医院附属型社区康复，由区域性大型综合医院直属或附属，并由该综合医院提供技术支持及人才培养，以社会招聘形式完成对基层社区康复人员的扩充。

医院附属型社区康复的优势：①医院直接领导社区，提供丰富的医疗资源，对康复患者提供专业指导；②医院康复中心提供技术培训及人才培养，通过轮转方式加强了医院与社区间的康复交流；③医院患者延伸治疗得以满足，全方位完成保健、预防、治疗、康复四大医学体系。

发展医院附属型社区康复目前存在的问题：①因机构交叉、财务不清，工作人员所属机构不明等各种人事及制度问题，医院康复医师及治疗师延伸到社区服务的可行性不大；②双向就诊体制不完善，患者病历信息交流不充分，康复需求人群转介时机不明确；③社区康复与大型综合医院康复医疗水平差距较大，患者信任度有待调查和分析。

（三）与社区卫生中心一体化

该型社区康复是中国目前社区康复的主要形式，社区卫生服务中心在服务站设置康复治疗室，并配有基础的康复训练器材和评定设施，定期对社区所辖范围内的残疾人进行康复治疗和功能评定，同时开设家庭康复病床，定期派康复工作者到残疾人家中进行康复治疗。各区县所在康复中心，应有康复医生定期到周围的社区卫生服务中心进行技术指导和康复知识讲座，有针对性地举办一些社区康复技术培训班，或通过互联网进行远程教育。

社区康复与社区卫生中心统一模式的优势：①这是目前康复医学与社区结合的最主要形式，具有广泛的区域机构基础；②社区卫生服务中心作为国家基础医疗卫生部门，其覆盖范围广，城镇分布相对较平衡；③成熟的社区卫生中心管理机构，基础类临床设施及人员配备较齐全；④建设成本低，在社区卫生服务中心成熟的基础上引进或扩大康复医疗设施，丰富医疗范围，管理灵活，人事编制问题较容易解决；⑤康复需求人群就医方便，降低康复成本，节约社会资源；⑥基层宣传康复知识，提高居民康复意识，改善居民生存质量。

发展社区康复与社区卫生中心一体化模式目前存在的问题：①服务内容较单一，大多只涉及中医理疗按摩类，现代康复理念尚未普及；②专业康复治疗师绝对不足；③康复设施相对不齐全；④社区收入相对人才引进不足；⑤与大型医院合作有限，转介体制不完善。

（四）社会力量独立办社区康复医院

简称个体社区康复，个体社区康复以其独特的私人经营模式，以服务康复人群为目的，合理获得利益。中国即将步入老龄化社会，康复医疗服务需求量大，增加了个体兴办社区康复医院的可能性。个体社区康复有国家法规支持，且运转灵活，宣传影响力较大，其存在亦会反映社会健康意识和国民生存质量的提高。

个体社区康复的优势：①经费充足，可配备先进的康复器材；通过招商引资，吸引高级的专业人才，提供专业服务；②体制灵活，人员精简，效率高；③服务内容丰富，利于延伸至家庭康复方向；④可借鉴私人医院运作模式，有章可循。

发展个体社区康复模式目前存在的问题：①目前，国家医保涵盖范围尚未涉及康复器械类治疗，导致部分医保人群治疗受限；②因其利润收入及运作的不稳定性，影响社区康复可持续发展，导致康复需求人群流失或犹豫；③盈利模式与社区福利性质有所矛盾。

四、 社区康复志愿者的组织和管理

社区康复志愿者包括残疾人邻里、爱心专业人士、助残志愿者等，他们通过自身掌握的专业知识，为残疾人提供必要的帮助，协助残疾人参加各种功能康复锻炼，加强宣传，营造扶残助残的社会氛围，帮助残疾人融入社会生活。

（一）建立和完善社区康复志愿服务的管理机制

1. 对志愿者实行分层管理机制 既要赋予志愿者一定的自主权，充分调动他们的积极性和创造性，又要保证他们按照预定的目标开展工作。借助于国外的先进经验，可建立分层管理的志愿者管理制度。

分层管理制度指根据志愿者的年龄、性别、兴趣、职业、特长等，对不同的人实行相应的管理，从而发挥每个人的最大潜力。分层管理制度，控制和明确了各个部门和每个人的职责和权限，使每个人各司其职。建立志愿者分层管理机制，最大限度地开发了现有的人才资源，提高各级志愿者的工作能力和创新精神，有效地保护和调动志愿者的工作积极性和主动性，同时避免人力资源的浪费。

2. 建立多渠道、多层次的志愿者培养体制 社区康复服务的蓬勃发展与志愿者的支持是密不可分的，而志愿者素质及专业水平的高低，直接决定了志愿服务的整体水平。建立健全多渠道、多层次的志愿者培养体制，科学地做好志愿者培训工作，是提高志愿者素质的重要环节。

培训原则：采用技能训练和拓展训练、长期与短期、定期和不定期相结合的原则进行培训。培训方式：采用专家讲座、录像、演讲或者现场模拟等方式进行。培训手段：通过网络、课堂、各种媒体来达到培训的目的。培训内容：除了学习专业知识和技能外，培养志愿者的各种能力，包括应变能力、沟通能力、协调能力、交流能力、适应环境的能力等。

3. 加强志愿者规范化、制度化管理 在西方发达国家，志愿服务已历经百年，西方国家有完备的志愿服务的法律法规，志愿服务内容也写入国法，成为公民的应尽责任与义务。美国是世界上志愿服务开展最好的国家之一，拥有数量庞大的志愿者队伍。我国志愿管理部门可借鉴国外先进管理经验，结合本国志愿者实际情况，在调查研究的基础上，制定适合社区康复志愿服务要求的组织和管理制度，从而来指导社区康复志愿服务工作健康快速地开展。

4. 建立和完善激励机制 社区康复志愿服务行为，是一种自愿的不为报酬和收入而参与推动康复事业发展、促进病伤残者早日回归家庭及社会的一种志愿行为。参与社会活动、寻找组织归属感以及获得精神愉悦，是大多数志愿者的普遍动机。因此，志愿组织管理部门可根据志愿者普遍状况，结合实际情况，改革现行的人才激励机制，建立符合时代发展要求的激励政策，从物质和精神激励、外在激励和内在激励，多维度地激发志愿者的工作动机，比如榜样激励、荣誉激励、信任关怀激励、兴趣激励、保障激励等方式构建符合时代要求的全方位的综合性激励机制。

5. 不断提高志愿者自身素质 培养志愿者树立以残疾人为中心的思想，使残疾人及其家属意识到志愿者们是为他们的健康而努力工作，消除其抗拒心理，积极配合工作。志愿者必须全面熟练地掌握社区康复知识和训练技能，正确指导残疾人和家庭训练员展开功能锻炼，制订准确的训练计划。志愿者必须具有爱心、耐心和细心，克服急躁情绪，循序渐进地进行功能锻炼指导。

6. 注重信息反馈机制应用 社区康复志愿服务的反馈调控，就是将志愿服务的预期结果与实际结果进行比较，看实际结果是否达到或接近预期结果。因此，要使整个志愿服务系统有条不紊的进行，管理部门只有采取多渠道、及时、准确地接受志愿者、病伤残者及其家属、康复指导人员等的大量信息，才能实现合理、科学地调控，做出必要的、准确的、适当的、及时的修正，使志愿者管理过程处于一个良性的动态平衡中，从而取得管理中的最优化效果。

（二）加强社区康复志愿者的社会地位

1. 提升公众对社区康复志愿服务的认知和理解 志愿者工作作为保障社区康复发展的重要一环，需要得到社会公众的关注、理解和支持。

一方面，加大志愿服务理念的宣传力度。通过媒体、网络、杂志、报纸、宣传讲座等，使更多人了解我国残疾人康复现状及存在问题，了解、理解并接受志愿服务理念及行为，激发人们投身社区康复服务的热情和兴趣，广泛动员吸收不同年龄不同层次的人群加入到志愿服务中来，使志愿者队伍以青年为主体，更具广泛参与性和代表性。另一方面，坚持志愿者行动的持久性。经常组织志愿者开展各种社区康复志愿活动，将志愿服务渗透到病伤残者的日常生活中去。

2. 加强培训，培养志愿者骨干 志愿者的参与热情很高，但要完成高质量的社区康复服务，重点是要抓好康复治疗学专业的技能培训，进一步加大对志愿服务骨干力量的培养力度。积极选派志愿者开展对外交流活动，培养壮大志愿服务的骨干力量。

3. 充分尊重志愿者，切实维护好志愿者权益 志愿者是义务奉献的群体，从性质上有别于领薪的正式工作人员。因此，要格外注意保护好志愿者的积极性，从人格到工作态度上给予志愿者足够的尊重。志愿活动的管理者，不应以强硬的手段管理甚至约束志愿者，应该更多地去关心志愿者，了解志愿者在从事工作中所遇到的问题和需要，及时给予帮助和指导。

五、 区域性三级康复网络

（一）区域三级康复网络的背景

我国老年人以及残疾人人口数量众多，同时增长速度加快。康复发展较为落后，康复服务体系制度仍有待完善，康复资源需求空前庞大。目前，绝大部分的康复资源都集中在三甲医院和部分二甲医院，社区康复的资源十分薄弱，康复资源的分配不均匀，下级医院康复实力不足。同时，三级体系定位不明确，三级体系之间联系不够紧密，双向转诊制度落实不够彻底，导致大部分患者未能得到及时、规范、充足的康复治疗，出院后仍然存在不同程度的运动功能障碍，给家庭和社会带来沉重的负担。构建有效的规范化区域性三级康复网络在这些问题面前显得尤为重要，已出台了一系列的政策，以推动三级康复网络的建设。

（二）定义

区域性三级康复网络建设是联合区域内三级体系医疗机构的康复医学科，建立的一个建成的区域性、专业性、非营利性的康复医疗协作体系。区域性三级康复网络的建设，是为了在规范化的三级康复网络临床诊疗规范下，确定三级体系的职责，建立双向转诊制度，保证三级康复网络体系在合理化、严格化的制度下进行建设。可以解决三级体系定位不明确，联系不紧密的问题，提高区域内整体康复医疗水平。

（三）分类及主要内容

1. 规范化诊疗方案 规范化诊疗制度的建立，是规范化三级康复网络建设的基础，在规范化的三级康复网络临床诊疗规范下，确定三级体系的职责，建立双向转诊制度，保证三级康复网络体系在合理化，严格化的制度下进行建设。可以解决三级体系定位不明确，联系不紧密的问题，让三级康复网络运行得更加流畅。

（1）规范化接诊制度：包括患者入院后康复医师、康复治疗师、护士共同完成入院、临床常规体检及初步评定，并在之后进行联合查房，确定具体治疗方案。

（2）规范化治疗制度：根据联合查房确定的治疗方案进行康复治疗，同时，在治疗过程中进行中期评定，根据患者病情变化调整治疗方案，最后在患者出院前进行末期评定。

（3）规范化转诊制度：根据不同医疗机构的医疗服务水平，以及医疗服务质量，对应着患者的不同分级，从而根据患者疾病分级，进行不同医疗机构之间的患者流转。

2. 规范化培训体系 整合区域内的康复资源，包括各级医院康复医学科的资源、优秀设备供应商和政府的资源，建立起规范化的培训体系，对区域内各级康复医师、治疗师和护士进行线上及线下规范化培训，做到区域资源互通，互相促进发展，从而全面提升区域内整体康复水平。

3. 云平台的建设 现代信息技术结合康复医学体系，研发出来的综合性云平台，初步实现将规范化培训、规范化作业治疗、规范化物理治疗以及规范化云平台管理体系综合统一，实现所有的项目在临床应用上的数据共享。同时，通过研发基于云计算技术的可穿戴式康复评定和训练系统，在各级医院康复科，社区康复中心和患者家中使用，以各类穿戴式传感器设备，帮助医生进行评定和康复治疗的同时，收集患者治疗及评定信息，为我们的评定以及康复治疗的标准化提供临床参考依据。

（四）主要发展模式

1. 制定规范化诊疗方案

（1）制定规范化康复医疗方案：了解医改政策，选择合适的临床常见重点病种并根据三级康复医疗机构的能力以及患者需求，对临床常见重点病种，制定规范化康复医疗方案。

（2）制定标准化三级转诊制度：对于几种临床常见重点病种，根据疾病分期、疾病类型以及疾病情况，确定制定三级医疗体系中各级体系患者的准入标准，并根据各级体系患者的准入标准，制定三级康复医疗体系之间的标准化双向转诊制度。

2. 规范化培训实施方案

（1）确立规范化培训体系：根据各级康复医疗机构的需求，确立康复医师、治疗师、护士的规范化培训体系，进行线上结合线下培训模式的结合，通过三级康复服务网络，对三级康复医疗机构的医护人员，进行规范化诊疗培训。

（2）建立在线康复规范化培训平台：通过互联网技术，将已有康复治疗相关技术进行网络整合，通过在线视频学习，帮助更多医务人员进行规范化康复治疗操作，并且进行网络考核。

3. 云平台实施方案

（1）建设云平台：增强三级康复服务联系在线平台共享，结合目前医疗联盟体建设资源及辅助技术，利用已有软件平台实现，远程会诊，远程查房，病理共享等内容。

（2）区域内大范围覆盖：将以康复网络教育平台、作业治疗智能评定与训练系统、可穿戴式设备智能评定与训练系统，以及规范化云平台管理体系为基础的云平台进行数据共享，落实社区基本康复服务覆盖，将数据进行云平台整理和共享，方便三级康复机构进行大数据分析。

（3）康复精准服务：基于云平台进行精准康复服务，根据社区患者种类，病种严重程度进行医疗资源配备，并且进行康复医疗社区培训和健康科普宣教。

六、 康复专科联盟建设

康复专科联盟是联合省内各级有资质的公立和（或）非公立医疗卫生机构、卫生服务中心、私立诊所等，建成的全省性、专业性、非营利性的社会团体。康复专科联盟旨在医疗服务、科学研究、人才培养和医学继续教育等方面进行深入合作，提高区域人民健康水平及康复医学专科整体水平，促进康复医学共同发展。

康复专科联盟是为落实国家深化医药卫生体制改革有关文件精神，本着平等互利、协作共赢的原则，利用远程协作平台、多机构资源共享的形式，实现优化医疗资源配置、以中心辐射区域的医疗协作项目。

（一）定义理念

1. 结合云平台、互联网 利用远程云管理平台及互联网的便捷性，结合各康复相关科室、诊所及医院等优势医疗资源及先进管理方法，通过双向转诊模式，最大限度地发挥区域医疗服务水平。

2. 协作共享原则 通过"中心带动，多点互通"的方式，极大化地利用各医疗卫生机构的教学培训资源，促进机构间的人才培训合作，提升区域康复专科技术能力。

3. 发展产学研用 通过"产学研用"道路，带动区域内康复专科科研机构共建资源库，协助基金申报及论文发表，并优先、优惠为联盟内机构提供科研场所及设备，使科研再指导区域内康复医疗及教学。

4. 平等互利、协作共赢 通过联盟平等互利、协作共赢的方式，共同提升整体的专科影响力与知名度，为周边地区民众的健康提供更好的服务。

（二）运行模式

康复医学科专科联盟，以康复医学科为基础，结合神经康复、骨科康复、心肺康复、儿童康复、运动损伤康复、妇产康复等基本治疗项目，以患者为中心，通过专科联盟的建设，帮助更多的患者能够接受良好的医疗服务，避免过度医疗资源浪费，缩短平均住院日，从而整合区域范围内康复医疗整体服务水平。

联盟运转以双向转诊为基础，通过联盟机构内的患者流通，增加医疗服务交流培训，进行统一规范化诊疗建设，帮助联盟内医疗机构更好地提供优质的康复医疗服务；同时，整合优势医疗资源并推广应用到联盟其他机构，整体快速提升专科联盟的区域化水平。

（三）主要内容

1. 人才培训 通过线上培训，联合临床实践、教学，协助合作机构，进行康复医学科专科人才培养。

2. 远程医疗协作 建设以联盟中的三级医院为中心，连接各个下级医院和基层医疗区域的远程会诊系统，通过多学科协作治疗式，运用现有技术建立综合性云平台，实现数据的统合与整理。并逐步扩大覆盖面，实现远程会诊、监护、预约、手术指导、教育等一体化形式，提高联盟的医疗服务能力和水平。云平台根据三级康复体系的不同分级，提供相应的数据分析，辅助治疗意见，实现区域内三级康复医疗机构的远程会诊，远程查房。

3. 科研协作 提供多种科研协作方式，联盟内科研场地设备有偿共享，共同进行资源库建设。包括实验室建设（核心医院协助联盟单位进行实验室建设）和病例库共建（成立康复专科联盟病例库）。

（黄国志）

第二节 社区康复的评估

一、评估的目的和方法

（一）目的

社区康复评估是指采用一定的标准和方法，评定社区康复管理，社区康复项目或计划的目标、执行过程、效果以及可持续性发展。通过社区康复评估，确保残疾人能够在社区水平得到健康、教育、就业及社会参与各层面的服务，促进残疾人的社区融合，提高其生活质量。

社区康复评估与传统评估最大的区别，是社区康复评估不仅要求项目外部人员即项目专家、项目实施机构的评估，更重要的是它要求项目内部人员即项目最终受益群体的参与。比如评估关于农村残疾人社会融合的项目，评估主体既要有项目专家和当地残疾等机构，更重要的评估主体是当地残疾人。因此，社区康复评估的目的和意义在于以下几个方面。

1. 多角度评估项目的实施情况 从社区评估的结果可以看到不同群体对项目的评价，项目专家从专业角度对项目提出评价，项目实施机构从实施和管理项目的角度进行评估，项目收益群体可以对项目目标的实现提供最真实的评价。因此，社区康复评估可以从多角度了解到项目的实施情况，从而可以从不同方面对项目的继续实施进行调整。

2. 实现项目收益群体在项目中的全程参与 发展项目强调收益群体的参与，在项目前期准备的实施过程中，项目收益群体要参与其中，评估虽然不是从实现项目目标的角度进行评估，但他们可以对项目目标的实现提供最真实的评价。

3. 实现项目收益群体的能力建设 发展项目的目标之一，是提高项目收益群体的发展能力。通过社区康复评估，项目收益群体不仅对项目有了全面的了解和反思，他们在评估中还应该对项目的完善提出自己的建议，从而把项目收益群体从被动的收益者转化成主动的参与者，对他们的能力建设有很大帮助。

4. 保证社区康复的质量及可持续性 评估社区康复的管理、规划、策略和行动方案的恰当性、效率和效果，改善现有社区康复政策与服务。提高社区康复服务的计划性、有效性、适用性及经济性，以确保其可持续性发展。

5. 确保社区康复朝向包容性社区发展 评估社区康复相关者，包括社区政府职能部门、残疾人及其家庭成员、各类专业人员、社区居民等，对社区康复参与及接受程度，倡导社区康复理念，朝向包容性社区发展。

6. 促进社区康复的科学化管理，为选择未来社区康复项目提供依据 检验、探索社区康复评估标准、评估方法、评估监督，促进社区康复的循证实践与科学化管理。收集、整理、分析社区康复评估资料，为恰当规划、决策和选择未来社区康复项目提供依据。

（二）方法

社区康复评估遵循全面、客观、实用的原则，反映社区康复的本质和全貌。社区康复是自下而上发展的综合性社会策略，社区康复项目呈现多样化发展，故社区康复项目不同，其评估方法也不相同。社区康复项目评估，可以是通过内部人员完成的内部评估，或是通过外部独立个人或机构完成的外部评估，或是以二者结合的模式进行。评估可在项目的中期、末期或完成以后的某个阶段进行。评估的步骤包括确定评估目的、收集信息、分析数据、得出结论、撰写报告与成果分享。评估采用定性和定量结合的方法，常用的评估方法，如表 2-1。

表 2-1 社区康复评估方法

方法	定性	定量	目的
问卷	√	√	从残疾人及其家庭成员、其他人员或其他方面获得指定的和明确的结果
调查		√	评价现状（基础数据）或改变
文献或报告查阅	√	√	获得与项目相关联的政策规章、依据、干预措施结果的信息资料
个案访谈	√		了解个人的观点、印象和经验，或他们对问卷更多的答案
焦点讨论	√		通过小组讨论，深度探讨一个主题，如对于一种经验或建议的反应，对问题和事情达到一个共同理解等
观察	√	√	收集有关项目过程和相互作用的信息
实地调查	√	√	对社区康复项目相关的人或事实的调查，获得真实和正确的信息

1. 数据调查与资料查阅 常采用问卷、访谈、查阅文献或报告等方式进行。从残疾人及其家庭、社区居民、其他社区项目、当地政府相关部门收集资料信息。也可以查阅文献资料、社区康复工作人员和其他专业人员的活动及参与记录等资料信息，以获得基础资料数据，主要为社区康复的评估提供情况分析数据。

2. 个案访谈与焦点讨论 对社区康复项目涉及的主题、现象、反应、经验或问题等，以个案访

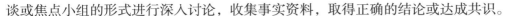

谈或焦点小组的形式进行深入讨论，收集事实资料，取得正确的结论或达成共识。

3. **实地调查与观察** 通过实地访问、观察和调查等形式，对社区康复项目的实施、效果、现实意义、影响等进行定量和定性评估，使社区康复的评定结果具有科学性、可信性。

二、 评估的内容

社区康复评估是一项综合性评估，对任何一个社区康复项目的评估都包括项目目标、效率、结果、影响和可持续发展等方面的评估，如表 2-2。

表 2-2 社区康复评估内容

内容	涵义	
目标	是否符合残疾人、其家庭和所属社区的需要	
效率	是否以最佳方式使用社区资源（人力、经费和材料）	
结果	在质量、数量和时间上是否达到预期效果	
影响	项目长期效果是否达到更广泛的目标；项目以何种方式改变疾人及其家庭的生活；项目对社区内对待残疾的态度有哪些影响	
可持续性	当外部资源支持逐渐减少或取消时，该项目是否能够继续下去	

根据社区康复项目发展的过程，评估可分为以下几个方面。

（一）社区康复管理的评估

1. **是否制定社区康复政策或策略** 社区康复纳入政府工作目标及社区总体发展规划，各级政府制定的社区康复发展规划，真实反映残疾人及其家庭和社区的需求，并能惠及所有残疾人及其家庭。

2. **是否已建立社区康复网络** 包括成立社区康复领导小组，设置专职、专人办事机构，成立包括残疾人及其家庭成员在内的社区康复协调小组，确保各部门、各方面角色清楚，责任明确，以及在不同阶段的参与和协调。

3. **是否已制定并履行各社区康复工作制度和工作人员职责** 社区康复有关的专业人员与残疾人及其家庭成员形成伙伴关系，提供有秩序和高质量的服务，有效地使用现有资源，并维持社区康复项目。

4. **是否有社区康复经费支持** 资金来源很重要。必要的社区政府财政预算拨款和其他用于社区康复项目的投资，保证社区康复项目稳定、长久发展，保障残疾人获得健康、教育、就业和社会参与层面的服务和机会。

5. **是否有社区康复资源中心** 为残疾人及其家庭成员提供质量稳定的技术指导、支持和转介服务。

6. **是否有社区康复评估和监督的机制和措施。**

（二）社区康复计划实施过程的评估

1. 在社区康复项目开始之前，是否进行了社区康复调查工作，完成一个恰当的情况分析。

2. 社区康复计划目标与成效是否明确，项目预算是否准确，资金来源是否可靠。

3. 社区康复活动或服务项目（如健康、教育、就业、社会等康复项目）是否及时开展或提供，进展情况（如建档率、普及率、覆盖率、有效率等）如何。

4. 社区康复培训情况如何，包括各级、各类社区康复工作人员培训情况，残疾人及其家庭成员能力培养情况等。

5. 残疾人和其他社区成员参与情况的评估。

6. 残疾预防、平等参与、包容性社区发展的倡导和宣传情况如何。

7. 信息数据系统的建立及完善情况。

（三）社区康复资源的评估

1. **可利用的社区资源有哪些** 社区康复强调将服务送到残疾人家中，注重教育社区人士及其家人对残疾人的接纳，创造残疾人回归社会的机会。因此，社区可利用的资源对与社区康复的持续发展至关重要。社区资源包括资金、人力、场地、设施等物质支持资源，也包括法规、政策、文化、环境、专家网络和残疾人互助网络等社会支持资源，见图2-3、图2-4。

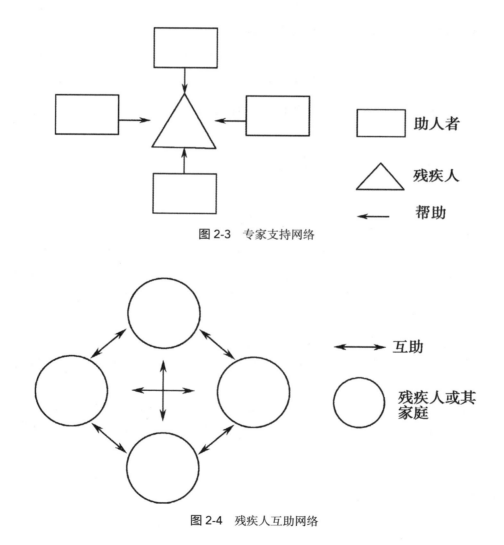

图 2-3　专家支持网络

图 2-4　残疾人互助网络

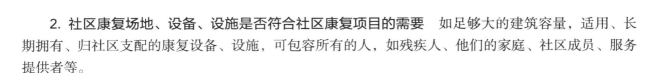

2. 社区康复场地、设备、设施是否符合社区康复项目的需要 如足够大的建筑容量，适用、长期拥有、归社区支配的康复设备、设施，可包容所有的人，如残疾人、他们的家庭、社区成员、服务提供者等。

（四）社区康复成效的评估

1. 项目实际结果如何，与预期结果的比较如何。项目最佳效果应有益于整个社区，而不仅仅是残疾人。

2. 结果是否已改变和影响政府有关部门对社区康复的态度、策略及行动。

3. 残疾人及其家庭成员对社区康复服务效果的评价如何。

4. 社区成员对社区康复的观念和对残疾人的态度是否有转变。

5. 对促进包容性社区发展的影响如何。

（五）评估报告的撰写

社区康复项目评估报告撰写，是社区康复项目评估工作的重要一环。社区康复评估报告一般包括社区康复项目简单描述、成效指标测量方法、项目成效结果分析和持续改善计划，如表 2-3。

社区康复项目评估报告，会因为社区康复项目服务的范畴、主题或资助单位的要求不同，其内容有相应的变化。因此，它不会是一成不变的标准模板。

表 2-3　社区康复项目评估报告

2015—2017 年社区推动肢体残疾人社区融合项目评估报告
项目名称：
项目地点：
项目提供单位：
项目资助单位：
项目资金额度：
评估时间：　　　　　　　　　　　　　　　　评估人：

第一部分　项目基本描述

1. 项目执行年份

2. 项目领域（或服务目标人群）

3. 项目预设的主要成效指标

（1）服务的总人数

（2）服务方式

（3）服务的内容

（4）残疾人家属参与的人数

（5）社区成立残疾人志愿服务团队

（6）社区成立残疾人互助网络

（7）残疾人户外活动的便利性增加

（8）残疾人日常生活独立性增加

续表

2015—2017 年社区推动肢体残疾人社区融合项目评估报告

（9）残疾人社会孤独感减少

（10）残疾人家人照顾能力提高

（11）周围人群对肢体残疾知识的了解增加

（12）周围人群欢迎残疾人参加他们活动的意愿增加

（13）社区人群对残疾预防的知识增加

（14）媒体对残疾预防和康复知识的宣传增加

（15）政府出台、改善有关的政策或措施

第二部分　项目成效评估的测量方法

1. 调阅项目文书记录

2. 分析项目量化指标的前后数据比较

3. 查阅有关宣传资料

4. 残疾人个案访谈

5. 项目工作小组成员访谈

6. 项目领导小组成员访谈

7. 项目相关者访谈（残疾人家属、邻居、同事）

8. 项目活动观摩

第三部分　项目成效的结果评估

1. 项目成效指标完成情况

2. 项目对社区的整体影响

3. 项目指标未达成原因

第四部分　项目持续改进或未来发展的分析与计划

（何静杰）

第三节　社区康复的调查

一、社区康复调查目的、意义与方法

（一）目的

社区康复工作的目标人群主要是残疾人，因此，掌握他们的基本情况、残疾状况、基本需求十分必要。在此基础上，建立社区康复服务档案，以便制定因地制宜、因人而异的康复服务计划，提供有针对性的社区康复服务。

社区康复调查是社区康复常用的工作手法。从研究的角度，社区康复调查是通过系统化的数据收集，以描述、解释社区康复特定项目活动的目的、途径、手段和结果。从实务工作的角度，社区康复调查又可以是一种组织策略与工具，具有收集有用的资料、传播知识或信息、鼓励社区参与、发现残疾人领袖，与社区建立关系的功能。因此，社区康复调查的目的可以概括为以下几点。

1. 有系统的收集相关资料数据，发现社区康复的需要，为未来社区康复规划做准备。

2. 通过社区康复调查，介入社区，建立工作关系。

3. 在社区康复调查过程中，传播、倡导社区康复理念和知识。

4. 协助解决社区康复问题和发展社区康复行动的一种途径。

5. 发现残疾人领袖、招募志愿者和动员社区参与的一种方法。

6. 评估社区康复项目成效的一种方法。

（二）意义

社区康复调查工作，主要面对的对象是针对残疾人基本状况的调查，任何工作必须对工作对象、内容、背景资料心知肚明，才能做到有的放矢。要做好残疾人的工作，例如，在社区开展康复、劳动就业、儿童上学、扶贫解困等具体工作，将残疾人基本状况调查清楚，有着十分重要的意义。因此，社区康复调查的意义可以概括为以下几点。

1. 社区康复调查是开展基层社区残疾人工作的重要环节，它为社区残疾人工作的开展，提供准确客观的依据，是保证基层社区残疾人事业发展的先决条件。

2. 社区残疾人基本状况调查工作，对本县区、街道乡镇、村居委会残疾人社区工作的宏观决策、机构运作、组织管理、评估检测等，起着重要的作用。

3. 只有搞好残疾人基本状况调查，才能确定康复对象，从而对他们进行有效的康复服务，落实康复与其他服务措施，真正达到使社区残疾人得到实惠、有效服务的目的。

4. 基本状况调查数据的整理、汇总、分析，以及确定康复服务对象等，对本区县残疾人整体工作、社区残疾人服务项目活动的宏观决策、区县残疾人服务中心的建设、社区康复项目的组织管理、执行过程中工作计划调整等，也起着重要的作用。

5. 当地政府和相关部门参与其中工作，使得他们今后对残疾人事业和各项工作更加理解和支持。

6. 调查中进行的广泛深入的宣传工作，使广大民众进一步了解残疾人及残疾人工作，大家共同为树立关心、理解、尊重、帮助残疾人的良好氛围，为创建和谐的社会主义社会而共同努力。

（三）方法

社区康复调查属于社区研究范畴，可以采用定量或定性的方式，按照一定的程序，对一定规模的社区康复资料样本进行调查分析。根据项目的需要及财力、人力状况以及社区样本规模大小等，社区康复调查可分为普查（即调查全部样本）方式和抽样方式。抽样应按科学方法进行，以保证从样本推出总体结论的正确性。

1. **问卷法** 问卷法是一种广为使用的收集资料的方法，通常是利用事先设计好的表格或问卷进行。资料收集后通过电子信息系统软件转化分析，从而得出定量的相关关系。属于定量化研究。

2. **访谈法** 调查者通过与被访问者面对面交谈的途径获取资料的方法，大致分为结构式访谈和非结构式访谈。结构式访谈是按照事先设计好的访问表，进行访问的方法，获取定量的资料，便于统计分析。非结构式访谈法则没有事先设计的访问表，规定访问员访谈问题的方向或范畴，通过自由谈话，获得定性资料，如表2-4。

表 2-4 社区康复站患者康复需求访问调查表

社区康复站患者康复需求访问调查表

康复协调员_____   访谈日期_____

您好！我是 ××× 社区康复站的康复协调员 ×××，谢谢您允许我来到您家完成这次访谈。

一、个人信息

1. 您的姓名：_____   2. 您的性别：男□ 女□   3. 您的年龄是_____周岁

4. 您的婚姻状况：未婚□ 初婚有配偶□ 再婚有配偶□ 离婚□ 丧偶□

5. 有无子女：有□ 无□ 有几个_____

6. 您的地址：_____区_____镇（街道）_____村

7. 您家的住房类型：_____   您住几楼_____

8. 您的电话号码：

9. 联系人的姓名：_____   联系人的电话：_____

10. 您的家庭年收入：1000 元以下□ 1000～2000 元□ 2000～3000 元□

    3000～5000 元□ 5000～10 000 元□ 10 000～20 000 元□ 20 000 元以上□

11. 您有无残疾证：有□ 无□

二、您目前的状况

12. 您住院的诊断：

13. 现在主要的问题：

14. 出院的时间：

15. 在医院是否接受过康复治疗   有□ 无□

16. 是哪种治疗？针灸□ 理疗□ 运动治疗□ 作业治疗□ 其他□

17. 目前服用的药物：

三、您发病前的健康状况与活动能力（可以多选）

18. 身体健康状况：高血压□ 糖尿病□ 冠心病□ 关节炎□ 其他□

19. 生活自理能力情况：无法自理□ 基本自理□ 完全自理□

20. 活动能力：卧床不起□ 在家久坐□ 在家行走□ 适量运动□ 非常活跃□

21. 和外界的交往情况：很少与外人接触□ 想和别人交往，但感觉到有隔阂□ 能正常交往□
    比较活跃□

四、您目前的健康状况与活动能力（可以多选）

22. 身体健康状况：高血压□ 糖尿病□ 冠心病□ 关节炎□ 大小便问题□ 压疮□
    语言问题□ 吞咽问题□ 其他□

23. 生活自理能力情况：无法自理□ 基本自理□ 完全自理□

24. 活动能力：卧床不起□ 在家久坐□ 在家行走□ 适量运动□ 非常活跃□

25. 和外界的交往情况：很少与外人接触□ 想和别人交往，但感觉到有隔阂□ 能正常交往□
    比较活跃□

续表

社区康复站患者康复需求访问调查表	

五、您目前的肢体功能状况

26. 手臂：＿＿＿＿＿＿＿　　　　手：＿＿＿＿＿＿＿

27. 腿：＿＿＿＿＿＿＿　　　　　脚：＿＿＿＿＿＿＿

28. 行走：独立步行□　用拐杖□　坐轮椅□　卧床不起□

29. 自我照顾：完全依赖别人□　需要别人帮助□　别人做好准备，自己完成□　独立完成□

六、在康复方面您希望得到哪些帮助

30. 医疗康复：针灸□　理疗□　肢体功能的恢复训练□　自我照顾技能训练□　其他□

31. 辅助用具与环境改造：拐杖□　轮椅□　家居环境改造□（可能是斜坡、厕所坐便器、门的宽度或是厨房操作台）

32. 日常照顾与社会参与：生活护理照料□　外出□　经济救助□　其他□

33. 您对我们社区康复站的工作还有其他要求吗?

---

3. 实地调查法　日渐盛行的一种社区研究方法。它不依赖定量资料的收集和分析，而是通过参与观察或非参与观察，以书面的形式定性描述现象、行为或结果。

二、 社区康复调查内容

（一）社区状况基线调查

社区状况基线调查是收集和确定与残疾人及其生活情况相关的社区基本事实及数据，常用于残疾人状况摸底调查，如表 2-5。它可为将来的评估或服务提供参照数据。收集的信息包括：

1. **人口状况**　如残疾人的数量、年龄、性别、残疾类型。
2. **生活情况**　如住宅的类型、水源及卫生设施。
3. **卫生情况**　如死亡率，死亡及疾病原因，当地卫生健康服务。
4. **教育情况**　如残疾儿童上学率、文盲率。
5. **经济状况**　如收入来源、平均工资、就业率。
6. **政府**　如政策和立法，对残疾的关注度，法律法规的执行，无障碍标准及规则。
7. **文化**　如文化组织，语言，民俗，对残疾人的习惯及态度。
8. **宗教**　如宗教信仰和组织。
9. **地理和气候。**

（二）社区康复相关者调查

调查对象包括各级政府、卫生、教育、就业、民政、劳动、财政、残疾人联合会等部门，及残疾人、其家庭成员、亲友邻居、专业团体、非政府社会服务团体、志愿者团体等。调查内容主要是社区康复政策、社区康复服务、对残疾人的态度、对社区康复项目的参与程度、社区康复项目的影响等。

（三）社区康复资源调查

1. 社区政策资源情况 如残疾人保障政策、教育政策、康复政策、就业政策和社会参与政策制定、落实和发展状况。

2. 残疾人社会支持网络资源情况 包括其家人、亲友邻里、专业工作人员（如康复人员、教育工作者、社会工作者等）、志愿者、互助组等对社区康复的认识、支持、参与情况。

3. 社区康复无障碍调查 包括社会文化参与无障碍、公共环境无障碍、居家环境无障碍、就业环境无障碍等方面的情况。

4. 社区康复硬件资源调查 包括社区康复资源中心、学校、康复设备实施、文化娱乐设施设备、康复设备设施的配置使用情况。

（四）特定社区康复项目调查

根据社区康复项目的计划与实施过程当中的特别要求，展开相应的调查。

表 2-5 残疾人调查摸底表

填写日期： 年 月 日 填写人：

个人及家庭基本情况							
姓名		性别		出生日期	年 月 日	民族	
联系人		关系		联系电话			
家庭住址							
身份证号码				残疾证号码			
婚姻状况	未婚□ 已婚□ 离异□ 丧偶□			职业	就业□ 未就业□ 务农□		
文化程度	文盲□ 小学□ 初中□ 高中□ 大学（专）□ 大学以上□						
医疗保障	城镇职工基本医疗保险□ 城镇居民基本医疗保险□ 新型农村合作医疗□ 公费医疗□ 其他医疗保险□ 费用自理□						
家庭状况	人口情况_____ 住房情况_____						
经济来源	个人所得□ 家庭供养□ 不定期社会救助□ 享受最低生活保障（城市）□ 享受五保供养（农村）□						
家庭年收入	500元以下□ 500~1000元□ 1000~2000元□ 2000~3000元□ 3000~5000元□ 5000~10 000元□ 10 000元以上□						
个人功能状况							
主要残疾	视力□（盲□ 低视力□） 听力□ 言语□ 肢体□ 智力□ 精神□						
生活自理程度	完全不能自理□ 大部分不能自理□ 部分不能自理□ 完全自理□						
残疾等级	一级□ 二级□ 三级□ 四级□ 未评定□						

续表

致残原因	遗传☐ 先天☐ 疾病☐ 中毒☐ 创伤或意外损伤☐ 噪声☐ 有害环境☐ 围生期因素☐ 其他☐		
致残时间		**个人特长**	
社会交往 情况	很少与外人接触☐ 想和别人交往，但感觉到有隔阂☐ 能正常交往☐ 比较活跃☐		
就业情况	按比例安排就业☐ 集中就业☐ 个体就业☐ 打零工☐ 靠自己或亲朋好友就业于各种类型的单位，不享受福利政策☐		
康复需求			
医疗服务	诊断☐ 残疾评定☐ 白内障复明手术☐ 人工耳蜗植入☐ 肢体矫治手术☐ 理疗☐ 传统医疗☐ 医疗康复☐ 护理☐ 精神病服药☐ 家庭病床☐ 住院☐ 转诊☐ 其他☐		
康复训练	盲人定向行走训练☐ 低视力视功能训练☐ 听觉言语能力训练☐ 言语矫治☐ 手语指导☐ 运动功能训练☐ 生活自理训练☐ 日常生活能力训练☐ 感知能力训练☐ 认知能力训练☐ 语言交流训练☐ 社会适应训练☐ 日常生活技能训练☐ 工（农）疗☐ 文体治疗☐ 心理治疗☐ 其他☐		
辅具与环境 改造	助视器☐ 盲杖☐ 盲人书写用具☐ 盲人报时用具☐ 助听器☐ 人工耳蜗☐ 语言训练器具☐ 会话交流用具☐ 生活自助器具☐ 辅助坐、卧、翻身、站立器具☐ 拐杖及助行器具☐ 轮椅☐ 防压疮垫☐ 坐便器具☐ 阅读书写器具☐ 操作电脑辅助器具☐ 家居环境无障碍改造☐ 其他☐		
知识与技能 学习	文化知识☐ 科技专业知识☐ 康复知识☐ 社交知识☐ 技能培训☐ 其他_____		
服务转介	医疗服务☐ 功能训练☐ 辅助器具☐ 心理服务☐ 信息服务☐ 文化教育☐ 职业培训☐ 劳动就业☐ 生活保障☐ 家居无障碍改造☐ 参与社会生活☐ 其他☐		
社区资源状况			
社会支持 来源	家人☐ 亲戚朋友☐ 邻居☐ 街道（村）干部☐ 社会助残组织☐ 社会助残人士☐ 其他_____		
已享受的社 会福利保障	一年内您享受过的社会福利保障措施有：（可多选） 每月固定的生活救济、补助款每月____元 政府提供的康复补助，补助款每月____元 残疾人扶贫项目_____（注明具体项目） 享受过小额信贷☐ 享受过当地最低生活保障☐ 合作医疗或医疗保险☐ 养老保险☐ 大病救助☐		
社会保障 需求	养老☐ 医疗☐ 教育☐ 就业☐ 住房☐ 其他_____		

对与残疾人生活相关因素的态度（可多选）与满意度	
权益保障	列出前三位您认为目前最需加强或改善的残疾人权益： 第一位：_____；第二位：_____；第三位：_____。①生活保障权；②教育保障权；③就业保障权；④康复保障权；⑤生活照料服务保障权；⑥无障碍环境保障权
对目前生活的满意程度	很满意□　比较满意□　一般□　不太满意□　很不满意□
残疾人教育事业发展的阻碍的最大困难	经费投入不足□　师资缺乏□　管理不善□　宣传不够□　残疾人自身的学习意识不足□ 其他_____（请注明）
对残疾人教育状况满意度	很满意□　比较满意□　一般□　不太满意□　很不满意□
残疾人就业的最大困难	身体状况不允许□　找不到合适岗位□　没有就业技能□ 没有就业意愿□　其他_____（请注明）
残疾人就业状况满意度	很满意□　比较满意□　一般□　不太满意□　很不满意□
对残疾人医疗与康复状况满意度	很满意□　比较满意□　一般□　不太满意□　很不满意□
残疾人社会参与的最大困难	身体状况不允许□　个人没有意愿□　无障碍设施不足□ 周围人歧视□　社会偏见□　其他_____（请注明）
对残疾人社会参与状况满意度	很满意□　比较满意□　一般□　不太满意□　很不满意□
对残疾人社会保障满意度	很满意□　比较满意□　一般□　不太满意□　很不满意□
残疾人自我发展的障碍	自身障碍□　社会偏见□　无障碍设施不足□　其他_____
对个人生活状况满意度	很满意□　比较满意□　一般□　不太满意□　很不满意□
对未来生活	很有信心□　有一定信心□　信心不足□　没有信心□　不知道□

三、 调查资料的整理与分析

（一）调查资料整理

调查资料的整理，是对使用各种方法收集来的信息加以审查、梳理，为后续的分析和总结奠定基础。调查资料的整理方式，包括列表、归类、电子计算机统计处理以及书面文字描述等。

（二）调查资料分析

调查资料的分析，则可用定量分析方法或定性分析方法，对资料中的各种数据相关关系进行分析。这是社区康复评估或研究者进行抽象思考的环节，需对数据关系进行仔细推敲，去伪存真，筛除虚假的资料信息，以得出正确的结论，得出结论后，还需解释结果和撰写报告。解释结果即检验预期目标是否达成。无论预期结果被证明或被证伪，评估或研究者都要根据资料做出合理的解释。评估者或研究者不能为了证明理论预期结果，而有意造假或筛选资料，而应该实事求是，根据收集的总体资料的状况来检验预期目标，预期目标被证明未达成，也是一种结论或成果，在总结报告中，应该提及结果未达成的影响因素及其引发的思考，为未来的项目提供借鉴经验。

（何静杰）

第三章
社区康复评定

第一节　概述

一、社区康复评定的目的

1. **确定患者的问题和拟定治疗目标**　明确患者的功能障碍的性质、种类和程度以及日常生活活动能力、社会适应能力、社会参与能力等，从而拟定社区康复目标。

2. **明确医疗康复效果、拟定社区康复治疗方案**　通过社区康复评定了解和掌握医疗康复介入情况、康复治疗进展情况、阶段性总结康复治疗效果，不断修改、补充、完善康复治疗方案，适时拟定适宜的社区康复治疗方案。

3. **比较治疗方案的优劣**　科学、合理的治疗方案，必须有明确的标准，包括组内、组间的可信度、有效性、灵敏性、统一性评判。

4. **进行预后评定**　预后的评定，可以给患者及家属以心理准备，也可作为治疗计划的目标。

二、社区康复评定的特点

1. 遵循全面康复的原则，为正确制定身心全面康复方案提供科学依据。

2. 以"维持功能，恢复功能，预防残疾，改善生活质量，提高社会适应能力和社会参与能力"为核心。

3. 将现代康复和传统的中医康复相结合，采用中国特色的中西医结合康复理念和技术。

4. 为患者回归家庭或社会的自我康复锻炼提供建议和指导。

5. 要根据实际情况，充分考虑因地制宜的方针。

三、社区康复评定内容

社区康复评定，是以人体功能及社区功能评定为主。人体功能，一方面，包括个人的躯体功能；另一方面，包括人体在家庭和社会生活中所能发挥的能力及作用。

（一）人体具有的功能

1. **摄取食物能力**　人体摄食功能的障碍，可以部分地依靠外力介入而得到补偿，或者由人体其他器官代偿。不同时期不同程度的摄食能力，是人体功能评定的基本标准之一。比如婴儿期的接受喂养能力，饥渴时的哭叫、对食物本能的接受能力（包括消化能力）；垂老病危时对临床鼻饲的接受程度等。

2. 环境适应能力 人体对环境的适应，主要指对生存空间的适应。一方面，人体各部位和各器官对环境的要求有所不同，如果环境变化妨碍了人体的生长、生存和运动，就会使人体受到伤害而影响功能的正常发挥，甚而改变人体存在的正常状态；另一方面，各类残疾人由于任意器官受损而存在心理或身体障碍，对环境的适应力能力降低，也会不同程度地影响人体功能的作用。

3. 代偿能力 当身体的四肢或某种器官因残疾而丧失了功能时，就会用身体的其他器官来代替缺失的部分而发挥作用，以补偿其功能。

4. 防卫能力 指人体对外来干涉可能造成伤害的防备和自我调节、自我保护功能。这种能力包括人体各部位的运动和协调性，也包括人的意识能力和应变能力。

5. 思维能力 是人类特有的能力，是对外界环境和信息的接受能力、理解能力和支配能力。这种能力体现在认知和学习方面，并通过智商来检测。由于人体不能单纯理解为躯体，所以思维能力是人体功能的重要内容，而且在很多情况下对躯体的存在状态起决定性作用。

（二）社区功能评定

社区功能评定，是对病伤残者的躯体功能、日常生活活动能力、精神心理、生活质量、社会生活能力的评定，以及家庭、社区环境的评定等，主要包括以下内容。

1. 肌力 躯体功能性肌力评定，是评定关节某种运动（如屈曲运动）中的一组肌肉的功能性肌力，通常采用 K.W.lovett 徒手肌力分级方法（manual muscle testing，MMT）或等速肌力评测系统评定。

2. 肌张力评定 肌张力是指维持特定静止或运动姿势肌肉所保持的紧张状态，是维持身体姿势和正常活动的基础。肌张力评定以手法检查为最常用。常用的评定方法为改良的 Ashworth 分级。

3. 关节活动范围（range of motion，ROM）的评定 可以了解关节活动受限的程度，主动活动受限还是被动活动受限；可以分析活动受限的原因，以便选择改善的方法，并为康复治疗的效果和肢体功能的预后评估提供依据。通常使用的测角工具是关节量角器。

4. 平衡能力评定 平衡功能是运动功能的重要组成部分。人体的平衡功能分为静态平衡和动态平衡两大类。其评定方法有主观的观察法、量表法以及客观的平衡测试仪评定。常用的平衡量表有Berg 平衡量表和 Fugl-Meyer 平衡量表。

5. 躯体异常运动的评定 肢体的异常运动多由于中枢神经系统（脑和脊髓）损伤所致，影响肢体正常姿势的维持，妨碍正常运动的完成，常见肢体痉挛性运动、手足徐动、共济失调等。

6. 步态分析 评定内容包括步长、步频、步态周期、髋、膝、踝关节的角度变化及异常步态分析。常用评定方法包括目测观察法、步态分析仪评定等。

7. 日常生活活动（activities of daily living，ADL）能力评定 进行 ADL 评定是确定康复目标、制订康复计划、选择治疗与训练措施、评估康复疗效的依据，是康复医疗中必不可少的重要步骤。目前，主要采用修订的 Barthel 指数（the Barthel index）评定。

8. 功能独立性评定（functional independence measure，FIM） 不仅能够对躯体功能进行评定，而且还可以对言语、认知和社会功能进行详细的评定。

9. 心理评定 是指运用标准化的心理测量工具，对病伤残者的心理状态、心理特征和心理活动及行为等，进行定性与定量描述的过程。包括以下几方面。

（1）认知功能：主要评定以认知觉、感知觉、心理方面为主。认知评定包括记忆、注意、计算、思维、信息加工与决策等；感知觉评定包括视觉空间认知障碍、失认症、失用症等。常用评定方法，如简明精神状态检查（mini—mental status examination，MMSE）、注意力评测、标准化成套记忆测验、韦氏记忆量表等。计算机认知感知评定系统评定方法简单、易于操作、使用广泛，使用范围越来越广。

（2）智力测验：运用较为广泛的是韦氏智力测验量表，结果以智商（intelligence quotient，IQ）表示。

（3）痴呆筛查：智力明显低于正常水平的严重认知障碍，可采用 MMSE 评定。

（4）情绪状态评定：情绪状态有积极与消极之分，临床上常见的消极情绪状态有抑郁和焦虑两种。多采用汉密尔顿抑郁量表（Hamilton depression scale，HAMD）和汉密尔顿焦虑量表（Hamilton anxiety scale，HAMA）评定。

10. 社会方面　社会活动能力，社会参与能力，生存质量等。

以上功能评定的具体内容及方法，可参考《康复评定学》相关章节。

第二节　社会生活能力的评定

一、社会生活能力的定义

社会生活能力，是指一个人在社会生活中生存、创造和发展的能力，或者说是获得并支配人类所创造的一切物质财富和精神财富的能力。物质财富是通过物质生活来体现的，通常包括衣、食、住、行等方面；精神财富是通过精神生活来体现的，主要以看、听、说、写、表情、行为举止等来表达。在社区生活中的"能力"，则包括个人角色的表现能力和社会交往的生活能力两个方面。

二、社会生活能力的内涵

人们必须具备必要的社会生活能力，才能够正常、有效地参与社会生活。社会生活能力包括基本生活能力、环境适应能力和对社会生活的意识。

1. 基本生活能力　是一个人参与社会生活能力的基础，包括日常生活活动能力、沟通交往能力，保持社会交往中应有的仪表礼节的能力，表现言谈举止礼貌的能力，表达自己的感受和意愿的能力，理解别人的反应和对别人施加影响的能力。

2. 环境适应能力　是一个人对家庭、社区、人际关系、学习、生活和工作环境的适应能力。人体对环境的适应，主要指对生存空间的适应。一方面，人体各部位和各器官对环境的要求有所不同，如果环境变化妨碍了人体的生长、生存和运动，就会使人体受到伤害而影响功能的正常发挥，甚而改变人体存在的正常状态；另一方面，各类残疾人由于某一器官受损而存在心理或身体障碍，对环境的适应力能力降低，进而不同程度地影响人体功能的作用。

3. 社会生活的意识　是一个人意识到家庭对自己的期望、社会对自己的期望并能做出相应的反应，也能意识到自己对家庭和对社会负有的责任，并能采取相应的行动。

由于病伤残者参与社会生活的能力存在不同程度的障碍，其能力是由智能、心理、体质、精神和情绪状态所决定的。因此，社会生活能力测定是"心理 - 社会"诊断的一个重要组成部分。

在残疾普查和社区康复中对病伤残者进行社会能力测定，是为了评定病伤残者的残疾程度、治疗效果、生存状态和社会生活能力几方面客观情况可变化因素，以判定其是否具备回归家庭和回归社会的条件。对于不同类型、不同性别、不同年龄的病伤残者要采取不同的测定方法，使用不同表格和评价标准。

三、社会生活能力评定的意义

残疾表现为功能上不同程度的缺陷，残疾的评定也就是对功能的评定。其中社会生活能力的评定与残疾程度、具体残疾类型的评定明显不同，它侧重于病伤残者参与家庭生活和社会生活的能力，包括对生活的愿望与信心。社会生活能力评定，要以病伤残者身心健康与障碍的客观存在为基础；同时，对病伤残者进行社会生活能力评定，也必须遵循实用性、综合性、动态性、可靠性、规范性和法规性等原则。

四、社会生活能力评定的方法

（一）日常生活活动能力评定

日常生活活动（ADL）是指人们为独立生活而每天必须反复进行的、最基本的、具有共性的身体动作群，即进行衣、食、住、行、个人卫生等基本动作和技巧。日常生活活动（ADL）分为基础性日常生活活动（basic activities of daily living，BADL）和工具性日常生活活动（instrumental activities of daily living，IADL）。常用的评定方法有功能独立性评定（FIM）、Barthel 指数和社会功能活动问卷（functional activities questionnaire，FAQ）等，如表 3-1 ～ 表 3-3。

表 3-1　功能独立性评定量表（FIM）

运动功能	自理能力	1	进食	
		2	梳洗修饰	
		3	洗澡	
		4	穿裤子	
		5	穿上衣	
		6	上厕所	
	括约肌控制	7	膀胱管理	
		8	直肠管理	
	转移	9	床、椅、轮椅间	
		10	如厕	
		11	盆浴或淋浴	

续表

		12	步行 / 轮椅
运动功能	行走	13	上下楼梯
	运动功能评分		
	交流	14	理解
		15	表达
认知功能		16	社会交往
	社会认知	17	解决问题
		18	记忆
	认知功能评分		
FIM 总分			

FIM 每项满分为 7 分，最低分为 1 分，共 18 项，最高分为 126 分（运动功能评分 91 分，认知功能评分 35 分），最低分 18 分。

126 分为完全独立；108 ~ 125 分为基本独立；90 ~ 107 分为有条件的独立或极轻度依赖；72 ~ 89 分为轻度依赖；54 ~ 71 分为中度依赖；36 ~ 53 分为重度依赖；19 ~ 35 分为极重度依赖；18 分为完全依赖。

表 3-2　Barthel 指数

项目	自理	部分帮助	极大帮助	完全依赖
进食	10	5	0	
洗澡	5	0		
修饰	5	0		
穿衣	10	5	0	
大便控制	10	5（偶能控制）	0	
小便控制	10	5	0	
如厕	10	5	0	
床椅转移	15	10	5	0
平地走 45 米	15	10	5（或用轮椅）	0
上下楼梯	10	5	0	

ADL 能力缺陷程度判定标准：0 ~ 20 分极严重功能缺陷；20 ~ 45 分严重功能缺陷；50 ~ 70 分中度功能缺陷；75 ~ 95 分轻度功能缺陷；100 分自理。

ADL 自理程度判定标准：0 ~ 35 分基本完全辅助；35 分床上自理水平；35 ~ 80 分轮椅生活部分辅助；80 分轮椅自理水平；80 ~ 100 分大部分自理；100 分完全自理。

表 3-3　社会功能活动问卷（FAQ）

姓名　　　　　　　　性别　　　　　　　　年龄

调查内容	完全自理	有困难自己能做	需要帮助	完全不能
1. 每月平衡收支的能力，算账的能力				
2. 患者的工作能力，能否写出简单记录				
3. 能否到商店买衣服、杂货和家庭用品				
4. 有否爱好，会不会下棋和打扑克				
5. 会不会做简单的家务，如点炉子、泡茶				
6. 会不会准备饭菜				
7. 能否了解发生的近事				
8. 能否参加讨论和了解电视、书、杂志				
9. 能否记住约会时间、家庭节日、吃药等				
10. 能否拜访邻居、自己乘公共汽车等				
总分				

评分标准：0 分完全自理：能独立完成不需要他人指导和帮助；1 分有困难但可以单独完成，或从未做过，但如果做的话估计有些困难，但能够完成；2 分需要他人帮助才能完成；3 分完全依赖他人。总分 30 分，≥ 5 分说明社会功能有问题，在家庭或社区不可能独立。

（二）社会功能缺陷筛选

可采用个案会谈、小组调查和直接观察等方法。通常采用世界卫生组织《社会功能缺陷筛选表》，如表 3-4。

表 3-4　社会功能缺陷筛选表

评定内容	评分		
	0	1	2
最近一个月内的职业工作情况，包括是否按时上下班或参加劳动，按时完成任务，在本职工作或劳动岗位上与他人合作和一般表现良好			
（若已婚）最近一个月内的婚姻职能、夫妻关系状况如何，包括夫妻相互交往，交换意见，共同处理家务，对配偶负责，给对方支持和鼓励			
（若是父母）最近一个月内的父母职能，包括对子女的照顾、喂养、衣着等，带孩子玩，关心学习成绩，关心子女健康和发育			
最近一个月内的社交性退缩，指是否主动回避与人们见面和交谈，避免跟别人在一起，不和家人或朋友出外参加社会活动			

评定内容	评分		
	0	1	2
最近一个月内的家庭以外的社会活动，包括与其他家庭的接触，社区内的社会活动，其他文体活动等			
最近一个月内在家中活动过少，主要指荒废时间，什么也没干，睁眼躺在床上或者呆坐着，什么也不干，不愿意跟别人谈话			
最近一个月内家庭职能表现，即在家庭日常活动中，起通常应起的作用，一起吃饭，分担家务，参加家庭娱乐，共同看电视或听广播，参加家庭讨论和做出决定			
最近一个月内对自己的照顾，指个人卫生（身体、衣服、头发），大小便习惯，进食、餐桌上的礼貌，保持住处清洁等方面的能力			
最近一个月内对外界的兴趣和关心，指是否留意并愿意跟得上电视、广播或报纸上的消息，了解当地和全国的重要新闻			
最近一个月内的责任心和对将来的计划性，包括对自己和家庭成员的成长进步是否关心，能不能热心地去完成工作任务和发展新的兴趣			

以上的 10 个方面的评分可以分成 3 级：0 分为无异常或很轻微；1 分为确有功能缺陷，逃避责任、缺乏兴趣、水平差、引起别人的抱怨；2 分为严重功能缺陷，在家中争吵、不参加任何活动也不听劝阻，对一切不闻不问，也不考虑未来。

此外，也可以根据社区的具体情况，设计一些相关的表格，如残疾老人社交问卷表、残疾儿童社会生活技能表、残疾妇女家庭生活评价表等。

（三）生存质量评定

1. **定义** 按照 WHO 生存质量（quality of life，QOL）研究组的定义：生存质量是指"不同文化和价值体系中的个体，对与他们的目标、期望、标准，以及所关心的事情有关的生存状况的体验"，是一个相对于生命数量（寿命）而言的概念，是一种个体的主观评价。在医学领域中，生存质量是指个体生存的水平和体验，这种水平和体验反映了病、伤、残患者在不同程度的伤残情况下，维持自身躯体、精神以及社会活动处于一种良好状态的能力和素质，即与健康相关的生存质量。

2. **生活质量评定的原则**

（1）分门别类的原则：在进行生活质量评定时，要充分考虑到病伤残者的残疾类型、年龄和城乡差别等因素。如聋哑人和高位截瘫者不能用同一标准，残疾少年儿童和残疾老年人也不能用同一标准。

（2）简便易行的原则：评定方法及措施，应遵循简便易行和与社区工作相适应的原则。

（3）实用原则：病伤残者生活质量的评定内容，与对其概念的理解是直接相关的，并受研究目的和评定方式的影响。因此，评定方法必须简单实用。

3. **生活质量评定的内容** 根据 WHO 的标准，生存质量的评定至少应包括六大方面：身体功能、心理状况、独立能力、社会关系、生活环境、宗教信仰与精神寄托。每个方面又包含一些具体内容或

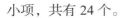

小项，共有 24 个。

4. 常用的生活质量评定方法

（1）访谈法：通过当面或电话访谈，了解患者的心理特点、行为方式、健康状况、生活水平等，进而对其生存质量进行评定。

（2）自我报告：由患者根据自己的健康状况和对生存质量的理解，自己报告对生存质量的评定，自行在评定量表上评分。

（3）观察法：由评定者在一定时间内，对特定个体的心理行为或活动、疾病的症状等进行观察，从而判断其综合生存质量。

（4）量表评定法：是目前广泛采用的方法，即采用具有较好信度、效度和敏感度的标准化评定量表，对被评定对象的生存质量，进行多维的综合评定。常用的评定量表有：世界卫生组织生存质量评定量表、SF-36 简明健康状况量表（medical outcomes study 36-item short-form health survey scale，SF-36 量表）、健康生存质量表（quality of well-being scale，QWB）、疾病影响程度量表（sickness impact profile，SIP）、生活满意度量表（life satisfaction rating scales，LSR）等，见《康复功能评定学》相关章节。

5. 生活质量评定的注意事项

（1）简单化：询问、交谈用词准确、通俗易懂，语句简短，容易执行和记录。

（2）全面性：尽量覆盖残疾人生活质量的各个方面。

（3）相容性：评定内容与社区公众的观念要相容，评定标准应接受病伤残者、健全人和医务工作者的经验性鉴定。

（4）定量化：各种数据要有量化标准。

（5）适用性：应尽可能适用于各种情况下的检测与统计分析，尽量避免年龄、性别、职业等带来的限制。

（6）在社区被推荐广泛使用前，应在一定范围内严格地证实其效度。

（7）应对被评定者在健康状况、生活水平上的变化较敏感。

（8）应能很好地区分不同类型和不同程度的残疾人存在的生活质量的差异。

评定评分结果应与来自其他方面的有关测定相一致，评定结果应得到被测者的认可。

第三节　社会参与能力评定

一、社会参与能力评定的目的和意义

国际功能、残疾与健康分类（international classification of functioning，disability and health，ICF）从功能、残疾、健康的角度，评定身体结构，身体功能，活动和参与，环境因素以及个人因素。依据器官、个体和社会水平的健康状态所发生的功能变化及出现的异常，对人的健康与功能状态进行分类。ICF 为综合分析残疾人的身体、心理、社会和环境因素提供了一个有效的系统性工具，为残疾人回归社会、重新参与社会生活提供很大帮助。其中的参与是指参与社会活动的能力，如家庭生活、社会角色与交往、就业、参与各种社会活动的能力。通过对患者社会参与能力的评定，可以根据具体情况，制订适宜的康复计划，对其进行各种社会参与活动的适应性训练、技巧培养等，为患者尽快地最大限度地参与社会活动提供科学的依据。

二、 社会参与能力评定的内容

（一）家庭生活能力

家庭生活能力是社会参与能力的基础，其主要表现在日常生活活动能力，处理日常事务的能力，如购物、学习、处理家务、与家庭成员间关系的处理等能力，心理上承受各种压力的能力等。对家庭生活能力的评定后，可以依据评定结果，遵循循序渐进的原则，量体裁衣，结合个人兴趣等设定一些模拟场景进行训练，逐步提高其家庭生活能力，以达到促进社会参与能力的提高。

（二）社会角色与交往

社会角色也称为社会职能，是指一个人作为社会上某一类人物所应有的表现和行为，这些表现和行为符合社会对于这一类人物相应的期望或应有的规范。一个人的社会角色具有多样性和可变性，即一个人在社会生活中一般来说同时具有几个角色。例如，一个40岁左右的男人，他的社会角色可能是父亲、丈夫、儿子，也可能同时是工程师、处长或者经理，而这些角色又因为时间和空间的变化发生转变。每一个人都按照自己在社会生活中的角色表现出相应的社会行为，这些行为是人们社会生活的主要内容。

社会交往是人与人之间的联系和相互影响的关系，包括自己与别人接触，同别人一起与社会有关方面接触，参与各种社会活动等。这种生活交往是人们社会生活的重要方面。

（三）就业能力

影响就业能力的因素主要有智能、体能和技能因素。因此，归根到底，重要的是评定患者的此种能力。目前，可试用 N.W.Grewe 和 G.T.Athelstan 拟定的功能评定调查表（functional assessment inventory，FAI），该表实际上是一个较全面的功能状态评定表，如表3-5。

表3-5 功能评估调查表

I. 视

0. 无显著损伤

1. 在需要敏锐视力的操作中有困难

2. 损伤的程度足以干扰阅读、驾车等主要活动

3. 视力全部或几乎全部丧失

II. 听

0. 无显著损伤

1. 会话和用电话时有些困难

2. 能借助唇读进行面对面的会话，但不能用电话，不能听见某些环境中有关的声音（如铃声、高音调声等）

3. 极度难听或聋，不能理解任何言语

III. 言语

0. 无显著损伤

1. 言语易被人理解，但音质或言语方式不悦耳；或说话时特别费力才能使他人听懂

2. 言语难于理解，往往必须重复

3. 言语不能被他人理解

IV. 行走或活动

0. 无显著损伤

1. 速度或距离不如常人，若用轮椅，可独自驱动和转移而无需他人帮助

2. 只能在平地上步行短的距离，若在轮椅上，也不能独立转移，但用电动轮椅至少能不用帮助驱动 100m 左右

3. 无行走的可能，若在轮椅中，在他人帮助下能走 100m 左右

V. 上肢功能

0. 无显著损伤

1. 一侧上肢完全或部分地丧失功能，另一侧上肢完好

2. 双侧上肢至少在某种范围上丧失功能，或利手侧上肢有严重的功能丧失

3. 任一上肢没有有用的功能

VI. 手功能

0. 无显著损伤

1. 不能进行大多数需要精细灵巧性、速度和协调性的作业

2. 严重损伤，但用或不用辅助物或假肢仍能进行书写和进食等 ADL 活动

3. 几乎没有或没有手功能

VII. 协调

0. 无明显损伤

1. 眼手协调和粗大运动协调均有一些损伤，但主要功能仍完好

2. 眼手和粗大运动协调显著损伤

3. 几乎没有能力去控制和协调地运动

VIII. 头的控制

0. 无明显损伤

1. 保持和确立头的位置有困难，在定向、平衡或外观上可有小的问题

2. 控制或旋转头部有困难，由于不能控制可轻度妨碍注视

3. 由于缺乏控制，严重地干扰或防碍了阅读时的注视和谈话时与对方保持眼的接触

IX. 用力能力

0. 无明显损伤

1. 在需要极度用力的职业中（如需用力上举或需要大量步行、弯腰等职业中）有某些困难，但在中度用力时可以接受

2. 在任何类型的职业中，甚至只需中等的体力也不能进行

3. 即使是坐和轻度用手工作的职业，都可能是对患者体力方面的苛求

X. 耐力

0. 无明显损伤

1. 安排休息阶段可以全天工作

2. 能半天工作

3. 每日工作不能超过 1～2 小时

XI. 运动速度

0. 无明显损伤

1. 移动比平均速度慢

2. 移动极慢，需要速度的竞争性职业完全不能进行

3. 运动极度迟滞

XII. 学习能力

0. 无明显损伤

1. 能学习复杂的就业技能，但速度不正常

2. 通过特殊的训练，能掌握相当复杂的概念和操作

3. 只能学习极简单的作业，并且只有通过充分的时间和重复才能完成

XIII. 判断

0. 无明显损伤

1. 有时做出不恰当的判断，不费时间去考虑替代方案或行为的后果

2. 经常做出仓促和不明智的决定，往往显示出不合适的行为或选择

3. 有愚蠢或冲动性行为的结果，可能危及自己或他人

XIV. 坚持性

0. 无明显损伤

1. 注意广度或集中于作业或概念上的能力变化大，有时不能坚持到完成他所负责的作业

2. 注意广度有限，缺乏集中，为使之坚持一种活动需要大量的监督

3. 注意广度极有限，没有持续的监督不能坚持进行作业

XV. 知觉组织（perceptual organization）

0. 无明显损伤

1. 其知觉组织使之不能进行任何需要精细分辨的作业，但无明显行为损伤的证据

2. 偶尔表现出空间失定向（迷路或在粗大知觉问题上有困难）

3. 行为上证实有极度的知觉畸变（如粗大的空间失定向，撞到墙上，不能鉴别物体等）

XVI. 记忆

0. 无明显损伤

1. 偶因记忆缺陷造成一些困难

2. 记忆缺陷显著地干扰了新的学习，指示和通知必须频繁地重复才能让受试者记住

3. 错乱、失定向，记忆几乎丧失

XVII. 言语功能

0. 无明显损伤

1. 言语能力轻到中度损伤，若听觉受损，能用唇读和言语交流
2. 交流有严重困难，限于说单个词或短语，或用非发音交流形式表达简单的概念。若听觉受损，用符号语言有效，但不能用唇读或说
3. 表达性交流近乎不可能

XVIII. 阅读写作能力

0. 无明显损伤
1. 由于文化背景或缺乏教育，阅写有困难
2. 阅、写有严重困难
3. 功能上类似文盲

XIX. 行为和康复目标的一致性

0. 无明显损伤
1. 行为和康复目标表现出不一致
2. 口头上同意康复目标，但往往并不遵循合适的动作
3. 行为往往与康复的目标相抵触

XX. 对能力和受限制的准确感知

0. 无明显损伤
1. 对于由于残疾的结果而引起的职业能力的变化，有不正确的理解（如排除掉太多的就业可能性，或否认一些限制的意义）
2. 不现实地理解其就业能力（如排除所有就业可能，或否认重要的限制）
3. 拒绝接受或显著歪曲地理解其受限，关于其残疾，经常提供其他虚假的、引人入歧途的或极为不合适的信息

XXI. 和人们相互作用的有效性

0. 无明显损伤
1. 在社会交往中有些笨拙或口齿不清
2. 缺乏在社会中有效地交往所必需的技巧
3. 明显的攻击性、退缩性、防御性、怪异或不合适的行为，常伤害个人交往

XXII. 个人的吸引力

0. 无明显损伤
1. 个人外表或卫生在某些方面是不吸引人的，但能为家人所忍受
2. 在个人外表或卫生方面，有较严重的问题，难于为他人甚至为家人所接受
3. 在个人外表或卫生方面，有极严重的问题，很可能为他人所拒绝

XXIII. 由于治疗或医疗问题的缺勤

0. 无明显问题
1. 由于医学监督、治疗或复发，每月有 1～2 日的请假
2. 平均每周需要有 1 天请假，以接受医学监督或治疗
3. 由于需要几个阶段的住院，必须经常缺勤

XXIV. 状态的稳定性

0. 无显著损伤

1. 若由饮食、治疗或训练控制则稳定

2. 状态可能缓慢地进展，或其过程难以预料，并且可导致功能的进一步丧失

3. 状态在可以预见的将来，很可能显著地恶化

XXV. 技能

0. 无明显损伤

1. 没有可以利用的为工作特需的技能，但具有一般的技能，使之能转换到其他一些工作岗位上去

2. 可以转换工作岗位的技能没有多少，由于残疾或其他一些因素，工作特需的技能大部分无用

3. 一般的技能也没有多少

XXVI. 工作习惯

0. 无明显损伤

1. 工作习惯有缺陷（如不守时、仪表不恰当，没有合适的绘图方法等），但愿意和能够学习这些技能，而且十分容易

2. 工作习惯有缺陷，在受雇之前可能需要进行工作调整训练

3. 工作习惯上有严重的缺陷，似乎没有可能通过工作调整训练来改善

XXVII. 工作历史

0. 无明显异常

1. 由于年轻或其他理由，没有或几乎没有大多数雇主可以接受的工作经验

2. 工作历史中有诸如经常拖拉，或经常由于失业而变换工作

3. 可有 5 年的失业期，可用的工作资料贫乏

XXVIII. 雇主的可接受性

0. 无明显影响

1. 身体上或历史上的一些特征，可能干扰某些雇主对雇员的接受

2. 尽管对行为没有干扰（如已控制住的癫痫，有严重复发性的精神疾病史等），但历史上有极少为雇主和公众接受的特征

3. 目前和新近的特征，不能避免使该患者不为大多数可能的雇主所接受（如新近犯罪史，不能控制的癫痫，显著的行为异常）

XXIX. 工作机会

0. 无明显影响

1. 受雇机会有些受限制（如由于交通问题、地理位置问题、环境状态为雇员不能耐受等）

2. 受雇机会显著受限，几乎没有什么合适的工作条件

3. 受雇机会极度受限，可能只能居留在乡下或生活在工作机会很少的农村

XXX. 经济上的妨碍

0. 无显著影响

1. 受雇的可能性受到经济上的妨碍（雇员可能要求异常高的薪金或难于找到的特殊情况）

2. 由于可能丧失受益，工作选择十分受限（可能会考虑非全天或低收入的工作，以便继续从他处得益）

3. 由于会导致目前得到的好处（财政上医疗保险的，或侍候人员等）的丧失，所有可能性都不能提供比这更好的工作

XXXI. 社会支持系统

0. 无显著影响

1. 无或几乎没有支持系统可以利用

2. 当时的支持系统与康复目标相违背

3. 支持系统的工作明显地对抗康复的行为

表 3-5 相当详细，但在职业康复中应用还有许多细节。对于康复医师可以根据表中的 0、1、2、3 四级，分别制定下述的级别，进行简单的评定（能力完全缺损的项目应标明）。

0～5 分：职业能力无明显损伤；

6～31 分：职业能力轻度受损；

32～62 分：职业能力中度受损；

63～93 分：职业能力严重受损。

第四节　生活环境评定

一、生活环境评定的目的与方法

（一）生活环境评定的目的

1. 了解残疾者在家庭、社区以及工作环境中的功能水平，安全性以及舒适和方便程度。

2. 找出影响功能活动的环境障碍因素。

3. 针对不同的环境障碍，为患者、家属、雇主甚至有关部门提供符合实际的解决方案。

4. 评定患者是否需要使用适应性辅助用具或设备。

5. 协助患者和家属为出院做准备。

（二）生活环境评定的方法

生活环境评定，可以通过问卷调查或实地考察来完成。

1. **问卷调查**　主要是通过患者或家属回答问题，来了解患者在将要回归的生活或工作环境中，患者从事各种日常生活活动可能会遇到的情况，了解有哪些环境障碍（建筑结构或设施）会阻碍患者活动。

2. **实地考察**　是亲眼目睹患者在实际环境中进行各种活动的表现，评定结果真实、可靠。

通过实地考察，也使治疗师可以制定出更切合实际的克服环境障碍的解决方案。实地考察的主要缺点是需要时间和经费。因此，通常首先对患者及家属做问卷调查。如果问题比较复杂，为了更准确、更全面地了解情况，以帮助患者切实解决问题，治疗师则亲自走访患者的居住生活环境。

无论是问卷调查还是实地走访，在进行评定前，治疗师都应当对患者的残疾状况，以及在哪些日常生活活动方面可能会有困难做到心中有数，使评定更具针对性。

二、家居环境的评定

家居环境的评定，通常在计划出院时即开始进行。对于每一个有残疾并期望在一定程度上保持功能独立的人来说，是十分必要的。

（一）家居环境评定内容

包括两方面，即住宅的外部结构和内部结构。考察家庭入口、楼梯、地面、家用电器的安全性、浴室安全性、电源插座的位置、电话及紧急出口等。评定顺序可以按照患者日常生活规律顺序进行，如住宅内部环境的评定，从床边、卧室开始，然后是洗手间、客厅等。评定过程中应记录哪些活动不能完成、为什么不能完成等。

（二）家居环境评定方法

如表 3-6，对患者住宅内外环境进行详细、全面的评定。该表包括 12 个方面的内容，既可以做调查问卷，又可以用来做实地考察记录表。

表 3-6　住宅评价表

住宅类型	公寓楼房	患者住在哪一层：＿＿＿＿＿
		是否有电梯：有□　无□
	独宅	有几层：＿＿＿＿＿
		患者住几层：＿＿＿＿＿
	平房	
入口	台阶	患者是否能够上下户外台阶：能□　否□
		台阶的宽度：＿＿＿＿＿
		台阶的级数：＿＿＿＿＿
		上台阶时扶手在：□左边　□右边　□双侧
		轮椅用斜坡：无□　有□（长度：＿＿＿＿＿　高度：＿＿＿＿＿）
	门	患者是否能够：□开锁　□开门　□关门　□锁门
		是否有门槛：无□　有□，门槛高度：＿＿＿＿，门槛材料：＿＿＿＿
		门的宽度：＿＿＿＿＿
		患者能够：□进门　□出门
	走廊	宽度：＿＿＿＿＿
		是否有障碍物阻碍通过：有□　无□

进入住宅通道	走廊	宽度：_____
		障碍：有□　无□
	楼梯	患者是否能上下楼梯：能□　否□
		楼梯的宽度：_____
		楼梯的级数：_____
		楼梯的高度：_____
		上楼梯时扶手在：□左边　□右边　□双侧
		轮椅用斜坡：无□　有□，长度：_____　高度：_____
	门	患者是否能够：□开锁　□开门　□关门　□锁门
		能够使用的门把手是：□球形门把手　□长柄门把手
		是否有门槛：无□　有□，门槛高度：_____，门槛材料：_____
		门的宽度：_____，轮椅能否出入：能□　否□
		患者能够：□进门，□出门
	电梯	是否有电梯：有□　无□
		电梯开门是否与地面同高：是□　否□
		电梯门宽：_____
		电梯控制按钮的高度：_____
		患者是否能自己独立乘电梯：能□　否□
户内		走廊的宽度：_____；门口的宽度：_____
		是否有门槛：无□　有□（高度：_____）
		是否需要上楼梯或台阶才能进入房间：是□　否□
	患者能否任意到达家中各处	□走廊　□卧室　□厨房　□卫生间　□客厅　□户内 □其他地方
	在家里从一个房间到另一个房间需使用	□拐杖　□助行器　□矫形器　□假肢 □手动/电动轮椅　□电动车　□其他
	患者能否在以下几种情况下安全地活动	□在地毯上行走　□不平的地面　□打蜡的地板 □家具边角锐利　□家中有宠物
	对患者而言，潜在的不安全区域或因素是什么：_____	
卧室	电灯	是否能开和关：能□　否□
	窗户	是否能开和关：能□　否□
	床	高度：_____，宽度：_____

卧室	床	是否两边均可上下：能☐　否☐；有无床头板：有☐　无☐；有无床尾板：有☐　无☐
		床是否有轮子：无☐　有☐；如有，轮子是否可以固定：能☐　否☐
		患者是否可以从床转移到轮椅上：能☐　否☐；或从轮椅转移到床上：能☐　否☐
	床头柜	床头柜是否位于患者触手可及的位置：是☐　否☐
		床头柜上是否有电话：有☐　无☐
	衣服	患者的衣服是否放在卧室：是☐　否☐
		患者从何处取衣服：☐箱子　☐柜子　☐抽屉　☐其他处
	在卧室中活动遇到的最大问题是什么：_____	
盥洗室	在盥洗室里，患者使用	☐轮椅　☐步行器
	盥洗室空间的大小允许	☐轮椅　或☐步行器进入其中
	患者能够触到开关吗	能☐　否☐
	使用厕所	类型：☐坐式厕所　☐蹲式厕所
		患者能否独立进行轮椅与便器之间的转移：能☐　否☐
		坐便器的高度：_____
		坐便器附近有无扶手：有☐　无☐
		有无安装扶手的位置：有☐　无☐
		能否取卫生纸和使用卫生纸：能☐　否☐
	使用水池	水池的高度：_____
		能否开关水龙头：能☐　否☐
		水池下方有无放下肢的地方：有☐　无☐
		患者能否拿到所需用品：能☐　否☐
	洗澡	患者洗：☐盆浴　☐淋浴
		盆浴时，患者能否在没有帮助的情况下安全地转移：能☐　否☐
		浴盆旁有无扶手：有☐　无☐
		是否需要辅助用品：如☐座椅、☐防滑垫、☐扶手、☐其他等
		患者能否开关水龙头和使用塞子：能☐　否☐
		盆边到地面的高度：_____
		浴盆的内径宽度：_____

续表

盥洗室	洗澡	淋浴时，患者能否独立转移和拧紧水龙头：能□　否□
	洗澡所遇到的最大问题是什么：＿＿＿＿＿＿＿＿＿＿＿＿	
客厅	能开关灯吗	能□　否□
	能开关窗户吗	能□　否□
	为了使轮椅能够通过，可否重新摆放家具	能□　否□
	能否从轮椅转移到座椅或从座椅转移到轮椅	能□　否□ 座椅的高度：＿＿＿＿＿
	能否从座椅上站起或坐下：能□　否□；能否从沙发上站起或坐下：能□　否□	
	能否使用	□电视　□收音机　□空调　或□其他电器
	客厅活动所遇到的最大问题是什么：＿＿＿＿＿＿＿＿＿	
餐厅	能开关灯吗	能□　否□
	能否在餐桌上吃饭：能□　否□；轮椅能否推到桌子下方：能□　否□ 桌子高度：＿＿＿＿＿	
厨房	能否打开冰箱取食物吗	能□　否□
	能否打开冰柜取食物吗	能□　否□
	水池	患者能否坐在水池前：能□　否□
		患者能否触及到水龙头：能□　否□
		能否开关水龙头：能□　否□
	橱柜	患者能否开关橱柜：能□　否□
		患者能否拿到餐具、水壶、食物：能□　否□
	移动	患者能否携带器皿在厨房里从一处到另一处：能□　否□
	炉灶	患者能否到达炉灶前并使用炉灶：能□　否□
		能否使用烤箱：能□　否□
	其他电器	患者能否使用电源插座：能□　否□
		患者能否拿到并使用其他电器：能□　否□
	操作空间	操作台前是否有足够的操作空间：有□　无□
		绘制示意图，指示炉灶、冰箱、水池、操作台等的位置
	使用厨房对患者来说十分重要吗	是□　否□
	在厨房活动所遇到的最大问题是什么：＿＿＿＿＿＿＿＿＿	

洗衣	患者有无洗衣机	有□ 无□
	能否到达洗衣机处	能□ 否□ 能否放入衣物：能□ 否□，能否取出：能□ 否□ 能否控制开关或按钮：能□ 否□
	如果没有洗衣机，患者如何洗衣服	
	患者能晾晒衣服吗	能□ 否□
	患者能否熨衣服	能□ 否□
	洗衣所遇到的最大问题是什么：_____	
打扫卫生	患者能否拿到拖把、扫帚或吸尘器	能□ 否□
	使用哪种工具	拖把□、扫帚□或吸尘器□、其他工具□
应对紧急情况	电话在室内的位置	
	患者单独在家时，能否迅速从安全出口或后门撤离	能□ 否□
	患者有邻居、警察、火警及医师的电话号码吗	有□ 无□

注：在□中打√，在_____中记录具体情况。

三、 工作环境评定

（一）工作环境评定内容

1. **工作分析** 工种特点决定了完成该工作所参与的功能活动种类和所需要的功能水平，需要对残疾者之前或今后可能从事的具体工作进行分析，分析该项工作的基本组成和特征，以及完成该项工作所处的环境特点。

2. **人体工程学分析** 通过在工作现场进行工作模式与任意姿势或体位之间关系的评定，找出已经存在或潜在的、可引起患者肌肉、韧带、骨骼损伤的危险因素。

3. **提出和制订减少或消除危险因素、优化和提高功能水平的计划** 治疗师根据现有工作环境特点，提供改进建议，如建议患者在工作时使用适应性辅助器具，或运用生物力学原理采取正确的姿势和体位，从而减少损伤的发生。

（二）工作外环境评定

1. 停车场与工作地点之间的距离。
2. 停车场有无残疾人专用停车位及其标志。
3. 残疾人停车位面积是否足以进行轮椅转移。
4. 残疾人停车位是否便于停放和进出。
5. 残疾人专用停车位数量。
6. 停车场与路沿之间，有无斜坡以便于过渡。
7. 建筑物入口，有无供轮椅使用者专用的无障碍通道及入口引导标志。

（三）工作所需的躯体功能水平评定

在了解被评价者的工作特点的基础上，治疗师应分析完成该项工作需具备的各种功能及水平，如肌力（躯干、上下肢）、姿势、耐力、手指灵活性、手眼协调性、视力以及交流能力等。

（四）工作区评定

包括照明、温度、座椅种类、工作面的种类、高度和面积；被评定者坐在轮椅中的活动空间，以及双上肢和垂直活动范围等。

（五）公共设施与场所评定

公共设施的评价也是工作环境评定的一部分。残疾者在工作期间也会到工作区以外的地方活动，如上下电梯、去洗手间、使用公用电话等，这些地方是否无障碍，同样是制约残疾者重返工作岗位的重要因素。根据表3-7对建筑物评定。

表 3-7　建筑物调查评定表

		是	否
电梯	有电梯吗？		
	电梯到达所有楼层吗？		
	电梯控制按钮距离地面的高度：		
	电梯控制按钮容易操作吗？		
	有无紧急电话？		
公用电话	残疾人能够使用电话吗？		
	电话是触键式？拨号式？（在选择上画√）		
	电话距地面的高度：		
地面	地面滑吗？		
	如果有地毯，地毯是用胶固定在地面上吗？		

续表

		是	否
洗手间	残疾人能够进入吗？		
	厕所的入口宽度：		
	厕所内有无扶手？		
	坐便器高度：		
	容易拿到卫生纸吗？		
	洗手间内公共活动面积：		
	洗手池下面有无放腿的空间？		
	能使用水龙头把手吗？		

四、 社区环境的评定

社区环境包括社区资源和社区服务。对于期望回归和参与社区生活的残疾者来说，社区环境的评定十分必要。治疗师、患者及家属通过评定，可以了解能够利用的社区资源和社区服务，为提出改进意见提供依据。

在社区环境评定中，残疾者能否利用交通工具，以及各种社区服务是两个重点。有无适用于不同肢体残疾的交通工具，以便于残疾者出行，如公共汽车有无残疾者进出专用门，汽车上有无液压升降装置，可以直接将四肢瘫或高位截瘫患者与轮椅运入车厢等。工作环境评定的许多要点同样适用于社区各种服务设施，无论在商店、剧院、餐厅、会议厅、学校、体育场等，都需要考虑入口是否有无障碍通道、走廊的宽度、残疾人是否能进入并使用洗手间、能否使用公用电话等。

康复的最终目标是使患者回到病前的环境中，并按照以往的生活方式生活和工作。环境评定的结果，对于患者完成从康复医院到回归家庭和社区所有的转变过程，具有积极的促进作用。通过评定，不但能够发现在特定的实际生活环境中，患者的功能水平、回归程度以及安全性；更重要的是为康复治疗、环境改造，以及正确选择使用适宜的辅助器具提供依据。

（商晓英）

第四章
神经系统疾病的社区康复

第一节　脑卒中的康复

一、概述

脑卒中（stroke）包括脑梗死、脑出血和蛛网膜下腔出血，是指一组起病急骤的脑部血液循环障碍，常伴有神经系统局限性功能改变。脑卒中是神经系统的多发病和常见病，主要病理过程为脑梗死、脑出血和蛛网膜下腔出血，可单独或混合存在，亦可反复发作。脑卒中大多数发生在中老年人。

在我国每 12 秒钟就有一位脑卒中新发病者，每 21 秒钟就有一人死于脑卒中，其中缺血性卒中占 75% ~ 90%，出血性卒中占 10% ~ 15%。据不完全统计，目前我国约有 700 万卒中患者。每年，因卒中死亡的人数达到 150 万，大约 2/3 的脑卒中患者留下残疾需要接受康复治疗，而其中存活者复发率高达 25%。如今，在我国，脑卒中已成为第二大致死性疾病和第一大致残性疾病，每年的 10 月 29 日已定为世界卒中宣传日。脑卒中后所造成的功能障碍及常见并发症，见图 4-1。

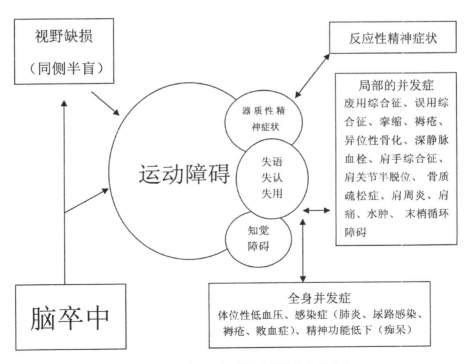

图 4-1　脑卒中后的功能障碍及常见并发症

二、 康复目标

不同时期和需求的脑卒中患者，社区康复的目标不尽相同。如果是尚未完成医疗康复目标的患者，其社区康复的主要目标在于进一步改善患者的功能状况，提高生活自理能力，为重返家庭和社会打好基础；而对于已经完成了医疗康复的患者，其社区康复的主要目标在于充分利用社区资源，改善家庭和社区环境，以利于患者无障碍的生活，提高患者生活自理能力；同时，根据患者的意愿，促进其在教育、技能发展、文化生活等方面的发展，着手促进赋能。

社区康复的总目标是利用现有的社区资源，根据患者的意愿，在充分评定的基础上，采用全面康复的有效措施，以确保患者和其家人在健康促进、预防、医疗保健、康复和辅助器具方面的需求得到满足，争取患者达到生活自理、回归社会，并为赋能做出贡献。

三、 康复评定

针对脑卒中患者的社区康复，首先应对患者进行全面和充分的评定，以了解他们目前的状态和需求。脑卒中患者的评定通常应包括一般情况（年龄、性别、失能的部位、病程、受教育的程度、经济状况、医疗保障等）评定、患者功能状况的评定、心理评定、家庭和社区的环境评定、患者的康复预后。

（一）一般情况的评定

可采用社区残疾人调查表，见第二章第三节。

（二）全身状况的评定

如年龄、体质、全身状况、并发症及主要脏器功能状况等。

（三）功能状况的评定

1. **运动功能的评定** 可采用 Brunnstrom 法，见《康复功能评定学》相关章节。该方法可全面评定患者上肢、下肢及手的恢复阶段，为下一步制订治疗计划提供依据。

2. **日常生活活动能力评定** 可采用修订的 Barthel 指数评定量表、IADL 评定，以了解患者日常生活能力。

3. **其他** 智能、言语及吞咽等，见《康复功能评定学》相关章节。

（四）心理及社会

如患者的个性、爱好、精神状态、经济条件、医疗保障、家庭及社区环境、个人的意愿、家庭支持度等。

（五）康复预后的评定

由于大部分患者偏瘫手功能的恢复在病后 3 个月以内，3 个月以后恢复较为困难；而步行能力的恢复主要在病后 6 个月。所以，正确地评估手和步行恢复的状况，有利于指导治疗。偏瘫后患者手和步行功能的预后预测方法如表 4-1、表 4-2 所示。

表 4-1 脑卒中患者偏瘫后手功能恢复的预测

手指能在全 ROM 内完成协调的屈伸的时间	手功能恢复程度
发病当天就能完成	几乎可以全部恢复为实用手
发病后 1 个月之内完成	大部分恢复为实用手，小部分为辅助手
发病后 1～3 个月之内能完成	小部分恢复为辅助手，多数为废用手
发病后 3 个月仍不能完成	多为废用手

表 4-2 脑卒中患者偏瘫后步行恢复预测法

发病初期仰卧位可完成的试验	将来步行恢复的可能性 %			
	独立步行 %	辅助下步行 %	可以步行（共）%	不能步行 %
1. 空中屈伸膝：先仰卧伸直下肢，屈患髋 45°±，然后将膝在 10°～45° 之间来回伸屈	60～70	20～30	90	10
2. 主动直腿抬高：仰卧位作患侧直腿抬高	44～55	35～45	90	10
3. 保持立膝：仰卧位，屈膝 90°±，保持下肢立于床上，不向左右偏倒	25～35	55～65	90	10
4. 上述 1、2、3 项试验均不能进行	33	33	60	33

所需强调的是，社区康复评定应根据患者的病情特点，围绕着家属和患者的意愿来展开，确定问题所在以及需要解决的事情，并根据所在社区的资源，通过评定来制订相适应的康复计划。注意保存好初次评定和后来评定的记录，以便对患者的进步进行监测。

四、 康复治疗

（一）开展社区和家庭康复训练的形式

出院以后回到社区的脑卒中患者，社区康复工作人员通过查阅以往的医疗记录、对患者进行一系列评定和与患者、家属进行讨论，在获取准确的资料，确定需求和优先次序后，再确定采用以下三种形式中的哪一种开展社区康复：以社区门诊为基础的日间康复、以上门服务为主的家庭康复和以社区为基础的康复计划。

（二）适于社区及家庭康复训练患者应具备的条件

1. 全身情况较好，安静状态下脉率低于120次/分，收缩压低于20kPa（150mmHg），舒张压低于12kPa（90mmHg）。

2. 无心慌、气短、嘴唇发绀、下肢水肿、心前区疼痛。

3. 能理解指导人员或家属说的话，并能按指导人员或家人的指导行动。

4. 有康复欲望，能控制自己的情绪，无认知方面的障碍。

（三）社区和家庭康复训练的基本技术

1. 卧床患者的护理技术

（1）患者房间的布置：房间的布局应尽可能使患侧在白天自然地接受更多的刺激。因此，最好把床头柜、电视及日常必需品尽可能放在患侧，这样做的目的是使患侧可以有连续的刺激输入，迫使偏瘫侧经常做出反应，使患者对自己的患侧给予更多的关注。

（2）卧床患者的体位摆放：由于有必要加强对患侧的刺激，家属及护理人员应该在患侧照料患者，帮助其洗漱或喂饭。探访者也最好站在患者的患侧，与其谈话时可握住患手，以提供更多的刺激。如果患者最初转头有困难，家属可以用手帮助他转头，这样可以减轻其对患侧空间的忽视。

1）正确的仰卧位：患者需仰卧位与其他体位交替。患者仰卧时，头部枕在枕头上，不要使胸椎屈曲；患侧肩胛骨下方一个枕头，使肩前伸，肘部伸展，腕背伸，手指伸开；患侧下肢伸展位，在患侧臀部及大腿下面放置一个枕头，防止患侧下肢外旋，见图4-2。

体位摆放时，应注意：①床放平，床头不得抬高；②手中不应有任何东西；③不在足底放东西，可以用床架支持被褥的重量或佩戴踝足矫形器，避免发生足下垂畸形。

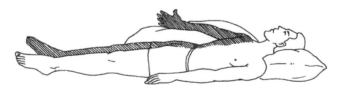

图4-2　偏瘫患者正确的仰卧位

2）正确的患侧卧位：患侧卧位，可以增加对患侧的刺激，并使患侧被拉长，从而减少痉挛，此时健侧手可以自由活动。正确的患侧卧位是：头部稍前屈，躯干稍向后倾，后背用枕头稳固支持，患侧上肢前伸，与躯干的角度不小于90°，手心向上，手腕被动背伸；患侧下肢伸展，膝关节稍屈曲。训练者可将一只手放在患者肩后，使肩胛骨前伸。如果前伸不够充分，患者常主诉肩痛或不舒适，见图4-3。

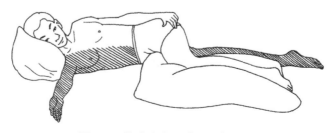

图4-3　偏瘫患者正确的患侧卧位

3）正确的健侧卧位：健侧卧位，有利于患侧的血液循环，可减轻患侧肢体的痉挛，预防患者水肿。健侧卧位时，头仍由枕头支持，以确保患者舒适。躯干与床面保持直角，不要向前呈半卧位；患侧上肢由枕头在前面垫起，上举约100°；患侧下肢向前屈髋、屈膝，并完全由枕头垫起，足不能悬在枕头边缘；健侧肢体放在床上，取舒适位置，见图4-4。

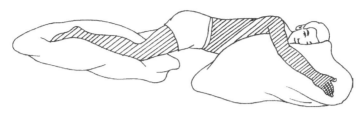

图4-4 偏瘫患者正确的健侧卧位

（3）体位变换的方法：偏瘫患者患侧肢体无自主活动，翻身很困难，如果在床上固定于一种姿势，容易出现压疮，也不利于排痰，久之可能造成肺部感染，所以要每两小时翻身一次，防止上述并发症。

1）向偏瘫侧翻身：让患者抬起健侧下肢，并向前摆动，健侧上肢也向前摆动。训练者将手放在其患侧膝上，促进患侧下肢向外旋。完成翻身后，在帮助其将患肢摆放在正确位置。

2）向健侧翻身：患者双手叉握在一起，以支持患侧上肢。训练者将其患侧下肢屈曲，双手分别置于患侧臀部和足部，用适当的力量将患者翻向健侧，再将患指摆放在正确位置。

当患者完全可以自己完成翻身动作时，需指导患者以正确的姿势完成这一活动。①向患侧翻身：患者仰卧，双手叉握，健侧上肢带动患侧上肢伸展，健侧下肢屈曲，双上肢先摆向健侧，再摆向患侧，可重复摆动，当摆向患侧时，顺势将身体翻向患侧；②向健侧翻身：患者仰卧位，用健侧下肢插入患侧下肢下方，双手叉握，向上伸展上肢，左右摆动，幅度稍大，当摆至健侧时，顺势将身体翻向健侧，同时以健侧下肢带动患侧下肢，翻向健侧。

2. 转移方法

（1）帮助患者从床上转移到椅子的方法

1）患者坐于床边，双足平放地上。训练者面对患者，以自己双膝抵住患者双膝，将患者前臂放在自己的肩上，把自己的手放在患者的肩胛上，抓住肩胛骨的内侧缘，使患者向前，将其重心前移至其足上，直到患者臀部离开床面，以健侧足为轴，使臀部对准椅面，协助患者缓慢坐在椅子上。

2）如果患者有一些主动运动，可在患者的前面放一个凳子，患者可以在上面放置叉握的双手，凳子与患者之间应有足够的距离，使患者的手放在上面时，其头部前伸能超过足，训练者抓握患者的臀部，协助其从床上抬起臀部站起，然后旋转坐到椅子上。

（2）患者自己从床上转移到椅子的方法：当患者能借助于前面的凳子进行转移时，就可以学习自己独立完成这种动作了。先将叉握的双手主动向前向下伸，当重心置于双足上时，抬起臀部，躯干顺势站起，重心落于健侧下肢上，转身，使臀部对准椅面慢慢坐下。

（3）从床上坐到轮椅上的方法：把轮椅置于患者健侧，轮椅与床成30°～45°夹角，关好刹掣。完全依靠训练者，或部分借助于训练者，或完全自立地转移（同前述转移方法）。从轮椅回到床上与从床到轮椅方法相同。

（4）从轮椅上转移到坐式马桶上的方法：从轮椅到坐式马桶的方法和轮椅与床之间的转移方法相同。有条件时，可在坐式马桶旁的墙壁上加装扶手，以利于患者转移时扶持。

（5）帮助患者站起来的方法：当患者双下肢负重比较好时，就应该练习以正常的运动模式起立。患者坐位，双足平放地上，叉握的双手放在前面的凳子上，凳子所放的位置应使患者的手放在上面时两肘能伸直，头向前能超过足，训练者站在患者患侧，一手将患侧膝部向前拉，另一手放在患者对侧胯部帮助患者抬起臀部。为防止患者躯干向后倒，训练者可用肩抵住患者的肩胛骨。最后，使患者直起身体成站立位。

（6）患者自己站起来的方法：当患者能在训练者帮助下从坐到站时，就应该练习独立完成这一动作。患者的手分开平放在凳子上，重心前移置双足上，抬起臀部。最后患者可以不用凳子，双手向前伸直，或两上肢稍向前摆动，练习由坐到站。做这个动作时，保持躯干伸直。

3. 行走和上下汽车的训练　步行训练前应具备的条件：步行训练之前，患者先要完成站立、平衡和重心转移的训练，同时还要掌握屈膝、屈踝、伸髋屈膝、伸髋屈膝背屈踝、患侧下肢的负重、扶持站立位患侧下肢的摆动，以及在患侧下肢负重下，健侧下肢前后摆动等步行前的训练，这些基础训练方法详见《神经康复学》相关章节。行走和上下汽车的训练具体方法如下。

（1）在平行杠内练习行走：当患者步行前的准备训练已完成时，即可开始进行平行杠内的步行练习。平行杠内的步行，多采用三点步行法。三点步行方法：首先，将健侧手移至身体前方握杠，然后，患侧下肢向前迈出，这时很容易出现上提骨盆或划圈运动，嘱患者将骨盆自然放松，然后将屈曲的膝关节迈出；患下肢站稳后，迈健侧下肢。

（2）在训练者的帮助下练习行走：①训练者位于患者患侧，握住其患侧手，使手指伸展，腕背屈，并使患侧肩保持外旋位，另一手通过患者腋下放于其胸前，使患者保持躯干竖直并向前行走；②训练者也可在患者后方，双手扶持其骨盆进行步行训练。扶持患侧骨盆的手，可控制患侧骨盆上抬，也可促进患侧髋关节后伸、并促进重心向前转移。

（3）进行上下楼梯练习

1）上楼梯训练：患者用健侧手扶持扶手，并将重心转移到患侧下肢上，然后健侧足迈上台阶，此时训练者帮助患者患侧下肢向前；当患者将重心前移至前面的健侧足上时，训练者的手可移至患者患侧小腿前面，帮助患侧足放在第二个台阶上。随着功能的好转，可逐渐减少帮助。

2）下楼梯训练：患者用健侧手扶持扶手，重心转移至患侧下肢上，先用健侧下肢下楼梯，训练者注意控制患侧下肢膝部，使其向前，重心转移至健侧下肢上；当患者用患侧下肢下楼梯时，训练者用手制止其患侧下肢内收。

（4）上下公共汽车练习：上下公共汽车的方法与上下台阶方法要领相同。在练习时，训练者可用木板制一带门框扶手的阶梯，门宽70cm，第一台阶高33.5cm，第二台阶高22cm，以供练习。

1）上车方法：患者先用健侧手扶住扶手，健侧下肢先迈上车门第一阶，患侧下肢跟上，如此进入车内。

2）下车方法：健侧手扶住扶手，患侧下肢先下，重心转移至患侧下肢，迈下健侧下肢。

（5）坐小轿车练习：先以健侧靠近开着门的轿车，用健侧手扶门，以健侧下肢为支轴转动身躯，使臀部对准座位，缓缓坐下，健侧下肢先进，再提入患侧下肢。

4. 日常生活自理能力的训练

（1）穿、脱上衣：患者取坐位较易穿衣。穿衣时，宜先穿患肢；脱衣时，宜先脱健肢。

1）穿法：利用健侧手套上患上肢袖子，然后健侧手将健侧衣袖移至健手侧，并套上健上肢袖子，最后用健侧手扯平下襟，系扣或拉拉锁。

2）脱法：利用健侧手先将患肢袖子从肩部褪至肘部，然后将健上肢从健侧袖中退出，最后利用健侧手将患上肢袖子完全退出。

（2）穿、脱套头衫

1）穿法：患者穿套头衫有两种方法，坐位易于完成。①先将套头衫背面朝上平放在双膝上，用健侧手帮助患上肢插入衣袖，并使手腕伸出袖口；再将健侧手插入衣袖，并将整个前臂伸出袖口，用健侧手将患侧袖拉向患侧肩，并将头套入领口钻出，最后用健侧手整理好套头衫；②用健侧手帮助患上肢穿上袖子，并尽量拉至肩部，将头套入领口钻出，健侧手插入健侧袖穿出。

2）脱法：利用健侧手将套头衫后领充分上拉，并将头部从领口退出；再利用健侧手将双上肢从袖中退出。

（3）穿裤子

1）在床上穿：利用健侧手先套上患侧下肢裤腿，然后再穿上健侧下肢裤腿；仰卧于床上，利用健侧下肢支撑起臀部，将裤腰提上，用健侧手系好腰带。

2）在椅子上穿：利用健侧手先穿患侧下肢，再穿健侧下肢，将裤子提至大腿上部，站起，用健侧手系好腰带。

（4）穿袜子：穿袜子时，首先将患侧下肢交叉搭在健侧下肢上，如果不能主动完成，可用叉握的双手抬起患侧下肢，但要避免用健侧手抓抬患侧下肢，然后用拇指和示指张开袜口，向前倾斜身体把袜子套在患侧脚上。注意套袜子之前，患者应使自己的患侧手臂向前，肩前伸并且伸肘。用同样的方法穿上另一只袜子。

（5）穿鞋子：可以像穿袜子那样穿上鞋。如果穿有带的鞋子而患侧手功能障碍，就只好用单手系鞋带。当然最好是穿无鞋带的软皮鞋或布鞋，或者在鞋上安上尼龙搭扣。如果患者有明显的足下垂和内翻，则可改穿短统鞋或是高帮旅游鞋，以利于改善症状。

（6）系鞋带：首先在鞋带一端打一个结，然后将另一端按顺序交叉穿至顶端，鞋带需二次穿过顶端孔以保持牢固；最后单手打结。

（7）系领带／戴胸罩

1）系领带方法：患者宜选用套头式成型简易领带，用健侧手就可系好。

2）戴胸罩方法：先将胸罩的拉钩改造为尼龙搭扣或松紧带，穿戴方法与穿上衣或穿套头衫方法相似。

（8）洗脸、刷牙和洗手

1）洗脸：用脸盆或洗手池盛水，利用健侧手持毛巾洗脸，然后利用水龙头拧干毛巾擦脸。

2）洗手：洗健侧手时，可利用改造后的细毛刷（毛刷背面加两个吸盘）吸在洗手池壁上，将健侧手在毛刷上来回刷洗。擦健侧手时，可利用患上肢弯曲的前臂和腹部夹住干毛巾，健侧手在毛巾上来回擦拭。如果取坐位，可将毛巾放在大腿上，健侧手在毛巾上来回擦拭。

3）刷牙：如果患侧手有少许功能，就可利用患侧手持牙刷，健侧手挤牙膏，然后用健侧手刷牙。如果患者手功能完全丧失，可用健侧手单独完成。刷洗义齿（假牙）可参照洗手方法进行。

（9）剪指甲、洗澡

1）剪指甲：指甲剪应选用大号，为的是便于操作。①将指甲剪固定在木板上，木板固定在桌上，一端突出桌沿，剪把外系上小绳，并穿过木板，绳端系一环，一手伸入环，一拉环即可剪去伸入剪刀口内的指甲；②利用健侧足使用指甲剪剪指甲。

2）洗澡：通常取淋浴式方法。喷头下方靠墙放置一木椅，患者坐在椅上冲洗，利用健侧手持喷头冲洗，用带长柄的海绵刷擦洗后背。可在墙壁上安置扶手，以利站起。

（10）开启瓶盖、罐头盖

1）首先要固定需开启的瓶子或罐头：①两大腿夹持；②两足夹持；③健侧下肢屈膝夹裹；④椅

坐位时，两膝夹持；⑤利用家具和身体夹持；⑥利用抽屉夹持。

2）然后再用健侧手持启瓶（罐）器开启瓶盖或罐头盖。

（11）开启伞：患者开启伞通常有三种方式：

1）用嘴咬住伞柄环，然后用健侧手把伞撑开。

2）将伞头顶住墙，然后用健侧手撑开伞。

3）先将伞柄钩住患上臂，然后用健侧手把伞撑开。

（12）借助自助具进食：在盘子的一端加一半圆形的金属挡板，以免食物洒到外面，也有助于将食物盛入匙内；可在盘下面放置一防滑垫，以增加盘子与桌面之间的摩擦力。如果用碗，可在碗下面加一吸盘。另外，可改制食匙，以利于吃饭和夹菜两用。

（13）练习写字：如果发病后 3 个月，原持笔写字的手指仍不能主动协调屈伸，就应进行健侧手的写字训练。通常先利用描红临摹练习，然后进行图形练习，熟练后再进行从简单到复杂的写汉字练习。每日坚持，通常 3 个月左右就可利用健手写字。

5. 瘫痪侧面部的训练

（1）患者吸气鼓腮，使气体保持在面颊部，而后两侧交替鼓腮。必要时，训练者可在鼓起的面颊部用手指给予一定压力，以增强训练的效果。

（2）让患者皱鼻子，训练者把示指放在患者鼻子两侧帮助运动。熟练之后，应在其他部位保持不动的情况下做快速皱鼻运动。

（3）训练者可以用冰块或用电动牙刷背面刺激患者的口唇和颊部，从侧面向中间运动。振动和冰块摩擦刺激，可以增强感觉并有助于面颊部张力的正常化。

6. 吞咽困难患者的进食

（1）吞咽困难的患者进食姿势：偏瘫患者往往由于咽、喉、舌等部位的肌肉麻痹或不协调，导致吞咽困难、呛咳，这就必须采取正确的进食姿势。

1）坐位进食方法：患者端坐于桌前，头颈部处于竖直位，躯干伸直，患手放于桌上。

2）卧位进食方法：如果患者处于卧床期，进食时家属应位于患者患侧，患者头向患侧侧屈。由于患侧咀嚼能力差，家属应将食物送入其口腔后部，以利于患者吞咽。

（2）吞咽困难患者食物和餐具的选择

1）开始时应选择密度均一、不易松散和容易变形、不在黏膜上残留的食物。

2）进食时一般先以少量试之（3～5ml），然后酌情增加每次进量。

3）开始时用薄而小的勺子做餐具比较合适。

（3）改善吞咽的训练

1）口唇闭合训练：偏瘫患者往往表现为嘴微张或唇紧贴于齿外，且经常流涎，可采取以下方法改善嘴唇的闭合功能。①用冰块快速摩擦，或用电动牙刷背面刺激口唇部。运动方向从外侧向中间移动；②吸指训练也是一简便易行的方法。患者自己将示指放入嘴里，嘴唇闭合行吸吮动作。

2）舌肌的运动训练：①开始进行舌肌的运动训练之前，训练者可把手放在患者颌下、口腔底部软组织区，以半圆形运动，用手指向上、向前推压软组织以改善舌肌的张力，刺激其向前运动；②如果患者的舌不能活动，训练者可用干净的湿纱布裹住其舌头，并用手指把住舌，再做不同方向的运动；③如果患者的舌有一定的运动能力，训练者可指导患者将舌抵向颊后部，训练者用手指指点地方，患者试着用舌推颊，以增强舌肌的力量；也可让患者舌伸于口腔外，训练者用吸管或压舌板刺激其舌尖部，并使其在口腔内、外运动。

3）软腭的活动训练：①训练者一手用压舌板压住患者的舌头，另一手用冰冻的棉棒快速擦软

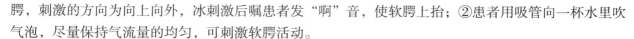

腭，刺激的方向为向上向外，冰刺激后嘱患者发"啊"音，使软腭上抬；②患者用吸管向一杯水里吹气泡，尽量保持气流量的均匀，可刺激软腭活动。

4）喉部的运动训练：①嘱患者发"哦-啊"或"咿-哦"的音，通过音调变化使喉部主动运动；②患者取坐位，训练者的拇指和示指用适当的力量引导患者的喉头部，做向上向前方向的运动，完成后嘱患者做咽下动作。

除了以上介绍的训练方法外，前述有关面部肌肉瘫痪的训练指导，也有利于患者的进食运动。另外在进食时，应多鼓励患者用患侧咀嚼。

7. 言语障碍的训练　见第九章第三节。

8. 肌内效贴的应用

（1）肩关节半脱位：贴扎目的：促进肩部肌肉收缩，增加感觉输入，支持肩关节。贴扎体位：坐位，肩关节外展45°，患肘屈曲90°，约为肩胛下角水平。

1）贴扎方法一：I形贴布：锚在肩胛下角内侧，尾沿冈上窝经肱骨大结节，延展于三角肌粗隆。

2）贴扎方法二：I形贴布：锚部分重叠于上一贴布；尾从肩胛上角内侧沿肩缝上方，向前包绕肩关节，并螺旋向患肢远端环绕，延展于上臂中下段。

（2）肩手综合征：贴扎目的：缓解疼痛，促进腕伸肌群，促进淋巴液回流，消除水肿，放松腕屈肌，抑制腕过度屈曲。贴扎体位：坐位或仰卧位。

1）缓解肩部疼痛：X形贴布，锚固定于肩部疼痛点，尾向两端延伸，自然拉力。

2）减轻手部水肿，促进腕伸肌群收缩：手臂旋前平放于治疗床，手腕悬于床缘，腕自然屈曲位。I形+爪形贴布，锚在肱骨外上髁，沿腕伸直肌群延展，尾从手背延展绕过指间。

3）放松腕屈肌，抑制腕过度屈曲：I形贴布，锚在贴布中点，25%的张力向两边贴压。

（3）足下垂、内翻：贴扎目的：放松小腿三头肌，促进腓骨长短肌、胫前肌收缩，增强足底本体感觉输入，矫正足踝位置。贴扎体位：卧位。

1）放松小腿三头肌：Y形贴布，锚固定于足跟部，尾沿腓肠肌两侧肌幅向上延展至腘窝下。

2）促进腓骨长短机收缩：I形贴布，锚在腓骨小头下方，尾向外踝前、足底外侧延展至足底内侧，如足下垂明显，可延展至第5跖骨外侧。

3）促进胫前肌收缩：I形贴布，踝关节中立位，锚在胫骨外侧上1/3，尾沿小腿前外侧向足背延展，止于足背处（因要适度避免胫前肌的足内翻作用，故尾并不完全在止点）。

4）促进足外（内）翻肌群收缩：I形螺旋贴布，足略内翻位，锚固定于小腿中下段外侧，尾沿小腿向下从足底内侧足弓处包绕踝关节至足背（纠正足内翻，则锚固定于小腿中下段内侧，绕行方向相反）。

（四）开展社区和家庭康复训练应注意事项

1. 开始康复训练的时间越早越好　一般来说，只要病情稳定，生命体征（即体温、呼吸、脉搏、血压）平稳，就可以开展康复训练。如果已经并发了其他疾病，如心肌梗死、上消化道出血、肺部感染、肾功能不全等，则应在医务人员的指导下进行训练。

2. 运动量不宜过大　训练强度要由小到大，使患者有一个适应的过程，逐渐恢复体力。如安静时心率超过120次/分，收缩压超过24kPa（180mmHg），有心绞痛或严重心律失常，应暂停训练。训练后脉率不宜超过120次/分。如果患者经过一天的训练，休息一夜后仍感疲劳，脉搏数仍高于平日水平，则表示运动量过大，应适当减量。

3. 结合日常生活进行训练　鼓励患者自己做事，如更衣、梳洗、进食等。减少其对家庭的依赖，提高独立生活能力。

4. 顺其自然 患者能达到什么程度就到什么程度，但可以建议患者坚持做 1~2 次更难的动作。

5. 注意日常保健 按时服药，规律起居，保持平稳的情绪和开阔的胸怀。多食高纤维素的清淡饮食，保持大便通畅，避免过劳。

6. 若在训练过程中出现其他疾病，如感冒等，则应暂停训练，并与医生取得联系。

7. 运动后切勿立即进行热水浴，以免导致循环血量进一步集中分布于外周，从而使血压突降，甚至诱发心律失常等。

8. 训练频率至少每周 2~3 次，最好每天 1~2 次，每次约 30 分钟。

9. 不穿过紧、过小的衣服，以免影响血液循环和肢体活动。

（五）矫形器和辅助器具的应用

社区康复的方法除了恢复功能外，补偿功能的缺失或补偿功能受限的各种措施也是其中的一个重要手段。在辅助具的选择上综合评定十分重要，综合评定包括病情的经过、目前的功能状态、个人目标、现有辅助器具的评价以及身体的检查，以确保辅助器具能满足个人在家里、学校、工作以及社区等环境里的需求，以避免二次伤害。就脑卒中患者而言，常用的矫形器和辅助器具有以下几种。

1. 矫正足下垂辅助器具 当患者行走时出现足下垂，可以采取下列方法加以矫正。

（1）用绷带支持足踝，使足牢固地拉成背屈位。

（2）用足吊带矫正：用一合适长度的皮带绑于小腿上方，在鞋的上方缝一钥匙环，用一较宽的弹性带，两端缝制尼龙搭扣，一端连于皮带并固定，另一端穿过钥匙环，调整弹性带的长度，使患足与小腿相垂直，按紧尼龙搭扣即可。

（3）踝足矫形器（足托）：根据患小腿和足的形状用热塑板取型，做成足托穿在鞋内。

（4）功能性电刺激（functional electrical stimulation，FES）：是使用低频电流刺激失去神经控制的肌肉，代替或矫正足下垂。其原理是，在患侧摆动相开始时，足跟离地，放在鞋后跟里的开关接通，电流刺激腓神经或胫骨前肌，使踝背屈；进入站立相后，开关断开，电刺激停止。

2. 手杖

（1）手杖的选用：手杖使用的原则是"只有患者能不用手杖行走时才给予手杖"。偏瘫患者在家庭中步行时，应尽可能不使用手杖，如确实需要，也应挑选单拐手杖。确定手杖长度的方法有两种。

1）手杖的长度：以扶手部位与患者胯部最突出的骨头等高或稍高为适宜。

2）健手持杖时，肘屈曲 150°，手杖脚位于足趾前外侧缘 15cm 处。

（2）利用手杖步行的方法

1）二点步行法：健手持杖向前点出的同时，患下肢迈步超越杖尖。

2）三点步行法：健手持杖点出，患下肢迈出超越杖尖，健下肢跟着迈过杖尖。如患足支撑不稳，健侧下肢迈步幅度应酌情减小，可迈至与患足等齐位或稍落后于患足。

利用手杖步行时，应注意防止患者向持杖侧倾斜以及患臂内收，努力保持正常运动模式。

（3）利用手杖上下楼梯的方法

1）上楼梯方法：健手持杖，重心向患侧下肢转移，手杖和健足先放在上一级台阶上，伸直健侧下肢，患侧下肢膝屈曲迈上台阶。注意患侧骨盆不要上抬。

2）下楼梯方法：健手持杖，重心向健侧下肢转移，手杖和患足先放在下一级台阶上；重心向患侧下肢转移，健侧下肢迈下台阶。患足迈下时注意防止患侧下肢内收。

3. 轮椅

（1）轮椅的选用：偏瘫患者如果需要轮椅生活或代步，通常选择普通标准轮椅即可，以备不能步行时用。挑选轮椅时应注意以下几个方面。

1）座宽：患者坐在轮椅上，臀两侧与轮椅两内侧面之间应各有 2.5cm 的间隙。

2）座长：患者坐在轮椅上，腘窝部与座位前缘的间隙应为 6.5cm。

3）靠背的高度：靠背的高度，应根据患者坐高以及上半身功能情况而定。靠背越高，患者坐时越稳定；靠背越低，上半身及双臂的活动越方便。如果偏瘫患者躯干稳定性、控制力良好，则靠背上缘与患者腋下距离约 10cm 为宜。

4）坐垫与踏板之间的距离：患者坐好后，双足放在踏板上，腘窝与大腿前端底部约有 4cm 不接触坐垫为宜。

（2）驱动轮椅的方法：在保持良好坐姿的情况下，以健手向前驱动手动圈，以健足着地，利用健足向后蹬的力量使轮椅向前移动，方向靠健足掌握。

4. 日常生活辅助器具

（1）穿袜辅助具：是一个具有弹性与韧性的塑料套圈，两侧有夹子并连接有尼龙带。使用时，先将塑料套圈塞在袜筒内，将袜子撑开，用夹子夹住袜口两侧。脚尖伸入后，提尼龙带，把袜子带到一定位置，最后取出塑料套圈。

（2）两用穿衣钩：是一种两端带金属的补贴套，一端的拉链钩可帮助手指功能障碍者拉好衣服上的拉链；另一端为略呈菱形的钢丝环，可以帮助拉上纽扣。

（3）穿裤辅助具：用连着几个圈套的钩，钩住裤子上的腰带祥，只需将两前臂伸入圈套即可提上裤子。此辅助器具适用于手部残疾者，但其肩关节应能屈曲外展，其肘关节也应能屈曲。

（4）脱鞋辅助具：用木材或塑料制成，两端各有一串圆形凹口，下方有一横支杆装置。用此辅助具者，不需弯腰就可操作脱掉鞋子。

（5）穿鞋辅助具：就是长柄鞋拔子。

（六）心理康复

脑卒中患者存在的心理问题可以发生在疾病的不同时期，主要包括抑郁、焦虑、恐惧和悲观情绪，而且患病以后患者容易情感脆弱、敏感，反应过度。由于遗留有残疾，失去了正常的工作和生活能力，常自卑、忧郁、无所作为或被社会遗弃的心理，甚至有轻生的念头。同时，也会使自己变得被动、依赖，意志力变差。

社区康复工作人员应根据患者的精神状态，联系专科医务人员对患者进行检查评估，以便及时给予相应的药物治疗。同时，社区康复工作人员应了解患者的心理需求，给予患者充分和必要的心理疏导，多给予鼓励和支持。在康复训练开展的同时，引导患者参与到社区自助小组的活动中来，通过相似需求患者的交流，以增强患者的信心，改善心理状态。积极开展文娱等趣味性活动，创造机会使患者能够参与娱乐性的活动，也有利于促进患者的心理健康。

（七）教育康复

针对患者回归社区后的教育，应以患者为中心，专注于个人目标、过往生活经历和促进自尊上。帮助有特殊需要的个人和群体、获得合适的学习机会，以及他们想要的和需要的技能，例如与自理、交通、购物、适当的社会活动、自信自尊、性知识、婚姻和养育后代、保护健康、残疾人的权利等有关技能。积极促进残疾人组织、相关医疗机构、相关政府部门的人员参与进来，了解他们的需求，提高其服务水平，促进社会融入。

对脑卒中患者还需积极宣传疾病的预防知识，预防疾病的复发。可以制作宣传海报或印制宣传手册指导，以提高患者这方面的有关知识，争取做到早预防、早发现、早治疗。

（八）社区康复

对于绝大多数脑卒中患者来说，即使在接受了专科的康复中心的康复服务后回到家庭和社区，也可能还需要社区的康复服务。除了上述的三种形式开展社区康复服务外，在社区还可以组织相似残损或相似康复需求的人组成自助小组，一起分享资讯、想法和经验。特别是当那些难以得到康复人员帮助时，自助小组就更加有益。自助小组能支持个人调整新得到的辅助器具，教育他们有关照料及维护辅助器具，以及能提供有关自己照料的建议，如预防二次并发症及如何达到最佳功能。对于许多人而言，有机会得到来自有着相似问题的人的支持和实用的建议，要比得到来自医务人员的建议更有用。

社区康复工作人员，还可以不定期组织专科康复机构专业技术人员到社区进行康复技术指导和实际技术操作培训，解决康复中的一些疑难问题。

积极建立完善筛查、诊断、随报、评估一体化的残疾监测网络，采取多种形式，实施精准康复，大力推进物联网和移动物联网信息服务无障碍，鼓励支持服务残疾人的电子产品、移动应用软件（APP）等开发应用。

（九）环境的改造

环境的改造对于改善一个功能障碍的人获得功能性独立来说是必要的，硬件的改造可以从两个层面来改善。一是家庭内部的改造，例如增大门的宽度、厨房、厕所的改造、在走道安装扶手等；二是社区水平的改造，例如为轮椅而设的斜坡、学校环境的改造、公共建筑和工作场所的改造。当改造环境的时候，特别是在社区里，考虑"通用设计"是有帮助的。通用设计意味着设计的产品、环境、方案和服务可用于所有人。具体的改造标准见第十三章第三节。

社区康复工作者还应在城市、社会和健康管理部门与残疾人之间创立伙伴关系，将建造和改善物理环境和建筑物的无障碍设施纳入规范化工作计划中去。

除了硬件的环境改造外，针对医疗卫生部门和社区存在的任何对残疾人及其家人的错误观念、负面态度和歧视也应积极开展教育和培训，改变错误的观念，促进朝向包容性社区发展。

五、 转介服务

随着时间的推移，患者的康复需求是会改变的。而且，首次脑卒中患者存活者复发率高达25%。这就需要社区康复人员与相关机构建立完善的双向转诊体系，当患者的需求发生变化时，以利于患者获得及时转诊，为患者赢得抢救或治疗时间。例如当脑卒中患者在社区或家庭训练或生活的过程中，出现以下情况，就应考虑患者脑卒中复发的可能性，应及时转诊。

1. 头晕，特别是突然发生的眩晕；头痛，与平日不同的头痛即头痛突然加重或由间断性头痛变为持续性剧烈头痛。

2. 肢体麻木，突然感到一侧脸部或手脚麻木，有的为舌麻、唇麻或一侧上下肢发麻。

3. 突然一侧肢体无力或活动不灵活，时发时停或原有瘫痪肢体症状加重。

4. 暂时的吐字不清或讲话不灵；突然出现原因不明的跌跤或晕倒。

5. 精神改变，短暂的意识丧失、个性的突然改变和短暂的判断和智力障碍；出现嗜睡状态，即整天的昏昏睡睡。

6. 突然出现一时性视物不清或自觉眼前一片发黑，甚至一时性失明。

7. 恶心、呕吐或呃逆，或血压波动并伴有头晕、眼花、耳鸣；一侧或某一肢体不由自主抽动。

8. 鼻出血，特别是频繁性鼻出血。

一旦确定转诊，社区康复人员应及时和转诊医疗机构联系，以确保转诊顺利进行。同时，还需不间断地同转诊医疗机构和患者建立定期联系，了解患者的疾病进展，确定是否需要持续的支持。

转介服务不仅仅涉及医疗机构，当患者康复需求发生变化，需要其他机构提供服务时，如辅助器具制作部门、伤残鉴定部门等，社区康复人员也需及时联系转介。

六、 康复预防

医疗保健中预防的重点是阻止疾病的发生（一级预防），然而，预防也包括早期发现和治疗，以阻止疾病的发展（二级预防），同时，对现存的疾病进行管理，以减轻其造成的后果（三级预防）。因此，社区康复工作人员进行强化宣传教育，及早检查和发现各种卒中的危险因素，定期随访，并按照不同的严重程度，坚持进行有效的针对性干预，是防治脑卒中的重要一环。据统计，通过良好的初级预防和健康促进，全球对疾病的负担可以减少70%。

社区开展预防的目的：将易感人群和患者被接纳并参与到基础预防活动当中去，使患者及其家人得到预防疾病方面的健康信息和服务，通过改善和维持健康的行为和生活方式，减少患者及其家人患病的风险。为了达到这一目的，社区康复工作人员应与医疗和其他部门合作，为相应的健康问题而举行的活动提供支持和帮助。

（一）一级预防

"预防胜于治疗"是众所周知的，其重点就是一级预防。一级预防是采取直接的措施避免疾病的发生。这些措施主要针对的是人（例如改变不健康的行为、预防接种、注意营养）和人们生活的环境（提供安全的饮用水、卫生设施、良好的生活与工作环境）。就脑卒中疾病而言，与脑卒中有关的致病危险因素有：①年龄；②持续的高血压；③心脏病；④糖尿病；⑤动脉粥样硬化、高胆固醇和高血脂；⑥吸烟；⑦其他（口服避孕药、遗传倾向等）。为此，具体的预防措施如下。

1. **监测血压**　每年至少测量血压一次，特别是35岁以上人群。对已确诊为高血压的患者，必须进行规范化的抗高血压治疗，定期复查巩固疗效，避免不规则用药导致血压高低波动。

2. 对有心脏病、糖尿病、高血压的患者，除应接受有关专科的治疗、监测外，同时，也应列为卒中防治的重点干预对象。

3. 对已确诊或拟诊为短暂性脑缺血发作者，应重点干预定期随访治疗。

4. **监测血脂**　如果血浆胆固醇水平过高，可采用膳食调节和药物疗法。

5. **戒烟**　特别是合并有其他因素者，宜规劝其戒除。

6. **饮酒适量**　如果患者并无禁忌饮酒的疾患，每日饮用少量含酒精饮料（葡萄酒＜150ml、啤酒＜350ml或烈性酒＜30ml），可能有助于降低卒中危险。

7. **减少钠与脂肪的摄入**　对饮食偏咸、过腻的中老年人，建议改善饮食结构，保持清淡，多食蔬菜水果。

8. 进行有规律的体育锻炼。

9. 注意保持良好的生活习惯，保持心情舒畅，防止便秘。

10. 认识脑卒中的症状，一旦出现可疑的脑卒中发生，应立即就诊。

（二）二级预防

二级预防是对疾病的早期发现和早期治疗，目的在于治愈疾病或减少疾病的影响。

脑卒中患者以在家中发病占多数。掌握正确的应急措施对减少合并症，维持生命体征，防止病情加重，争取时间，进一步救治等十分重要。

1. 正确做法

（1）初步判断为脑卒中以后，应使患者仰卧，头肩部稍垫高，头偏向一侧，防止痰液或呕吐物回吸入气管造成窒息。如果患者口鼻中有呕吐物阻塞，应设法抠出，保持呼吸道通畅。

（2）解开患者领口纽扣、领带、裤带、胸罩，如有义齿也应取出。

（3）如果患者是清醒的，应注意要安慰患者，缓解其紧张情绪。要保持镇静，切勿慌乱，不要悲哭或呼唤患者，避免造成患者的心理压力。

（4）打电话给急救中心或者医院寻求帮助，必要时不要放下电话，询问并听从医生指导进行处理。

（5）可以做一些简单的检查：如用手电筒观察患者双侧瞳孔是否等大等圆；如有可能应测量血压，如收缩压超过 20kPa（150mmHg），可以给患者舌下含服硝苯地平 1 片（10mg）。

（6）有条件者呼叫救护车来运送患者。若自行运送，在搬运患者时正确的方法是：2～3 人同时用力，一人托住患者的头部和肩部，使头部不要受到震动或过分扭曲；另一个托住患者的背部及臀部；如果还有一人，则要托起患者腰背部及双腿，3 人一起用力，平抬患者移至硬木板床或担架上，不要在搬运时把患者扶直坐起，勿抱、拖、背、扛患者。

（7）在没有医生明确诊断之前，切勿擅自作主给患者服用止血剂、安宫牛黄丸或其他药物。

2. 常见的错误做法

（1）惊慌失措：平时不注意健康保健、防病治病的知识，缺乏对脑卒中的认识，一遇到紧急情况，或惊叫、或悲哭，茫然不知所措。

（2）野蛮搬运：有的患者家属为"抓紧时间"，抱起患者或背扛起患者就往医院跑，殊不知，这样的运送方式往往会加重病情。

（3）错误应对：只顾及喊人回来帮忙，或忙着把患者搬上床，还有的人盲目给患者喂水或饮料。

（4）舍近求远：脑卒中患者早期处理一刻千金，必须分秒必争。有的家属只顾到有名气的医院而延误了抢救时间。

目前，可证实的是，缺血性脑卒中患者在发病后 3～4.5h 内得以确诊并给予静脉溶栓治疗，可以明显减轻残疾，提高患者的生活质量。所以说，正确的判断，早期送诊，是救治脑卒中患者的重要措施。

（三）三级预防

其目的在于，限制或逆转已经存在的疾病或损伤的影响，包括三级康复服务和治疗。

（王　刚）

第二节　颅脑损伤的康复

一、概述

颅脑损伤（traumatic brain injury，TBI）多见于交通事故、自然灾害、爆炸、火器伤、坠落跌倒以及各种锐器、钝器对头部的伤害；常与身体其他部位的损伤复合存在。颅脑损伤可分为头皮损伤、颅骨损伤和脑损伤，三者皆可单独发生，但必须警惕其合并存在。在我国颅脑损伤的发病率为每年 55.4/ 万人，患病率为 783.3/10 万人，男女比例为 2 ：1。颅脑损伤占全身各处损伤的 10% ～ 20%，仅次于四肢伤，但病死率居首位。其中重症颅脑损伤患者死亡率 > 20%，致残率 > 50%。美国每年有 170 万人颅脑损伤患者，颅脑损伤占伤害相关死亡率的 30.5%。世界卫生组织预计，2020 年颅脑损伤将成为致残主要原因。颅脑损伤后所造成的功能障碍及常见并发症，见图 4-5。

颅脑损伤的预后，取决于自身损伤的严重程度，对治疗时机的把握以及处置水平。早期的康复介入，在一定程度上对患者有很大帮助。

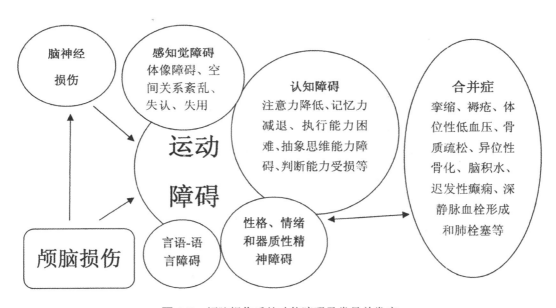

图 4-5　颅脑损伤后的功能障碍及常见并发症

二、康复目标

颅脑损伤分为闭合性和开放性损伤两大类。患者颅脑损伤程度不一，其预后、遗留的功能障碍，以及大脑功能缺损症状也不尽相同，因而，制订出个性化康复治疗计划显得尤为重要。

不论脑的损伤程度如何，大脑始终是学习的重要器官，故而针对自知力恢复，认知、学习能力的恢复，始终是患者康复治疗的重要内容。

颅脑损伤总的康复目标：最大限度地恢复患者感觉、运动、生活自理功能、认知功能、言语交流功能和社会生活功能的能力。

三、 康复评定

轻型颅脑损伤的患者可在短期内恢复正常；而中、重型颅脑损伤患者遗留的功能障碍各不相同。患者在出院前，应该进行全面的康复评定，内容包括一般情况评定、患者功能状况的评定、心理评定、家庭和社区的环境评定、家居环境评定等。

（一）一般情况的评定

可采用社区残疾人调查表，见第二章第三节。

（二）全身状况的评定

如年龄、体质、全身状况、并发症及主要脏器功能状况等。

（三）功能状况的评定

1. **意识障碍的评定** 国内普遍采用国际上通用的格拉斯哥昏迷量表（Glasgow coma scale，GCS）来评定急性损伤患者的意识情况。GCS 总分为 15 分，根据 GCS 计分和昏迷时间长短，分为轻度、中度、重度脑损伤，详见《康复功能评定学》相关章节。还有全面无反应量表（full outline of unresponsiveness，FOUR）和改良后昏迷恢复量表（the coma recovery scale-revised，CRS-R）。FOUR 总分 16 分，得分越低意识障碍程度越深，FOUR 作为 GCS 的辅助评定量表，优势在于很好地鉴别闭锁综合征。CRS-R 为目前区分无反应综合征与微弱意识状态的最佳量表。

2. **运动功能的评定** 可采用 Brunnstrom 法，见《康复功能评定学》相关章节，该方法可全面评定瘫痪侧上、下肢及手功能状况。

3. **日常生活能力评定** 可采用修订的 Barthel 指数评定量表和 IADL 评定量表，以了解患者的日常生活能力。

4. **认知障碍评定** 包括注意力、记忆力、动作开始、终止能力、判断能力、执行能力和抽象思维能力等的评定，详见《康复功能评定学》相关章节。

5. **言语交流和吞咽功能评定** 详见第九章第三节和《康复功能评定学》相关章节。

（四）性格、情绪和器质性精神障碍评定

详见《康复功能评定学》相关章节

（五）社会心理障碍评定

患者在回归社区或家庭后，对其自身观念、独立生活状况以及社会角色等方面进行评估。

（六）社区环境、家居环境及支持者状况评定

患者在社区或家庭康复治疗时间长，面临种种困难，不但要重新适应新环境，而且家庭成员、陪护等各方面支持者的态度会对患者产生影响。详见第二章和第三章。

（七）康复预后的评定

中、重型颅脑损伤的患者，可出现多方面的失能状况，目前，我国多采用格拉斯哥结局量表（Glasgow outcome scale，GOS），也可通过以下参数来预测其预后，如表 4-3 所示。

表 4-3　颅脑损伤的预后预测

项目	较差	较好
GCS	＜ 7 分	＞ 7 分
CT	颅内出血（大量）、两侧半球水肿	正常
年龄	年老	年轻
瞳孔对光反射	瞳孔散大	灵敏
DOLL 眼征	受损	完整
冰水热量试验	眼不偏离	眼偏向刺激侧
对刺激的运动反应	去大脑强直	局部反应
体感诱发电位	缺失	正常
损伤后健忘持续时间	＞ 2 周	＜ 2 周

四、康复治疗

（一）开展社区和家庭康复训练的形式

出院后患者以何种形式维持康复治疗，取决于患者及家庭以及社区康复条件的因素，但社区康复治疗人员应对患者一般情况、康复治疗开展情况、病情转归进行定期随访。

（二）适应社区及家庭康复训练患者应具备的条件

1. 患者能达到一定的认知水平，听理解能力基本正常，情绪基本稳定。
2. 全身情况基本良好，病情稳定，心肺功能基本正常。
3. 无严重的并发症，比如肺部感染、泌尿系统感染等。

（三）社区和家庭康复训练的基本技术

1. **言语、吞咽障碍以及运动功能康复**　可参照第四章第一节和第九章第三节。
2. **认知障碍的康复治疗**　认知障碍的表现是多方面的，下面主要介绍在社区条件下注意、记忆和思维障碍的康复治疗。
（1）注意障碍的康复治疗
1）兴趣法：在日常生活中关注患者的兴趣所在，比如拼图、积木堆砌游戏等，从简单到复杂图形，从一层积木到楼房、高层皇宫建造等，逐步提高患者自我设计、自我完成的难度。

2）示范法：根据患者四肢功能恢复的情况，由治疗者示范，比如体操活动、舞蹈动作等，一方面用语言指导，另外，也可以播放轻音乐加以声音刺激。

3）奖赏法：在注意力训练中，充分利用语言赞赏的功能，适当予以物质刺激方法。例如，患者完成任务较好，及时加以表扬，也可以发放一点零食等加以褒奖。

4）电话交谈：利用电话或手机等通讯工具，让亲人或朋友与患者通电话，可以谈及患者之前的爱好、回忆患者之前经历的特殊事件，也可以谈及时事等。

5）猜测游戏：取三个硬质纸筒，分别立于桌子上，然后分别拿出钢笔、铅笔、圆珠笔等置于三个纸筒内，要患者指出纸筒内放的何种笔，然后治疗者以一定的速度挪动纸筒，在患者注视下变换位置，再由患者指出正确的位置，也可以放置其他不同的物品用以训练。

6）删除作业：在纸张上打印或写下一行或数行数字或者字母，然后要求患者删除掉指定的数字或字母，依此逐步增加难度。

7）时间感：给患者秒表，先让患者体会10秒的时间长短概念，然后在10秒、20秒、30秒的时间段分别按下秒表，以观察患者的时间误差，达到一定准确度后再逐渐将时间延长至1分钟或更长时间。

8）数目顺序：用卡片写下两个或更多的数字，依次将数字展示给患者看，让患者记住，然后要患者说出数字的正确顺序，也可以将不同的图片做顺序训练。

（2）记忆障碍的康复治疗

1）环境适应：患者重返家庭后，将家庭环境划分为生活区、训练区、休闲区等几个区域，相关的物品让患者摆放在不同区域内；也可以在家里醒目的位置，将经常使用的物品的名称标记出来。

2）记事本：让患者随身带上记事本和笔，对每天训练的内容、训练时间都可以记在记事本上，对次日的训练内容、时间安排也可以让患者先预订好，随时都可抽查，如果利用电子记事本，还可以充分利用其特殊功能，比如设置事件呼叫提醒功能等。

3）活动日程表：将患者的起居安排，训练内容安排贴在门后或者各个功能区的区域都贴上，以加强重复记忆刺激。

4）地图交通图使用：对于有空间、时间、定向障碍的患者，可以利用各类地图、交通线路，在各目的地用醒目文字标出，让患者选择步行或坐车最便捷的路线。

5）记忆提示工具：包括清单、标签、记号、录音机等。

6）帮助记忆的一些方法：①图像法：如成语"虎头蛇尾""狐假虎威"等相像动物的模样，有助于记忆；②层叠法：把学习的内容转化为图象层叠，比如要记住桥梁、自行车、盆景、苹果四个词，可以想象：一个人在桥上骑自行车，头顶顶着一个盆景，盆景上挂满苹果；③联想法：比如要记住一个电话号码，85124097，可以将数字分段加以记忆，并采取一些有趣的事件加以联想，如85位12岁的少先队员到40km以外的敬老院看望一位97岁的老大爷；④故事法：将需要记忆的东西，分解成一些小片段，然后用小故事将其串联起来；⑤关键词法：将需要记忆的事物，取其有意义的内容或者首字，或其中间字加以组合，例如，要记住"挪威、武警、雄鸡、壮士"四个词，便用"威武雄壮"就可轻松记忆。

（3）思维障碍的康复治疗

1）提取信息：拿一份报纸，让患者分别在报纸内容中提取不同的信息分类，逐步训练患者至分类完整。

2）排列顺序：例如将数字按大小顺序排列，将英文26个字母排列训练等。

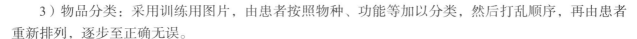

3）物品分类：采用训练用图片，由患者按照物种、功能等加以分类，然后打乱顺序，再由患者重新排列，逐步至正确无误。

4）一般到特殊推理训练：选择食物或家具、电器等，先让患者向治疗师提问逐步接近正确答案，提问次数越少，反映患者推理能力越强。

5）解决问题能力训练：从日常生活中提取一些可能发生的事件来训练患者，比如出门忘带钥匙怎么办，电梯因停电困在电梯里怎么办等，以训练患者解决问题的能力。

6）计算和预算训练：进行加减乘除的训练，也可以由患者做出一个月家庭开支报表。

3. 迟发性癫痫（late epilepsy）的康复治疗 迟发性癫痫一般发生在颅脑损伤 2 周后。目前，认为与颅脑损伤后皮质胶质增生和红细胞分解后局部铁质沉积有关。一旦确诊，应服用卡马西平或其他抗癫痫药物 2 年或以上。

社区或家居环境中迟发性癫痫患者康复治疗内容包括：

（1）患者要保持良好心境，训练有度，避免过劳。

（2）患者要起居有常，改善居住条件，经常通风透气、减少感冒受凉机会。

（3）坚持服药，根据患者情况，定期 1～3 个月复查脑电图、肝功能、血常规。

（4）一旦癫痫发作，做到现场急救有序，注意将患者头偏向一侧，以防误吸，同时将压舌板或类似硬物塞与上、下牙咬合处以防舌咬伤，待病情稳定，社区及时向上级专科医院转诊治疗。

五、 转介服务

颅脑损伤患者出院前，应做出一个出院计划，包括家庭安全评估、装备评价和订购、家庭和陪护人员的教育、职业再教育和工作技能的建议。

颅脑损伤患者，根据不同损伤程度、患者本人意愿及家庭不同的经济状态，转入社区及家庭的康复治疗时间段各不相同，特别是对于重型颅脑损伤患者，也可能在意识尚未完全清醒时就转到了社区及家庭。需要向上级医疗机构转诊的患者包括以下情况。

1. 意识障碍、持续性植物状态的患者，一旦出现不明原因高热，血压、脉搏、呼吸等生命体征不平稳状况时。

2. 中、重型颅脑损伤患者，出现呼吸不平稳、发热、咳嗽、排痰困难时。

3. 患者情绪不稳定，或是情绪亢奋，有暴力倾向，毁物伤人；或是情绪低落、不思饮食，甚至有自杀倾向时。

4. 患者出现严重吞咽困难，甚至完全不能进食时。

5. 患者全身情况衰竭，严重呕吐或腹泻，少尿时。

6. 患者出现不明病情突然加重时。

7. 迟发性癫痫患者，在服药期间仍然反复出现抽搐症状时。

一旦出现上述情况，社区康复人员及家庭成员应及时与上级医疗机构取得联系，安排好转诊事宜。转介服务还包括与其他辅助器具制作部门、劳动民政部门的联系。

六、 康复预防

预防医学强调三级预防，随着经济社会的转型，人们的物质生活条件已经得到了全面改观。现代生活中，交通便利，出行快捷，户外活动也日益受到人们追捧，在社区活动中我们要设置"健康课堂"，定期开展讲座。

1. **一级预防** 一级预防中我们强调提升社区居民医疗、保健、预防意识，普及职业安全教育等。

（1）加强驾驶人员安全教育、遵守交通法规、养成上车必系安全带的习惯，以减轻意外伤害的程度。

（2）加强工矿从业人员安全意识，要求从事特殊行业人员养成上岗必戴安全帽的习惯。

（3）加强户外活动人员安全意识教育，加强预警措施，切忌进行一些无谓的冒险。

（4）加强社区居民自我保护意识。如突发自然灾害事件时，如何避险、自救、如何保护身体重要器官免受伤害。

2. **二级预防** 对于已经发生颅脑损伤的患者（二级预防），我们尽可能做到：

（1）院前急救：车祸现场应针对受伤程度不同的患者予以适当处置，对于昏迷患者应摆放好患者头部位置，避免误吸。

（2）住院期间：要针对患者、家属及陪护人员进行健康教育，在预防压疮、肺部感染、泌尿系统感染等方面都会有很大帮助。

3. **三级预防** 对于已返回到社区或家庭的康复治疗患者（三级预防），我们尽可能做到：

（1）让患者尽快熟悉社区环境、家庭环境，进行必要的防跌倒、防次生伤害教育。

（2）对患者心理健康的教育，让患者逐步适应伤残状态，调整好心态，避免因心理过激的原因出现重大问题。

（谢　明）

第三节　脊髓损伤的康复

一、概述

脊髓损伤（spinal cord injury，SCI）是由于外伤、炎症、肿瘤等原因引起的脊髓结构、功能的损害，造成损伤平面以下运动、感觉、括约肌和自主神经等功能障碍。颈脊髓损伤造成上肢、躯干、下肢及骨盆脏器的功能损害时称四肢瘫；胸段以下脊髓损伤造成躯干及下肢瘫痪而未累及上肢时称截瘫。截瘫包括马尾和圆锥损伤，但不包括骶丛病变和椎管外周围神经损伤。脊髓损伤分外伤性和非外伤性脊髓损伤。

外伤性脊髓损伤的发病率各国间有差别，发达国家比发展中国家发病率高，主要以青壮年为主，年龄在40岁以下者约占80%，男性为女性的4倍左右。脊柱、脊髓受到机械外力作用，包括直接或间接的外力作用，而造成脊髓结构与功能的损害。脊髓损伤的原因多为交通事故、工矿事故、高处坠落、运动损失（如跳水、体操等）及暴力行为（如刀枪伤）等。脊柱、脊髓的病变（如肿瘤、结核、畸形等）是引起非外伤性脊髓损伤的主要原因。脊髓损伤所造成的功能障碍和常见并发症，见图4-6。

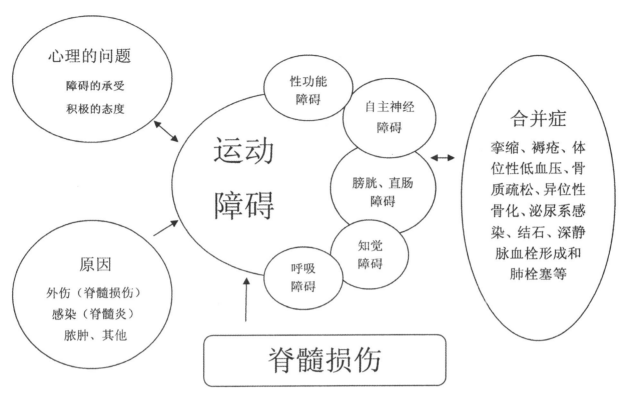

图 4-6　脊髓损伤后的功能障碍及常见并发症

二、康复目标

　　由于脊髓损伤患者的功能障碍程度不同，因此，康复的目标、康复的训练项目和方法也不同。脊髓损伤患者应尽早进行康复训练，根据其功能障碍特点制订出阶段性计划，最终使功能得到最大限度地发挥，增强患者适应环境、生活自理和参与社会生活的能力。进入社区康复期的患者，其功能在许多方面都已有一定程度的恢复，但仍需坚持训练。其社区康复的总目标是：利用现有的社区资源，根据患者的意愿，在充分评定的基础上，采用全面康复的有效措施，以确保患者和其家人在健康促进、预防、医疗保健、康复和辅助器具方面的需求得到满足，达到与其损伤程度相适应的最大功能状态，提高患者的生存质量，改善家庭和社区环境，以利于患者无障碍地生活；同时，根据患者的意愿，促进其在教育、技能发展、文化生活等方面的发展，尽可能达到生活自理、回归社会。

三、康复评定

　　脊髓损伤患者的社区康复，首先应对患者进行全面和充分的评定，以了解他们目前的功能状态和康复需求。脊髓损伤患者的评定通常应包括：康复需求的评定、社区生活能力的评估、职业能力的评估、心理与情绪状态的评估以及功能恢复的预测。

（一）康复需求的评定

康复需求的评定，在于了解患者的功能障碍及其严重程度，以确定正确的干预措施。

1. **脊髓损伤程度评定** 根据美国脊髓损伤协会（American spinal injury association，ASIA）损伤分级，来判定脊髓损伤程度，详见《康复功能评定学》相关章节。

2. **运动功能的评定** 主要检查身体两侧各 10 个肌节中的关键肌，采用 MMT 法测定肌力，并确定运动平面，详见《康复功能评定学》相关章节。该方法可评定患者关键肌肌力，为下一步制订治疗计划提供依据。

3. **感觉功能的评定** 主要检查身体两侧各 28 个皮节的关键点，可确定感觉平面，详见《康复功能评定学》相关章节。

4. **神经损伤平面的确定** 根据两侧感觉平面和运动平面的检查，来确定脊髓损伤平面，通常以身体两侧具有正常感觉和运动功能的最低脊髓节段，作为脊髓损伤平面。

5. **其他** 包括痉挛、神经源性膀胱、性功能障碍、心肺功能等的评定，详见《康复功能评定学》相关章节。

（二）社区生活能力的评定

1. **一般情况评定** 可采用社区残疾人调查表，见第二章第三节。

2. **日常生活活动能力评定** 可采用修订的 Barthel 指数评定量表、四肢瘫功能指数（quadriplegic index of function，QIF）的评定、功能独立性评定（FIM），以了解患者日常生活能力，见《康复功能评定学》相关章节。

3. **社会生活能力评定** 可采用 WHO 拟定的《社会功能缺陷筛选表》，测定时，由检查者向残疾人或其家属、知情人询问有关患者的社会生活能力的 10 个问题，详见《康复功能评定学》相关章节。

（三）职业能力的评定

如患者的躯体功能、性格、爱好、精神状态、受教育程度、个人主动性、家庭和社区支持度、从事某类工作的潜力与合适程度、就业机会及经济收益等。

（四）心理与情绪状态的评定

包括个人生活满意程度、精神状态、心理活动和承受能力等，其中，自信心、自卑感、自控力、负罪感、情绪等情绪状态可采用汉密尔顿焦虑量表和汉密尔顿抑郁量表进行评估。

（五）功能恢复的预测

预测脊髓损伤患者的功能恢复情况，对指导患者的康复治疗非常重要。一般以脊髓损伤平面作为参考，来估计患者可能完成的日常生活能力和运动 / 移动能力。表 4-4 和表 4-5 分别列出了脊髓损伤平面与功能恢复的关系，以及行走能力的分级情况。

表 4-4 脊髓损伤平面与功能恢复的关系

损伤平面	活动能力	生活能力
$C_{1\sim3}$	声控操纵某些活动	完全依赖
C_4	电动高靠背轮椅，需辅助呼吸	高度依赖
C_5	可用手在平坦路面上驱动轮椅，需上肢辅助器具	大部分依赖

损伤平面	活动能力	生活能力
C_6	可用手驱动轮椅，独立穿上衣，基本独立转移，开特殊改装汽车	中等依赖
$C_7 \sim T_1$	可用手驱动轮椅，独立完成床到轮椅、厕所、浴室间转移	大部分自理
$T_2 \sim T_5$	独立操纵轮椅，独立完成床到轮椅、厕所、浴室间转移	大部分自理
$T_6 \sim T_{12}$	穿戴连腰支具可进行治疗性步行	基本自理
$L_1 \sim L_3$	穿戴长腿支具可进行家庭功能性步行	基本自理
$L_4 \sim S_1$	穿戴短腿支具可进行社区功能性步行	基本自理

表 4-5　行走能力水平

级别	功能水平	功能表现
4 级	社区步行	①能独立进行日常生活活动；②能上下楼梯；③终日穿戴矫形器能耐受；④能一次行走 900m 左右
3 级	家庭步行	①能独立进行日常生活活动；②能上下楼梯；③终日穿戴矫形器能耐受
2 级	训练步行	只能在特定的环境内行走，在外人帮助以及使用 KFO、拐杖等辅助器具的情况下，在双杠或平地上可以作短暂的步行训练，不能达到社区步行水平
1 级	不能行走	完全依靠轮椅进行移动

　　社区康复评定，应根据患者的病情特点，确定问题所在，以及需要解决的事情，并参照家属和患者的意愿和根据所在社区的资源，结合评定结果，制订相适应的康复计划。要注意保存好初次评定和后续评定的记录，以便对患者的进步进行监测。

四、 康复治疗

　　康复治疗包括满足脊髓损伤特定的医疗和康复的需要，更重要的是帮助患者实现躯体、社会、情绪、娱乐、职业、功能的潜力。治疗方面的探索已经大大提高了我们对脊髓损伤的认识，目前，康复治疗是损伤后功能恢复的唯一治疗方法。因此，损伤后急性期、亚急性期和慢性期的康复治疗都是至关重要的。如果康复服务的目的，是为了高效满足脊髓损伤患者的个体需求，那么就必须要从患者的角度考虑问题。对进入社区的康复患者在治疗过程中，应考虑：①专业人员素质的重要性（如治疗师能否把患者视为一个独立的个体，而非康复顾客；能否为患者提供关怀和交流，而非专业习惯，并且在康复过程中能否把患者视为伙伴）；②患者对未来生活可能性的愿望（即传达一种希望的感觉，愿意与患者交谈，介绍患者给病友）；③交朋友的重要性（提供解决问题的建议、知识、经验和灵感方面的资源）；④项目内容的关联度（即员工和程序灵活性的重要性）；⑤康复机构的环境（如根据患者需求调整计划）；⑥重新连接过去与未来的重要性（即不仅仅关注体育活动）；⑦面对真实世界（而非康复治疗场所）需求的重要性。

（一）社区和家庭康复训练的工作形式以及患者应具备的条件

对于出院以后回到社区的脊髓损伤患者，社区康复工作人员在查阅以往医疗记录的基础上，对患者进行一系列评定，并与患者及其家属进行讨论，在获取准确资料，确定康复需求和优先次序后，再确定采用以下三种形式中的哪一种开展社区康复：以社区门诊为基础的日间康复、以上门服务为主的家庭康复和以社区为基础的康复计划。

一般而言，在社区及家庭中进行康复训练的患者应具备以下条件：

（1）全身情况较好，各项生命体征平稳。

（2）无感染发热、心慌、呼吸困难、嘴唇发绀、下肢水肿、自主反射亢进等。

（3）能理解指导人员或家属说的话，并能按指导人员或家人的指导行动。

（4）有康复欲望，能控制自己的情绪，无认知方面的障碍。

（二）开展社区和家庭康复训练应注意事项

1. 开始康复训练的时间越早越好　一般来说，只要病情稳定，生命体征平稳，就可以开展康复训练。如果已经并发其他疾病，如深静脉血栓、尿路感染、肺部感染、肾功能不全等，则应在医务人员的指导下进行训练。

2. 运动量不宜过大　训练强度要由小到大，使患者有一个适应的过程，逐渐恢复体力。如安静时心率超过120次/分，收缩压超过180mmHg（24kPa），应暂停训练。训练后脉率不宜超过120次/分。如果患者经过一天的训练，休息一夜后仍感疲劳，脉搏数仍高于平日水平，则表示运动量过大，应适当减量。

3. 结合日常生活进行训练　鼓励患者自己做事，如更衣、梳洗、进食等，减少其对家庭的依赖，提高独立生活能力。

4. 顺其自然　患者能达到什么程度就到什么程度，但可以建议患者坚持做1~2次更难的动作。

5. 注意日常保健　按时服药，规律起居，保持平稳的情绪和开阔的胸怀。多食高纤维素的清淡饮食，保持大便通畅，避免过劳。

6. 若在训练过程中出现其他疾病，如感冒发热等，则应暂停训练，并与医师取得联系。

7. 运动后切勿立即进行热水浴，以免导致循环血量进一步集中分布于外周，从而使血压突降，甚至诱发心律失常等。

8. 训练频率至少每周2~3次，最好每天1~2次，每次约30分钟。

9. 不穿过紧过小的衣服，以免影响血液循环和肢体活动。

（三）社区和家庭康复训练的基本技术

1. 卧床患者的康复护理技术

（1）正确的体位摆放：患者在床上的正确卧位，不仅有利于保持骨折部位的正常排列，而且对于预防压疮、关节挛缩及抑制痉挛的发生都非常重要。

1）正确的仰卧位：患者仰卧位时，髋关节伸展并轻度外展，膝伸展但不能过伸，踝关节背屈，脚趾伸展。在两下肢之间可放一枕头，以保持髋关节轻度外展。肩关节内收，呈中立位或内收，勿后缩，肘关节伸展，腕背伸约45°，手指轻度屈曲，拇指对掌。患者双上肢放在身体两侧的枕头上，肩下垫的枕头要足够高，以确保两肩不后缩，也可将枕头垫在前臂或手下，使手的位置高于肩部，可预防重力性肿胀，见图4-7A。

2）正确的侧卧位：髋、膝关节屈曲，两下肢之间垫上双枕，使上面的下肢轻压在下面的枕头上，踝关节背屈，脚趾伸展。下面的肩呈屈曲位，上肢放于垫在头下和胸背部的两个枕头之间，以减少肩部受压，肘关节伸展，前臂旋后，上面的上肢也呈旋后位，胸壁和上肢之间垫一枕头，见图4-7B。

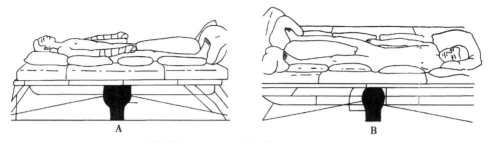

图4-7　脊髓损伤患者正确的仰卧位（A）和侧卧位（B）

（2）体位变换方法：正确的体位变换，是防止压疮和肢体挛缩的有效方法。体位变换要求定时进行，一般2小时变换1次。在进行体位变换时，注意维持脊柱的稳定性，勿使患者在床上拖动，以免损伤皮肤。

1）患者独立翻身：患者双上肢向身体两侧用力摆动，头转向翻身侧，同时双上肢用力甩向翻身侧，带动躯干旋转而翻身，位于上方的上肢用力前伸，完成翻身动作。

2）利用布带进行翻身：将布带系于床栏或床架上，腕部勾住带子，用力屈肘带动身体旋转，同时将另一侧上肢摆向翻身侧，松开带子，位于上方的上肢前伸，完成翻身。

2. 转移方法

（1）坐起方法：坐起时，需要躯干的柔软性和至少一侧上肢的伸展功能。C_7及以下水平损伤的患者，可以从仰卧位直接坐起；而C_6损伤的患者，则需翻身至侧卧或俯卧位后再坐起。

1）四肢瘫患者从侧卧位坐起：①右手放到左边，头向左，并向左翻身；②右手横跨过身体，两肘都放在床面上，用双肘向下肢的方向移动，直到躯干与下肢成一个正确的角度；③用右前臂钩住右下肢后面；④用右上肢拉的同时用左上肢推，使自身坐起。

2）四肢瘫患者从仰卧位坐起：适用于C_7以下的脊髓损伤患者，见图4-8。

从仰卧到坐位：

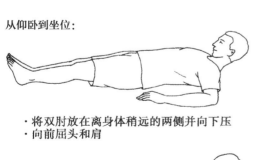

· 将双肘放在离身体稍远的两侧并向下压
· 向前屈头和肩

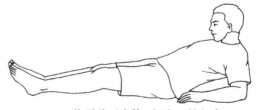

· 将肘移近身体，把自己抬起来
· 支持头和肩向前

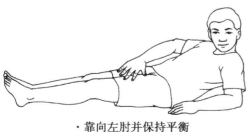

· 靠向左肘并保持平衡

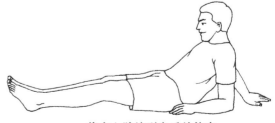

· 将右上肢放到身后并伸直

图4-8　四肢瘫患者从仰卧位坐起

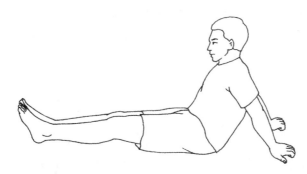

· 靠向伸直的右臂并保持平衡
· 将左臂放在身后并伸直
· 将头和肩向前屈使身体向前挺直坐起

图 4-8（续）

3）截瘫患者的坐起：首先双上肢同时用力向一侧摆动，躯干转向一侧，然后一只手和对侧肘支撑床面，伸展肘关节，支撑手移动至长坐位。

4）借助辅助用具坐起：可在床尾系上绳梯，通过拉绳梯和弯曲肘关节抬起上半身；或在床上头上方系多个悬吊带，帮助患者坐起。

（2）坐位移动方法

1）坐位前方移动：患者将双手置于臀部稍前方，躯干前倾，用上肢支撑躯干，充分伸展肘关节将臀部抬起，而后身体向前方移动，最后屈肘坐下，反复进行完成移动。

2）坐位侧方移动：患者先将一只手靠近身体，另一只手放在身体侧方的床面上，再用双手支撑体重，将臀部抬离床面，注意充分伸展肘关节，将身体移向一侧。

（3）坐位站起的方法

1）四肢瘫患者的辅助站起方法：辅助者用手托住患者的臀部，患者用双上肢勾住辅助者的脖子，同时辅助者用双膝固定住患者的双膝，而后辅助者重心后移站起，将患者臀部向前上方托起，需注意的是，为使患者保持站立位，辅助者应抱住患者臀部。

2）截瘫患者佩戴矫形器站起：患者首先移动坐于轮椅前部，将躯干尽量前屈，双手握平行杠并同时用力将身体拉起，而后臀部向前将髋关节处于过伸展位，使身体保持站立。

（4）转移方法：是患者生活自理的关键动作，可帮助患者从轮椅转移到不同的地方。

1）前方转移方法：该方法适用于：四肢瘫和上位胸髓损伤的患者，高龄、坐位不稳、上肢支撑力差的患者，也多采用前方转移的方法。首先，患者需将轮椅在靠近床并能将下肢抬起的地方停住，刹闸，并脱下鞋子，后将双下肢放在床上，再将轮椅推向前靠床，最后用支撑动作将身体移至床上。

2）侧方转移方法：该方法较常见，即患者将轮椅侧方靠近床边，将双下肢放在床上，然后利用支撑动作将臀部移至床上。

3）斜向转移方法：患者将轮椅斜向 30° 左右靠近床，刹闸后并将双脚平放于地面上，而后利用支撑动作将臀部移至床上；四肢瘫患者可利用移乘板，将臀部移至板上后再移至床上。

4）轮椅与地面间的转移方法：①患者身体后倾，从左边向外拉出座垫，向两边分开脚踏板，将座垫放到地板上；②将臀部移至轮椅坐板的前部，伸直双下肢（注意此过程轮椅应刹闸），利用双上肢支撑体重将臀部抬离座面；③重心前移，慢慢地弯曲肘关节，臀部向前离开座板；④身体向下逐渐滑到座垫上，见图 4-9。以相反动作即可从地面回到轮椅上。

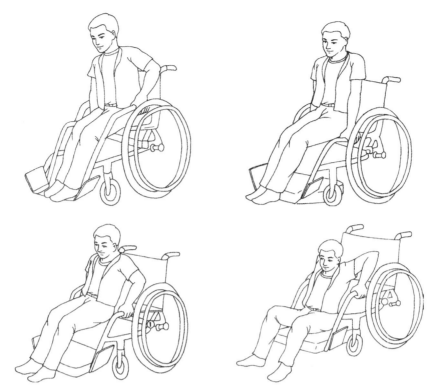

图 4-9　从轮椅转移至地板上

3. 轮椅操作方法

（1）前进、后退、转弯等驱动操作：四肢瘫患者在驱动轮椅时，应戴上橡胶无指手套，并将轮椅手动轮缠上橡胶带或安上小把手等，以便于驱动。

（2）坐轮椅开关门：将轮椅停在门把手的斜前方，然后一只手开门，另一只手驱动轮椅进门，轮椅进门后，反手将门关上。若遇到不能通过轮椅的狭窄门廊，上肢肌力较好且轮椅可折叠时，患者可将双脚移开脚踏板后将其折叠，转移坐到轮椅扶手上，并向上拉座垫，使轮椅折叠变窄，最后借助拉门框来拉动轮椅通过门廊。

（3）上下斜坡：上斜坡时患者躯干前倾，双手握住手轮后方用力前推；下斜坡时，则上身后仰，靠在轮椅靠背上，双手轻握手动轮控制下行速度。

（4）抬前轮方法：抬起轮椅前轮，指导患者用后轮保持平衡。患者双手握手动轮，将手动轮向后轻拉，然后快速用力前推，头和肩同时向前，脚轮抬起，指导者于轮椅后方用双手或绳索保护患者安全，使其处于平衡位，待患者掌握平衡后，可独立上抬脚轮，练习前行、后退、转弯等动作。

（5）上下宽台阶方法：首先将前轮抬起，躯干前倾向前驱动后轮，将前轮放在台阶上，再将前轮退回台阶边缘（使后轮与台阶距离增大，以便上台阶时获得更大冲力），用力推动手动轮，将后轮推上台阶。下宽台阶时，将前轮抬起，驱动手动轮控制轮椅后轮下降。

（6）坐轮椅上下楼梯方法：

1）用臀部移动法上楼梯，具体步骤为：①转移到台阶上；②把轮椅向后放倒在楼梯上；③臀部向上移动一个台阶；④重新放好双下肢的位置；⑤拉轮椅上一个台阶；⑥稳住轮椅向上移动一个台阶，见图 4-10。

2）坐在轮椅里上楼梯：①双下肢和轮椅绑在一起；②轮椅向后放倒在楼梯上；③双手向后放好准备上台阶；④上台阶，见图 4-11。

3）坐在轮椅里抓住护栏下楼梯：①开始位，轮椅退到最高台阶的边缘；②双手抓住扶手；③放低轮椅下台阶，见图4-12。

4）利用后轮维持平衡下楼梯：①用后轮平衡好轮椅，后轮放在最高台阶的边缘；②控制住轮椅下降；③向后拉驱动轮，顶住楼梯而稳住轮椅，见图4-13。

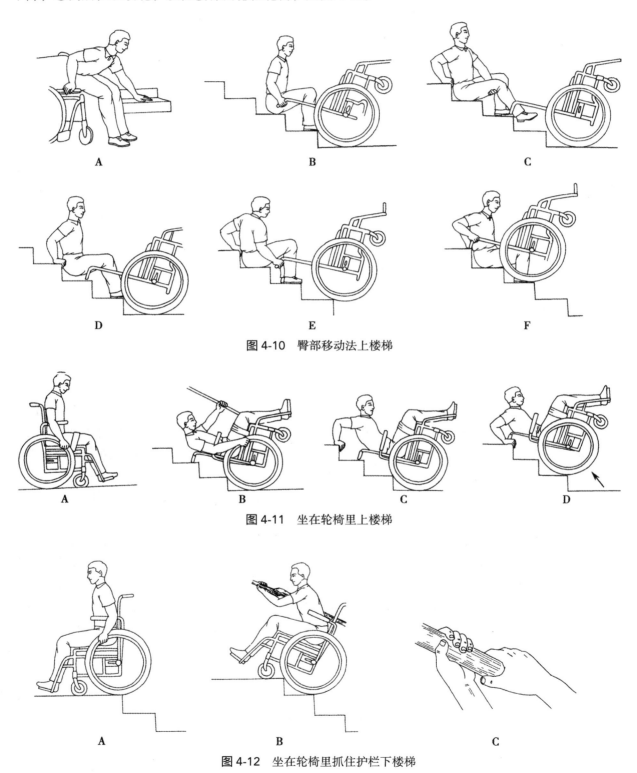

A B C

D E F

图4-10 臀部移动法上楼梯

A B C D

图4-11 坐在轮椅里上楼梯

A B C

图4-12 坐在轮椅里抓住护栏下楼梯

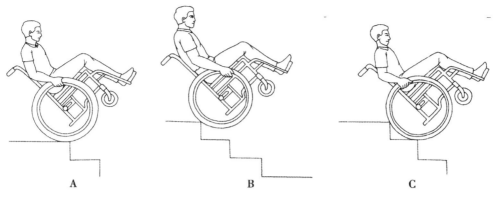

图 4-13　利用后轮维持平衡下楼梯

4. 行走和上下台阶训练方法

（1）蹭步训练：①将双腋拐放至身体前方；②躯干前倾，由腋拐支撑体重；③将双足同时向前拖动一小步。

（2）摆至步训练：①将双腋拐同时放至身体前方；②躯干前倾，由腋拐支撑体重；③将双足同时向前摆出一小步，双脚落至腋拐处。

（3）摆过步训练：①将双腋拐同时放至身体前方；②躯干前倾，由腋拐支撑体重；③将双足同时向前摆出一大步，双脚超过腋拐，落于腋拐前方。

（4）四点步行训练：按照以下顺序行走：一侧拐→对侧下肢→另一侧拐→另一侧下肢。

（5）使用双拐上下台阶

1）上台阶训练：①脚尖位于台阶边缘平衡站位；②双拐置于台阶上；③通过伸肘、压低肩胛骨，依靠拐杖把双脚提到台阶上；④通过向后摆头和收缩肩胛骨来推动骨盆向前。

2）下台阶训练：①双拐置于平台边缘平衡站立；②摆过步；③通过向后摆头和收缩肩胛骨来推动骨盆。

（6）使用助行器的训练：

1）迈步行走：将助行器的一侧向前，然后迈出对侧下肢，再将助行器的另一侧向前，然后迈出另一侧下肢。

2）摆步行走：将助行器抬起，放至身体前方一步左右处，用支撑动作将身体撑起，然后将双下肢向前摆出一小步，双足落地站稳。

3）使用助行器站起：首先将助行器稳定住，双手紧握扶手，躯干前倾，而后双上肢用力撑起身体，同时躯干伸展，双足支撑体重站起。

（7）使用双拐安全跌倒和站起的方法：运动和感觉功能受损的患者，在步行时易摔倒。患者在练习行走的同时，也应同时学习如何安全地跌倒，以减少损伤的风险。

1）使用拐杖的患者步行时摔倒，可通过以下做法减少损伤：①挪开拐杖，以免摔在拐杖上或拐杖产生过大的力量作用于上肢；②用手掌着地，上肢收于胸前，用肘和肩缓冲一下，应避免摔倒时上肢僵硬，造成损伤。

2）跌倒后站起：将身体摆俯卧位，双手掌撑在地上，伸展肘关节将上身逐渐抬起，而后充分提起骨盆，抓住第一根拐杖平衡身体，同时抓住第二根拐杖将身体推直，使身体保持平衡。

5. 日常生活自理能力的训练

（1）进食：对于脊髓损伤患者来说，只有 C_4 及以上水平的损伤造成双上肢瘫痪，从而影响患者独立进食，这类患者只能依靠他人才能进食；C₅及以下水平损伤的患者，可自行使用辅助器具进食，见图4-14；C₆、C₇水平损伤的患者，经训练可独立进食；下肢截瘫患者上肢功能正常，可独立进食。

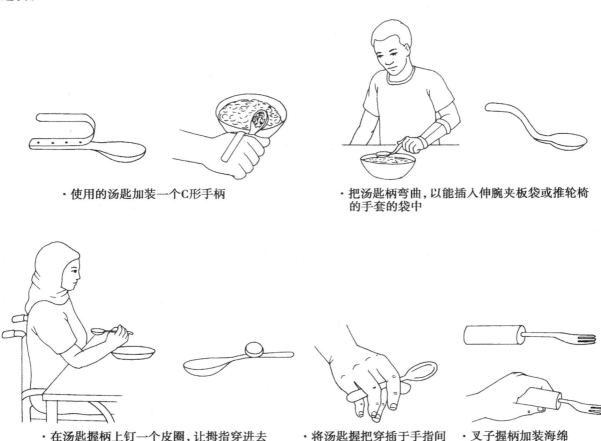

· 使用的汤匙加装一个C形手柄

· 把汤匙柄弯曲，以能插入伸腕夹板袋或推轮椅的手套的袋中

· 在汤匙握柄上钉一个皮圈，让拇指穿进去
· 将汤匙握在中指和无名指之间

· 将汤匙握把穿插于手指间

· 叉子握柄加装海绵
· 这样可以使叉子更容易抓握

图4-14 进食辅助器具

（2）穿脱衣物：四肢完全瘫痪的患者，需依赖他人穿脱衣物；双下肢瘫痪能翻身者，在训练后可自行穿脱上衣，还可用手系各种扣子。

1）穿脱套头衫：患者穿套头衫时，双手分别插入同侧衣袖，用手将对侧衣袖上拉使手腕伸出袖口，上举双手，头部从领口套入后伸出，将上衣整理平整。脱套头衫时，躯干前倾，先褪头部，用双手从领口后部将套头衫上拉，然后分别退出双臂。

2）穿脱有前扣的衣服：使用这种方法的患者，身体必须能够前倾，且不需支撑就可坐稳；按图示相反动作可将衣服脱下，见图4-15。

3）穿脱裤子：截瘫患者如能坐起，则应训练独立穿脱裤子。患者先将一条裤腿套在脚上后，用手或腕部使膝部呈稍屈曲状，向上拉裤子至大腿上部，再用相同的方法穿好对侧，取右上侧卧位，用左侧肘部支撑身体将右侧裤子提起，再转身呈左上侧卧位，用右侧肘部支撑身体，将左侧裤子提起，交替反复，将裤子提到腰部；脱裤子动作与穿裤子相反。

（3）穿脱袜子和鞋子：患者可伸直下肢坐在床上，并将身体向前倾，或是弯起下肢跨在另一条下肢上，坐在轮椅上或床上穿均可，在袜子上缝上环可使穿袜子更加容易。穿鞋子的方法与穿袜子大致相同，鞋子尽量选择有搭扣或不系鞋带的样式。

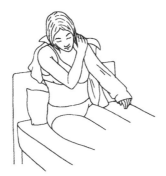

· 用右手抓住衣领
· 把左手伸到袖子里面
· 把袖子向上拉到手臂上，并使衣领搭在颈后

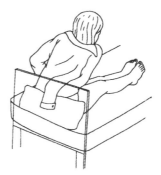

· 右手后伸到背后找右边的袖子
· 把右手和右手臂伸进袖子里

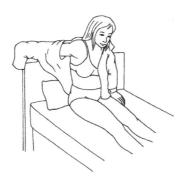

· 右手向侧边举起，使袖子滑到右上臂

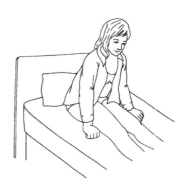

· 扣上纽扣
· 必要时可以用纽扣钩扣纽扣、解纽扣

图 4-15　穿有前扣的衣服

（4）洗漱：脊髓损伤患者若双上肢功能良好，经过训练有可能自己完成洗漱活动，但需要对洗澡间加以改造，为了简化活动难度，可加用自助器具，如使用手柄加粗、加长或加装固定带的梳子、牙刷；带有吸盘的刷子固定在水池边刷手，带有固定板的指甲刀等，见图 4-16。

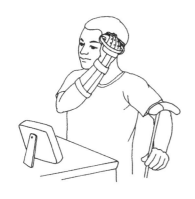

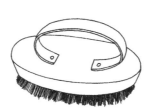

· 在刷子背面加装一条皮带
· 手滑进皮带
· 让手更容易抓住刷子

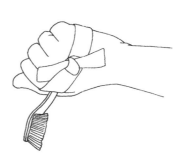

· 穿在手掌的掌带能协助抓握牙刷

图 4-16　加装固定带的梳子、牙刷

（5）如厕训练

1）厕所的改造：脊髓损伤患者应使用坐便器，其高度与轮椅等高，坐便器两侧或上方安装扶手，易于患者在轮椅与坐便器之间转移。

2）转移至坐便器上：患者从轮椅转移至坐便器上前，应使轮椅与坐便器呈30°左右的角度，固定轮椅后旋开脚踏板，腰部向前稍屈曲，抓住坐便器上方的扶手，另一手支撑身体转身，坐于坐便器上。

3）如厕时穿脱裤子：上肢功能较好的患者，利用扶手站立，一只手抓住扶手保持平衡，另一只手穿脱裤子。

4）清洁：脊髓损伤患者上肢功能较好时，应学会便后自己使用手纸；抓握功能差者，可将卫生纸缠绕在手上使用；也可选择辅助用具，如在坐便器上安装自动冲洗及烘干器，夜间在床旁放置适宜高度的盆凳便器，以减少去厕所的不便等。

（6）日常家务训练：日常家务涉及许多方面的活动，应根据脊髓损伤患者的不同情况，选择合适的家务活动，如将灶具改成患者能在轮椅上操作的高度，训练患者独立使用这些灶具；使用改制的切菜板，见图4-17；电动瓶罐开启器，手柄加粗的菜刀、汤勺等。

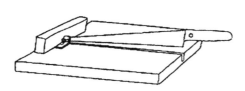
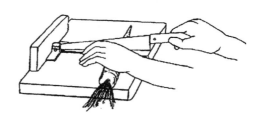

· 把切菜刀的尖端用螺钉卯在菜板上，切菜会更容易

图 4-17　改制的切菜板

（四）矫形器和辅助器具的选用

脊髓损伤患者正确地选择矫形器和辅助器具，不仅可以改善患者的生活自理能力，而且有利于患者心理和体质的全面康复。患者脊髓损伤的水平不同，所需的矫形器和辅助器具也不同；患者的年龄、体质、生活环境和经济条件，也影响对矫形器和辅助器具的选择。常用的有以下几种：

1. **脊柱矫形器**　脊柱矫形器具有纠正畸形、保暖以减轻疼痛、稳定脊柱、限制脊柱活动和减轻心理压力的作用。包括颈矫形器、头颈矫形器、颈胸矫形器、颈胸腰骶矫形器、胸腰骶矫形器和腰骶矫形器。

2. **手部矫形器**　保持手部的正常位置，以防止畸形，保持手指功能位、拇指对掌及掌弓正常解剖功能位，患者在卧床时应持续佩戴，洗漱和关节训练时可摘下。每日至少2次进行皮肤检查，观察有无红肿。

3. **下肢矫形器**　应用矫形器进行站立和步行训练，能预防肌肉萎缩，防止痉挛和挛缩的发生，减少骨质疏松，改善膀胱功能，防止压疮和深静脉血栓形成，增强心肺功能；而且，可从心理上克服患者瘫痪后抑郁、悲观失望等心理障碍，增强其自立自强的信心。常用的有以下两种：

（1）长下肢矫形器：适用于$T_{10} \sim L_4$脊髓损伤，膝关节不能或不完全伸展的患者。

（2）短下肢矫形器：L_4以下的脊髓损伤，膝关节能完全伸展的患者。

4. **拐杖与助行器**　使用拐杖和助行器的目的，是支撑体重、增强肌力、获得平衡、帮助步行。

根据患者功能障碍程度不同，应选择不同的拐杖或助行器。手拐适用于脊髓不完全损伤者，其一侧上肢、肩部肌力正常，双下肢有一定的支撑能力；腋拐适用于佩戴膝踝足矫形器后的截瘫患者进行行走训练；助行器具有较高稳定性，但室外使用不方便，多在步行初期或室内行走时选用。

5. 轮椅

（1）脊髓不同损伤节段轮椅的选择：根据脊髓损伤的水平不同，患者使用的轮椅也有差别。

1）C_5 及以上平面损伤：患者可选用高靠背电动轮椅或声控轮椅。

2）C_6 损伤：可配备改造手动轮椅，轮椅的驱动圈应缠上橡胶带，以增加驱动摩擦力；可戴护腕手套，防止腕部掌侧皮肤受损，同时增加驱动轮椅摩擦力，轮椅脚踏板和扶手应是可折式，以方便上下轮椅。

3）C_7 及以下平面损伤：选择普通手动轮椅即可。

（2）轮椅尺寸选择

1）座高：以患者久坐仍能保持正确姿势为标准，测量时，应坐在普通木椅上测量椅座的高度。

2）座宽：臀部最宽处加 5cm 左右。

3）座深：为座椅前缘到椅背的距离。患者坐下时，小腿上段后方与垫子前缘间应有 6.5cm 的间隙。

4）靠背高度：靠背的高度，应根据患者坐高以及上半身功能情况而定。靠背越高，患者坐时越稳定；靠背越低，上半身及双臂的活动越方便。如果患者躯干稳定性、控制力良好，则靠背上缘与患者腋下距离约 10cm 为宜。

5）座垫与踏板之间的距离：患者坐好后，双足放在踏板上，腘窝与大腿前端底部约有 4cm 不接触座垫为宜。

（3）轮椅训练：应逐渐由简到复杂，将整个过程分解成多个简单单元，完成每个单元后再将其重新结合，具体方法如前所述。

（五）心理康复

脊髓损伤患者常常出现严重的心理与情绪性障碍，包括抑郁、焦虑、压抑、烦躁和恐惧悲观等情绪，甚至发生精神分裂，以致患者不能以正常的方式独立进行其他康复活动。因此，康复治疗应帮助患者解决所面对的心理障碍，减少焦虑、恐慌、抑郁等精神症状，耐心细致地对患者的问题给予鼓励性回答，帮助患者建立信心，积极配合康复训练；不可贸然让患者丧失希望，应适当诱导，使患者逐步认识自己的状况，对自身疾病有正确全面的认识，增加其康复信心，减轻心理压力，并尽可能通过改善、代偿或替代的方式，增强患者实际活动能力。同时，指导家属或朋友给患者更多的关心和照顾，鼓励患者多接触病友，缓解对残疾的恐惧感，通过向患者展示过去康复患者的案例，鼓励患者树立生活的信心。

如何适应别人对待自己的反应，可能是脊髓损伤患者需要面对的难题之一。许多人会盯着坐在轮椅中的患者看，感觉与患者谈话很尴尬等，患者要学会面对这些反应，也可通过回想自己受伤前对类似患者的反应，来理解他人对自己的态度和反应方式。事实上，患者对自己坐在轮椅上不必感到难堪，要学会与别人交往，真诚相对，互相交流，让他人更好地了解自己。

（六）教育康复

针对患者回归社区后的教育，应以患者为中心，专注于个人目标、过往生活经历和促进自尊。帮助有特殊需要的个人和群体，获得合适的学习机会，以及他们想要的和需要的技能，例如自理、交通、购物、适当的社会活动、自信自尊、性知识、婚姻和养育后代、保护健康、残疾人的权力等。积极促进残疾人组织、相关医疗机构、相关政府部门的人员参与进来，了解他们的需求，提高其服务水平，促进社会融入。

（七）环境改造

由于脊髓损伤患者多遗留有双下肢甚至四肢功能障碍，行动多有不便，因而对于无障碍社区环境的需求更甚于其他患者。

1. 家庭环境改进　通过家访评定患者进出家庭的方便性和安全性，并指导或参与患者的家庭环境改造。简单的改建包括坡道、门的加宽，不设门槛，厕所配有坐便器和扶手，保持地面平坦并采用防滑措施，走道安装扶手等；复杂的改建包括：轮椅的升降机、楼梯滑道、浴室改建，或完成无障碍住房的建造。

2. 社区公共环境改建　改建不应只局限于家庭环境，学校、社区和工作场所的改建，有利于患者工作和学习习惯的恢复。如设置无障碍通道、轮椅专用斜坡、公厕内设置坐便器和扶手等。

社区康复工作者还应在城市、社会和健康管理部门与残疾人之间创立伙伴关系，将建造和改善物理环境和建筑物的无障碍设施，纳入规范化工作计划。

除了社区硬件的环境改造外，针对医疗卫生部门和社会普遍存在的对残疾人及其家人的错误观念、负面态度和歧视，也应积极开展教育和培训，改变错误的观念，改善软环境，增进社区包容性。

（八）职业咨询与培训

当患者获得足够程度的恢复，并且适应社区生活后，应考虑安排患者进行职业技能方面的准备，协助患者进行职业再规划、再培训，开展力所能及的就业工作。

（九）常见并发症的预防与康复处理

1. 压疮　压疮是指局部皮肤长时间受压或受摩擦力与剪切力作用后，受力部位出现血液循环障碍，而引起局部皮肤和皮下组织缺血、坏死。正常情况下，一般人若同一姿势维持太久，就会开始觉得不舒服而挪动位置，但脊髓损伤患者却因为感觉功能的障碍，无法察觉到不舒服或需要挪动的信息。

（1）压疮的好发部位：主要是卧位或坐位时，持续受压的骨突出部位，如枕部、肘部、肩胛骨部、骶尾部、坐骨结节、胫骨粗隆部、腓骨小头、外踝及足跟等，尤以骶尾部、坐骨结节和胫骨粗隆部发生率最高。

（2）预防压疮形成的方法

1）减少局部持续受压：卧床患者应每2小时翻身一次，坐轮椅者每20～30分钟做支撑减压一次，每次持续1～2分钟。翻身时，要防止皮肤和床面摩擦，动作轻柔，不可拖拽。翻身后，要在合适的位置放置足够厚的软垫，以分散压力，但软垫不能放置在骨突处或受压部位。翻身情况应做好记录，翻身前后，应观察皮肤的卫生情况，并保持床面平整。

2）选择良好的座垫和床垫：良好的座垫和床垫的标准——承受面积大，散热、透气性好，厚度在10cm左右。

3）加强营养：改善全身营养状况，纠正贫血，治疗原发病。养成吃健康食品的习惯，控制好体重。

4）保持清洁卫生：每天清洗身体，潮湿或弄脏的衣物要立即更换，注意保持皮肤、内衣和床垫的清洁卫生。

5）坚持训练：适当的康复运动训练，可增加患者的活动能力，改善血液循环状况，增强体质。

6）保护肢体：脊髓损伤的患者，因损伤水平以下感觉丧失或减退，故要加强对肢体的保护，避免过冷、过热、摩擦和碰撞。

2. 排尿障碍 脊髓损伤水平在脊髓圆锥以上的患者，其低级排尿中枢存在，反射弧完整，易形成反射性膀胱，少量尿液即能触发不同程度的、频繁的膀胱逼尿肌收缩，呈反射性尿失禁。部分患者常能凭经验，借助刺激一些"触发点"（如会阴部、外生殖器、肛门、耻骨上或大腿内侧）而稍能控制排尿。而损伤在圆锥及马尾的患者，由于低级排尿中枢的反射弧中断，患者呈用力性尿失禁，必须用力屏气或在下腹部加压才能排尿，放松后即停止。

（1）间歇导尿方法：操作可在清洁状态下进行，指导导尿者用肥皂在流动水下洗手两次，尿道口用 1：500 氯己定液棉球擦洗，轻柔地将导尿管送入尿道。男性尿道比女性尿道长，要多插入一些，一般 15cm 即可。反复移动导尿管，同时辅以体位变化和压迫下腹部，促进尿液全部排出。从每 6 小时排尿一次逐渐延长至 8 小时一次，以减少导尿管对尿道的刺激。间歇导尿时，应限制患者的液体摄入量，一般掌握在 2000ml/24h 左右，以免膀胱过度膨胀。

（2）训练排尿方法

1）定时排尿：通过定时刺激"触发点"或导尿，刺激膀胱收缩，逐渐形成排尿反射。

2）排尿意识训练：每次排尿时，应进行排尿意识训练，让患者做正常排尿动作，使协同肌配合，以利排尿反射形成。排尿的体位，应尽可能采取站立位，以利于膀胱内沉淀物的排出，相对减少残留尿液，预防感染。长期卧位排尿者，膀胱内沉淀物较多，应进行膀胱冲洗。

3）适当加大腹压：脊髓损伤后，因尿道括约肌紧张，常需加大腹压或用手在下腹部压迫，将尿液排出，但此方法在膀胱内压力增高又未排出尿液时应慎用，否则会引起尿液反流，甚至形成肾盂积水、逆行感染等严重后果。

4）学会自行排尿：脊髓损伤患者应学会自己导尿，尽可能地实现功能独立。

5）集尿器的使用：男性患者常用的是阴茎套式集尿器，可将其放在小腿上或挂在床边，尿液充满后可拆下倒掉，再重复使用。女性患者多用一次性集尿短裤，该短裤吸水能力强，用后更换方便。

（3）泌尿系感染：为了预防感染，患者应保持喝水量在 3000ml 左右，养成定时排尿的习惯，生殖器官每天至少清洗一次，便后一定要清洗；导尿管及相关物品保持干净，装尿液的袋子需用肥皂与清水每天冲洗一次；注意尿液袋的高度不能超过膀胱，以免尿液逆流回膀胱；按时检查膀胱是否排空，确保导尿管无扭曲或缠结。一旦出现感染征象，如排尿时有灼热感或疼痛，尿液浑浊或带血色且有恶臭，排尿困难或排出尿量很少等，应立即就医做相关处理，患者也应多饮水，以助于将膀胱冲洗干净。

3. 大便障碍 脊髓损伤早期和脊髓休克期，直肠松弛，结肠活动减弱，通常前 3～4 天不用处理大便，4 天以后，戴乳胶手套检查直肠，如有大便可直接抠出，7 天后进食正常的患者，可服用缓泻剂。

脊髓损伤患者必须养成定时排便的习惯，每次不少于 30 分钟，且尽可能让患者采用坐姿，以易于排便，可使用马桶或便器座椅。排便时，可按压结肠，用戴指套的手指扩张肛门括约肌，刺激肠蠕动以促进排便，如大便干燥，可在直肠内注入 50% 甘油 10ml，并向腹部加压，如此坚持，多数患者可顺利排便。此外，患者平时应多吃富含纤维素的水果和蔬菜，每天饮水 3000ml，以保持大便通畅。

4. 手足肿胀 瘫痪部位由于活动少，血液循环较差，可出现水肿，手足肿胀常会导致关节变形。因此，如何预防和治疗水肿对患者来说十分重要，具体方法如下：

（1）患者坐在轮椅或躺在床上时，用枕头将肿胀的手支撑起来，使手高过肘部。

（2）必要时佩戴手部保护器具。

（3）移动肿胀部位时动作应轻柔。

（4）将床尾抬高约 10cm，并将肿胀的脚部支撑起来，使其高过膝部。若抬高肢体已有一段时间，水肿仍未消退，且小腿或足部皮温较高，则有可能已发生深静脉血栓，应及时就医进行检查和治疗。

5. 深静脉血栓　脊髓损伤患者中，深静脉血栓的发生率较高。如一侧肢体突然发生肿胀，伴有胀痛、体温升高，都应考虑下肢深静脉血栓形成。未发现和未处理的深静脉血栓，可导致肺栓塞和突然死亡。彩色超声多普勒检查有助于确诊。预防和治疗措施包括卧床休息、抬高患肢。在病情允许时，应穿着医用弹力袜或缠弹力绷带。

6. 自主神经反射亢进　又称自主神经过反射，是脊髓损伤特有的威胁患者生命的严重并发症，多见于 T_6 以上脊髓损伤的患者。主要症状是头痛，主要体征是突发高血压，其次是脉搏缓慢或加快。

7. 骨质疏松　脊髓损伤后，双下肢因不能行走使骨质变得疏松，进而容易发生骨折或断裂。上下轮椅及转移不当、从轮椅上跌落、他人的不当搬运等，都可能导致骨折。一旦有意外发生，应立刻就医。

五、 转介服务

脊髓损伤的患者多数为青壮年，脊髓损伤造成的功能障碍也是多方面的。在长期的康复治疗过程中，患者难免会出现各种并发症和在社区与家庭中难以解决的问题，此时，需要将患者转介至有关医疗机构进行治疗。出现以下情况时应对患者进行转介：

1. 患者需要做某些特殊检查和治疗时（如 CT 或磁共振检查、肌电图检查及脊柱复位、脊髓减压、脊柱稳定性手术等），应向上级医疗机构或康复机构转介。

2. 患者出现严重的并发症，而社区条件有限，不能处理时，如出现大面积或久治不愈的压疮，严重的泌尿系感染、排尿困难、肌肉痉挛、异位骨化、深静脉血栓，以及心、肺、肝、肾严重疾患等，应向上级医疗机构或康复机构转介。

3. 在社区康复中，出现损伤平面上升、功能障碍加重，应及时与上级医疗单位或康复机构取得联系，寻求技术指导或转介。

4. 当患者需要轮椅代步，需要矫形器、生活自助器具和其他用品辅助器具改善功能，而社区因条件所限不能提供时，应转介至专业生产部门或供应、服务部门。

5. 由于脊髓损伤患者中青壮年较多，应在社区内不失时机、因人而异地将患者向教育部门和机构、劳动就业部门和机构及职业培训机构转介，进行相应的干预。

6. 适时对其他脊髓损伤患者的婚姻及性生活、房屋、道路及室内设施的无障碍改造等方面进行指导，可向社区相关负责部门和专门机构进行转介。

六、 康复预防

（一）脊髓损伤的预防

中国康复研究中心和北京卫生信息中心共同完成的一项调查研究显示，我国北京地区脊髓损伤的前 3 位致伤原因是高处坠落、交通事故和重物砸伤。根据临床观察和有关文献报道，国内其他地区的情形也大致如此。可见，加强安全教育与防护，杜绝意外事故的发生，是防止脊髓损伤发生的重要因素。

在意外事故发生后，如怀疑有脊髓损伤，则应采取正确的方式小心搬运患者，具体做法是：参与搬运的几个人同时用力，将受伤者身体进行整体移动至担架上进行转运，切忌一人拖拽或几人在搬运中用力不同步而使得受伤者身体产生扭转或扭曲，加重损伤。

（二）社区中脊髓损伤后继发性残疾的预防

脊髓损伤患者急性期需要住院进行治疗，根据患者的具体情况采用手术和康复治疗，病情稳定后回到社区。许多脊髓损伤患者将终生遗留有多方面的功能障碍，因此，需做好终身带残生活的准备；同时，还要做好预防因功能障碍而可能导致的继发性损害的措施，包括压疮、骨质疏松和病理性骨折、下肢深静脉血栓形成、泌尿系感染等，这一切都需要社区康复指导员加强健康教育和康复指导，不仅针对患者，同时应针对患者的家属或配偶，只有这样才可能使患者达到全面和持久的康复。

（唐　梅）

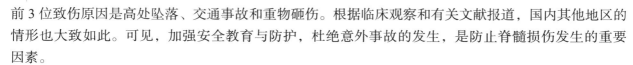

第四节　脑性瘫痪的康复

一、概述

脑性瘫痪（cerebral palsy，CP）简称脑瘫，是以运动功能障碍为主的致残性疾病。随着新生儿急救医学的发展，早产儿、低体重儿成活率的提高，社会、环境等因素，多年来世界范围内脑瘫发病率和患病率没有明显的下降趋势。按临床表现分为六型：痉挛型四肢瘫、痉挛型双瘫、痉挛型偏瘫、不随意运动型、共济失调型、混合型。目前，多采用粗大运动功能分级系统（gross motor function classification system，GMFCS）分级。GMFCS 系统是根据脑瘫患儿运动功能受限年龄变化的规律，所设计的一套分级系统，将脑瘫患儿分为 5 个年龄组（0～2 岁、2～4 岁、4～6 岁、6～12 岁、12～18 岁），每个年龄组根据脑瘫患儿运动功能，从高至低分为 5 个级别。脑性瘫痪的基本障碍，见图 4-18。

二、康复目标

脑瘫康复的基本目标：通过医疗、教育、社会等康复手段，实现身体、心理、职业、社会等方面最大限度的恢复和补偿。改善运动功能，达到最佳功能状态；提高生活自理能力，提高生活质量；提高交流能力；提高社会适应能力，实现平等享有权力，参与、分享社会和经济发展成果的目的。

脑瘫康复的基本原则：早期发现、早期康复。婴幼儿时期的脑生长发育快、代偿性强、可塑性强，是学习的最佳时期。在这一时期从外界给予刺激性治疗和功能训练，可使患者在康复治疗过程中，不断纠正异常，学习和建立正常的模式和功能，达到最佳效果。

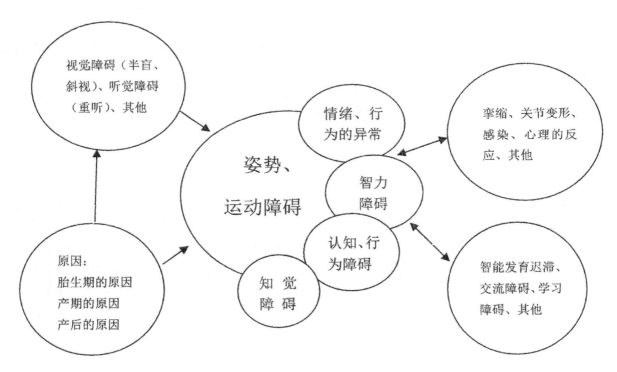

图 4-18　脑瘫的基本障碍及常见并发症

三、　康复评定

评定的目的：对患者的身体状况、家庭和社会环境相关信息进行收集，掌握患者功能障碍的特点；对患者所具有的能力进行分析；分析功能障碍程度与正常标准的差别；提出功能障碍的特点及关键因素；为制订康复训练计划提供依据；为享有平等权利、义务及参与社会提供客观依据。评定内容一般包括以下几方面。

（一）一般情况的评定

可采用社区残疾人调查表，见第二章第三节。

（二）全身状况的评定

全身状况的评定指一般状况及精神心理状况的评定，如年龄、体质、全身状况、合并症等。脑瘫患者常存在精神心理障碍，因此，治疗前应对患者的精神状况进行评定，注意性格特点、情绪、行为、反应能力等，以利于制定具有针对性的康复治疗措施；合并智力落后将会影响康复治疗效果，因此，进行智力评定，对于制定合理可行的康复治疗方案很有必要，可以选择瑞文智力测试、韦氏智力测定量表进行智力评定。

（三）姿势与运动发育评定

姿势是指身体各部位之间所呈现的位置关系，即机体在相对静止时，克服地心引力所呈现的自然位置。只有保持正常的姿势，才能出现正常的运动。脑瘫患者存在脑损伤，神经系统发育受阻，神经系统调节障碍，必然导致姿势和运动发育异常。其特点概括为：四肢和躯干的左右差别，呈非对称性；只以某种固定的模式运动；抗重力运动困难；完成分离运动困难；发育不均衡，如上肢与下肢、仰卧位与俯卧位、左侧与右侧运动发育不均衡；肌张力不均衡，如异常肌张力、姿势变化时的肌张力增高、降低或动摇；原始反射残存，特别是 6 个月以上的患者仍然存在原始反射；正常感觉运动发育落后，存在异常感觉运动发育；存在联合反应和代偿性运动。

（四）肌张力评定

肌张力是维持身体各种姿势和正常运动的基础，表现形式有：静止性肌张力、姿势性肌张力和运动性肌张力。只有这三种肌张力有机结合、相互协调，才会维持与保证人的正常姿势与运动。肌张力的变化，可反映神经系统的成熟程度和损伤程度，脑瘫患者均存在肌张力的异常。目前，较为通用的评定标准多采用 Ashworth 痉挛量表或改良 Ashworth 痉挛量表，二者都将肌张力分为 0 ~ 4 级，改良 Ashworth 量表较 Ashworth 量表分得更细。

（五）其他方面的评定

脑瘫患者伴有言语语言障碍、听力障碍、视觉障碍、智力障碍、心理行为异常等。因此，应根据患者临床表现和需求，进行言语语言、听觉、视觉、智力、心理行为评定和步态分析。上述各类评定，可根据需求和不同目的，采用国内外公认的评定量表或工具进行评定，也可根据临床经验，采用自制的量表或工具进行评定，具体可见《康复功能评定学》。提倡社区康复工作者采用简易实用的评定方法。

评定时应注意以下几方面：

1. **运动发育的未成熟性**　脑瘫患者均有不同程度的运动发育落后，可表现为整体运动功能落后，也可表现为部分运动功能落后。

2. **运动的不均衡性**　运动发育与精神发育的不均衡性；粗大运动和精细运动发育过程中的分离现象；各种功能发育不能沿着正确的轨道平衡发展；对于外界刺激的异常反应而导致的运动紊乱。

3. **运动发育的异常性**　运动发育延迟的同时伴有异常姿势和运动模式；四肢和躯干的非对称性；固定的运动模式；抗重力运动困难；完成分离运动困难的整体运动模式；发育不均衡，如上肢与下肢、仰卧位与俯卧位、左侧与右侧运动发育不均衡；肌张力不均衡，如异常肌张力、姿势变化时的肌张力增高、降低或动摇；原始反射残存，立直反射及平衡反应出现延迟或不出现；联合反应和代偿性运动。

4. **运动障碍的多样性**　锥体系损伤呈痉挛性瘫痪；锥体外系损伤呈不自主运动、肌阵挛或强直；小脑损伤呈平衡障碍、共济失调、震颤等。

5. **异常发育的顺应性**　脑瘫患儿得不到正常运动、姿势、肌张力的感受，而不断体会和感受异常姿势和运动模式，形成异常的感觉神经通路和神经反馈；发育向异常方向发展、强化而固定下来，异常姿势和运动模式逐渐明显，症状逐渐加重。

四、 康复治疗

我国大多数脑瘫患者生活在农村或城市的普通家庭，没有能力和条件长期接受康复机构的治疗。社区康复为脑瘫患者提供了简单、通俗易懂的康复技术，充分发挥患者自己的积极性，家庭成员的参与等多项优越条件，使患者得到连续不断、持久的康复训练，达到理想的康复效果。在家庭和社区的社会环境中，在人与人的交往中，得到心理、智力、身体的全面康复，建立健全的人格和意志品质。

因此，长期以家庭或社区康复站点为基地，进行康复训练和治疗，是脑瘫患者实现全面康复和理想、持久康复效果的必由之路。

（一）社区和家庭康复训练的基本技术

1. 卧位护理 脑瘫患者由于紧张性颈反射的影响，头很难摆在正中位，常常是倾向一侧，长久地保持这样的体位，将会发生脊柱关节变形。因此，正确的睡眠体位，对抑制脑瘫患者的异常姿势、促进正常姿势至关重要。痉挛型脑瘫患者，一般不宜在普通床上长期采用仰卧位的睡眠体位。因为，仰卧位会加重肌肉痉挛和导致运动的不对称，而侧卧位有利于降低肌张力和促进动作的对称，所以，痉挛型脑瘫患者最佳睡眠体位是侧卧位，这样有利于痉挛肌肉张力得到改善。患者平时在床上时也可以采用侧卧位，以利于双手放在身体前面。痉挛型屈曲严重的患者，取俯卧位睡眠。方法是：在其胸前放一低枕头，使其双臂向前伸出，当患者头能向前抬起或能转动时，可以抽去枕头，让其取俯卧位体位睡眠。

2. 脑瘫患儿的抱姿 无法单独坐或行走的脑瘫患儿，大部分时间由家长抱着，所以正确的抱姿，不仅能够纠正其异常体位，还可以增强其对头部、躯干等部位的控制能力，对于不同类型的脑瘫患儿，应采取不同的抱姿。

（1）痉挛型的抱姿：仰卧位的痉挛型患儿，经常处于双臂弯曲、两腿伸直状态，对此该抱法为：让患儿双臂伸直，屈髋屈膝，当其滚动向一侧之前，抱者一手扶住其头部，一手抱起其靠近的身体，使其双臂围住抱者的颈部，或伸向抱者的背部，并把其双腿分开环在抱者的腰部两侧。

（2）不随意运动型的抱姿：不随意运动型脑瘫患儿的抱法与痉挛型脑瘫患儿的抱法有很大不同。该型抱法一般为：将患儿抱起前，令其双手在身体正中合在一起，双下肢靠拢，髋关节屈曲，并尽量靠近胸部，做好这一体位后，把其抱在抱者的胸前或身体一侧。可以将大小适度、易于抓握的玩具放在患儿的手中，然后将其抱起。

（3）屈曲模式的抱姿：对于经常屈曲的患儿，可以先让患儿偏向一侧，然后用一只手从患儿的腋下伸出，抓住患儿的手臂使双臂伸直，另一只手托住患儿臀部，使患儿的臀部紧贴抱者的上腹部，使患儿有安全感。有些严重痉挛的患儿，如果身体向后仰、僵直、肩关节外展、上臂外展，可采取抬起患儿双肩，以放松其下肢的痉挛，双手从患儿双腋下伸过，托住大腿内侧，分开双下肢，让患儿背部紧贴抱者的腹部。抱痉挛患儿时，不要直接从腋下抱起，因为这样易导致其双下肢肌张力增高，使痉挛加重。

3. 脑瘫异常姿势的控制方法 抑制异常姿势运动主要包括抑制异常运动模式、异常姿势及异常的姿势反射。通过促进正常运动模式，使患者获得正常的反应和自发动作，最大限度诱发患者的潜在能力，以达到翻身、坐、爬、站、走等最基本的动作。

（1）仰卧位纠正头后仰：脑性瘫痪常会出现头后仰，双肩后缩，此时切不可将手放到患者后头侧硬拉，否则会更强化此姿势。正确方法为：用双手贴在患者头的两侧，向上方拉使其颈部伸展，同时也可用前臂压住患者的肩，以增加力量。使头部保持平稳。

（2）坐位纠正头后仰：患者坐在膝上，头后仰，肩胛带内收，此时不可用手在患者后头部向前推，而应该轻轻向下压肩部，使其保持头部向前。正确方法为：单手绕过患者颈部，再用手和前臂向前向内推，抑制肩胛带内收，使头保持在正中位。

（3）矫正脑性瘫痪屈曲模式：痉挛型脑瘫常见的临床表现为屈曲模式。颈部与躯干部的前屈姿势、肩胛带向前方突出及向上方的牵拉，肘关节屈曲及前臂旋前模式，一般常伴随髋关节屈曲，见图4-19。

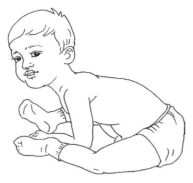

图 4-19　脑瘫屈曲模式

抑制屈曲模式：用手抓住患者肘关节及前臂，向前拉时将手抬高且外展，促使患者头抬高，脊柱伸展，髋关节变得容易屈曲，改善屈曲占优势的运动模式，见图 4-20。

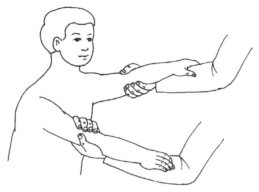

图 4-20　改善上肢屈曲

（4）不随意运动型脑瘫的手臂控制法：不随意运动型脑瘫患者肩关节外展，双上肢屈曲。在这种情况下，髋关节常有过度屈曲的现象，将患者手臂拉向内收，稍稍向下拉，当患者向前拉时，再慢慢将其手上举，这样可促进头前屈，拱背，并改善髋关节过度屈曲现象，见图 4-21。

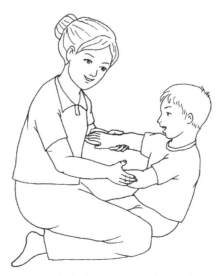

图 4-21　改善不随意运动型脑瘫上肢屈曲

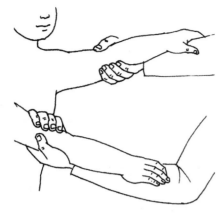

图 4-22　手臂伸展法

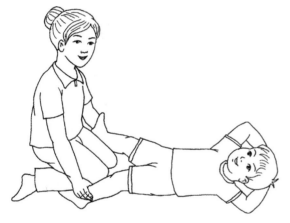

图 4-23　抑制下肢内收、交叉

（5）手臂伸展法：强硬拉起上臂时，则患者手臂将会变得更为屈曲，这时不可硬扳，将双手放在肘关节下方扶持患者手臂，可轻拉伸展肘关节，同时可做内外摆动动作。膝关节同样，见图 4-22。

（6）握拳手指伸展法：有些脑瘫患者因痉挛，致使头歪向一侧，肩关节屈曲、内收，肘关节屈曲，前臂旋前，腕关节掌曲，拇指内收握拳。将肩关节外展 90°，做外旋动作，使腕关节伸展，这样很容易使包括拇指在内的手指伸展。如果患者上肢屈曲严重，不要过分强迫伸展肩关节和肘关节，拉直，否则会加重弯曲，可直接握在肘关节上方，将它向内或外，同时可使之伸展。手指伸展。

（7）抑制下肢内收、交叉：痉挛型脑瘫患者的最常见的下肢异常为痉挛性强直，双下肢内收，交叉伸展。扩大股角时，不能握踝关节用力强拉，这样反而会加重痉挛。最好采用手法控制膝关节，将双下肢外展、外旋，同时控制髋关节使其活动度增大，见图 4-23。

（8）屈曲踝关节：严重痉挛型脑瘫患者的典型姿势是，肌肉十分僵硬的状态，甚至连穿鞋或裤子都难以屈曲，见图 4-24。正确方法为：将髋关节屈曲，然后使两侧下肢外展，这样踝关节也易于屈曲，便于穿脱衣服鞋袜，见图 4-25。

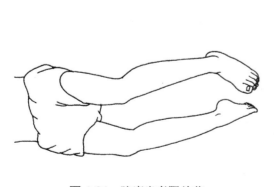

图 4-24　脑瘫患者踝关节

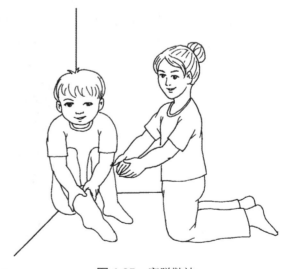

图 4-25　穿脱鞋袜

（9）缓解足趾勾屈：脑瘫患者的足呈跖屈，如鹰爪状。错误的控制方法：单纯被动使足踇指背屈，会适得其反，加重足趾的跖屈。正确手法为：用手托起患者的足底，使下肢轻度外旋，踝关节背屈，然后再伸展足趾会很容易。

（10）痉挛型脑瘫坐位姿势矫正：痉挛型脑瘫患者经常坐在双下肢上，使基底面增宽，不但不能改变异常姿势，反而会使髋关节和下肢伸展，内旋增强，影响整体姿势，上肢也因此受到影响。正确的坐位：如坐在一侧下肢上，基底面缩窄，髋关节保持外旋位，髋关节和下肢屈曲，用肩抑制上肢和头部。即一边对胸部轻轻加压，一边抬肩，达到内旋位最好，使上肢呈伸展位，逐渐进行体重负荷。治疗师用手将患者双下肢外展、外旋，使其身体向前屈。促使髋关节屈曲，抑制的关键点位于大腿内侧靠近关节处。为保持上述姿势，可用手将患者下肢充分伸展，使其学习独自向前弯腰，保持坐位，见图4-26。

（11）不随意运动型脑瘫坐位姿势矫正：典型的不随意运动型脑瘫患者坐位姿势常取伸腿长坐位，髋关节明显屈曲，下肢伸展外展，上肢外展、外旋，头后仰，以致无法用手支撑地面或向前伸。矫正方法为：屈曲患者双下肢，使患者达到腹部紧贴大腿的坐位；然后，握住患者的双肩缓慢加压的同时，将两肩向前向内推压，他的双手便能撑在身体两侧而支持自己，见图4-27。

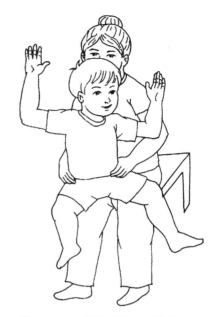

图4-26 痉挛型脑瘫坐位姿势矫正

4. 脑瘫患者日常生活活动能力训练 家庭与社会对脑瘫患者康复最基本的要求是患者生活可以自理。对脑瘫患者的作业治疗着重训练患者随意地、有目的地、有效地使用上肢和手，最大限度地提高其生活自理能力，改善其感知、认知能力，培养其学习与社会交往能力。

（1）口腔的护理：主要根据残疾的程度和患者的能力，选择清洁口腔的适宜方法，如菌斑显示液、牙刷、牙线、牙线夹持器、牙签、开口器等。也可以应用电动牙刷和水冲洗装置。对于缺乏生活自理能力的脑瘫患者，应对其进行特殊口腔护理，有效地去除牙菌斑。至少应帮助其每天彻底刷牙或用牙线洁牙一次。

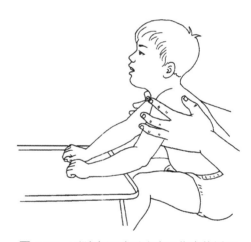

图4-27 不随意运动型脑瘫坐位姿势矫正

（2）进食训练：坐位进食姿势：使患者髋关节屈曲90°，肩部与上肢向前，头部轻度前屈，治疗师用左上肢固定患者的头后部，防止患者全身伸展，注意脊柱伸展，如果向后倾就会影响进食。前方有小桌子，患者两下肢分开，双足踩在地板上，姿势对称，脊柱伸展，对进食十分有利。

（3）穿脱衣服：首先，患者应明确身体各部位的名称，知道穿脱衣物的含义，能识别衣服的颜色、种类、用途和名称，分清衣服的上、下、左、右、里、外，激发其主动学习穿脱衣服的兴趣，然后再进行穿脱衣服训练。操作者在对患者进行训练时，最好将穿、脱衣服的过程分解为几步，分阶段练习，循序渐进。

1）衣服的穿脱：穿衣服的训练时，先穿上患侧或功能较差侧的袖子，再穿上健侧或功能较好侧袖子，然后以健侧手为主将衣服套入头部，拉下衣角；脱套头衫或背心时，先以健侧或功能较好的手为主，拉起衣角，将衣服从头上脱下，然后健侧或功能较好的一侧先脱下衣袖，患侧或功能较差的一侧后脱；穿对襟的衣服，可先将其下面的纽扣扣好，根据患者的情况，留2个上面的纽扣不扣，然后按照套头衫的穿脱方法进行训练。

2）裤子的脱穿：以穿裤子为例，取坐位，先将患侧或功能较差的下肢套入裤筒，再穿另一侧，然后躺下，边蹬健足，边向上提拉裤子到腰部并系好。脱法与穿法相反。对于下肢障碍较重的患者，也可取坐位，双腿套上裤子后，若转右侧半卧位，提拉左边的裤筒，转左侧半卧位时，提拉右边裤筒，左右交替进行。

（4）如厕训练：患者必须具备头部和躯干控制，能用臀部坐住，膝部弯曲并分开，两脚平贴于地面，才能独立坐于便器上。因此，适当的排便体位将有助于如厕训练取得成功。将便器置于木盒内、墙角或三角椅内，可有效地帮助患者保持双肩及双臂向前，髋部屈曲，提高其坐位下的稳定性和安全性。

（5）沐浴训练：采取半坐位，可选择使用"沐浴床"进行训练，这样可给予头部、颈部、躯干足够的支持，有助于沐浴动作的完成。将"沐浴床"安装在配套使用的长圆形浴盆上，让患者坐上后浴盆中的水浸泡到患者胸部为宜，见图4-28。

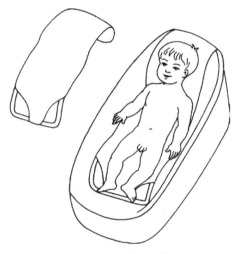

图 4-28　沐浴训练

5. 促进情绪的稳定和社会适应性　身体功能障碍越重，行动范围越受限；经验越不足，社会的适应性越差。脑瘫患者由于本身障碍与他人接触机会少，活动难，多以自我为中心，情绪常不稳定，将来常不适应工作和社会环境。因此，应注意从婴幼儿起，调整其社会环境，通过游戏、集体活动，来促进脑瘫患者的社会性和情绪的稳定。

在社区康复的训练过程中，要充分考虑患者的年龄、脑瘫类型、严重性、畸形情况、智力水平、学习意愿、现有的功能情况等因素，制订切实可行的训练计划，按照由易到难、由简到繁、循序渐进、寓训练于娱乐中的原则进行。常常可以采用小组和游戏的形式开展康复训练，如：①推球游戏：和患儿面对面坐，互相将球推往对方，看谁推得又准又快，父亲或母亲可坐在患儿身后扶持患儿。目的是可提高肩肘关节的屈伸运动及双手协调运动能力，改善患儿之间的交流沟通能力，见图4-29。②爬行训练（追球游戏）：患儿俯卧位排成一排向前追球。可腹爬、四肢爬、高爬。目的是提高四肢爬、腹爬、高爬、三点支撑能力，可提高患儿梳理信心、意志控制及解决问题的能力，见图4-30、图4-31。③踢沙包训练：坐位用单脚踢出，远者为胜，目的是提高脚、腿的抬起能力，增加股四头肌肌力，见图4-32；④手摸五官游戏：提示患儿以示指触摸自己的鼻子、耳朵、嘴巴、眼睛等部位，可左右分别进行；目的是提高上肢的关节活动范围，改善患儿对自身的认识及反应能力；⑤橡皮泥游戏：让患儿两手握同一木棒，类似擀面一样去压橡皮泥或黏土，母亲或作业治疗师要给予协助，保持患儿姿势对称，防止患侧肩胛带的后退；此游戏可促进患侧的分离运动，通过反复的类似运动，可防止肌紧张的增强，同时用健侧手带动患侧手的运动，见图 4-33、图 4-34。

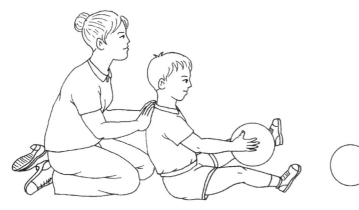

图 4-29　在患儿身后扶持

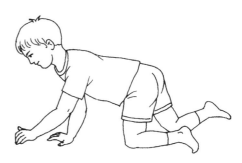

图 4-30　四肢爬

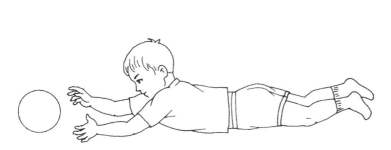

图 4-31　腹爬

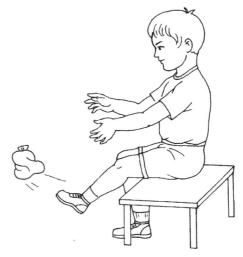

图 4-32　踢沙包

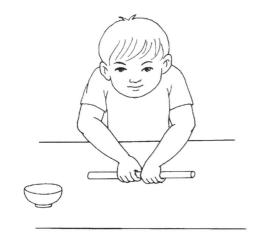

图 4-33　双手同握

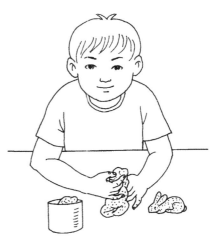

图 4-34　健侧手诱导患侧手运动

6. 言语障碍的训练 见第九章第二节。

7. 物理因子治疗

（1）水中运动：水中运动又称水疗，是利用水的物理特性对脑瘫患者进行康复训练的方法。由于水的浮力、水波的冲击、水温的刺激，可以使患者肌肉松弛，缓解痉挛，改善关节活动，从而使患者能够在水中比较容易地自我控制，调整姿势以及完成各种正常姿势和运动。水的压力还可以促进血液循环，促进胸腹的运动使呼吸运动加快，改善呼吸功能。由于呼吸循环功能的改善，可以增强患者的抵抗力，促进神经系统的发育。因此，有条件的社区应建立游泳池，由物理治疗师进行治疗，家属参与和辅助。

（2）传导热疗：常用的有石蜡、水、泥、蒸气以及化学热袋等，达到改善血液循环、缓解肌肉紧张等作用。

（3）电疗法、超声波疗法等：根据社区的具体情况，可选择如经络导平仪、神经肌肉电刺激、肌电生物反馈等治疗。

8. 传统医学康复治疗

（1）推拿：推拿具有调理气血、通经活络功效。对脑瘫患儿运动及神经功能发育有促进作用，可以改善脑瘫患者关节活动度，降低肌张力，提高肌力，改善异常姿势。

（2）针刺：头皮针具有疏通经络，调节阴阳气血的功效。通过头穴针刺，使大脑皮质血管扩张，改善病损皮质的血运供应。应用体针取穴较少，针刺轻浅。基本原则是循经取穴，小儿针刺不可过深。

（3）灸法：灸法可以改脑瘫患儿的运动功能、营养状况，也可以调整脑瘫患儿的胃肠道功能和免疫功能，改善脑瘫患者的睡眠状况。

（4）中药熏洗：可以使患者全身放松，可以减轻推拿、功能训练时的痛苦，有利于各种疗法的实施。中药熏洗采用的形式包括住院期间院内熏洗，出院后医生指导下的家庭熏洗。

具体的治疗方法，见第十一章第三节。

9. 肌内效贴治疗

（1）腕下垂

1）贴扎目的：促进腕关节背伸，放松腕屈肌群。

2）贴扎方法：第一步，肌肉促进贴扎、感觉输入贴扎：促进背伸，腕关节呈屈曲摆位。采用爪形贴布，将锚固定于肘关节外侧，沿前臂、手背多尾以自然或中度拉力延展至手指根部；第二步，肌肉放松贴扎：放松腕屈肌群，腕关节呈背伸摆位。采用Ⅰ形贴布，将锚固定于掌根部，尾沿前臂以自然或中度拉力延展至肘关节内侧。

（2）拇指内收

1）扎贴目的：抑制拇指内收，促进拇指外展。

2）贴扎方法：肌肉贴扎、筋膜引导：拇指伸展位。采用Ⅰ形贴布，中间镂空，将锚固定于手背外侧，拇指沿"镂空"的洞穿过，尾以自然拉力或中度拉力延展至掌心。

（3）膝关节过伸

1）贴扎目的：稳定膝关节，促进肌群协调，改善感觉输入。

2）贴扎方法：功能矫正：呈俯卧位，下肢屈曲至腘窝角135°。采用Ⅰ形贴布，贴布两端为锚，固定于小腿及大腿中部，使贴布中段悬空，再将小腿拉至伸展位，展平贴布，中间段可施加中度拉力。

（4）足外（内）翻

1）贴扎目的：改善感觉输入，稳定踝关节，纠正足外（内）翻。

2）贴扎方法：见第四章第一节相关部分。

（二）开展社区和家庭康复训练应注意事项

脑瘫的治疗不是一朝一夕的，需要长期的康复治疗训练，才可以达到预期的疗效。下面介绍在脑瘫康复训练时需要注意的事项。

1. 脑瘫的康复训练不能代替 脑瘫患者每一项动作不可能都能由自己来完成，家人必须帮助他们，但不是代替。如吃饭，有的患者自己能慢慢吃，但姿势不正确，容易把衣服弄脏，家人只能帮助纠正其不正确的姿势，而不能喂他们吃。

2. 脑瘫的康复训练不可过分照顾 过多的关照势必养成患者依赖心理。所以训练时一定要让患者配合每一个动作。患者注意力不集中时，家长可以拿玩具把他们的注意力转移到各个动作上，但不可过分照顾，凡是患者自己能完成的动作，尽量让他们自己完成。

3. 运动量不宜过大 训练强度要循序渐进，使患者有一个适应的过程。如安静时心率超过 120 次 / 分，收缩压超过 24kPa（180mmHg），有心绞痛或严重心律失常应暂停训练。训练后脉率不宜超过 120 次 / 分。如果患者经过一天的训练，休息一夜后仍感疲劳，脉搏数仍高于平日水平，则表示运动量过大，应适当减量。

4. 脑瘫的康复训练要给予患者正面激励 脑瘫患者做动作相对于有些困难，在这过程中需要家人耐心地训练患者，并时常给予患者鼓励，增强其自信心。

5. 脑瘫的康复训练是循序渐进的过程 各种动作必须先让患者适应，也可以把一个功能分解成几个动作让患者练习，以免患者产生疲乏、厌倦等不良情绪。

6. 脑瘫的康复训练要不断重复 每一个动作都需要反复地进行训练，才能最终巩固下来。同时，只有待某一动作能顺利的正确完成后，才能进行下一个动作的训练。

（三）矫形器和辅助器具的应用

在脑瘫的康复治疗过程中，除了应用物理治疗、作业治疗等疗法外，选择应用适当的辅助器具和矫形器，对于提高和保持治疗效果，矫正异常姿势，提高患儿的日常生活活动能力会起到重要作用。

1. 矫形鞋 脑瘫患者应用矫形鞋目的是矫正足部轻度畸形或预防变形，分散足部压力，俗称畸形鞋、病理鞋。矫形鞋的种类很多，可以因人而异设计制作，只要舒适、穿脱方便、样式尽量美观即可。而设计的关键是要符合治疗的需要，符合足部的生理指标。矫形鞋的底要柔软、富有弹性，而又不易变形；矫形鞋的内部要根据患者病情垫内、外翻垫、跖骨垫、模弓垫等，见图 4-35、图 4-36。

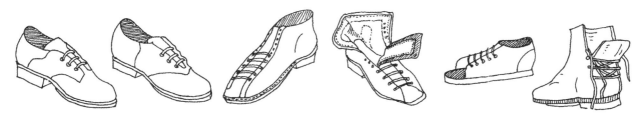

图 4-35 各种开口式矫形鞋

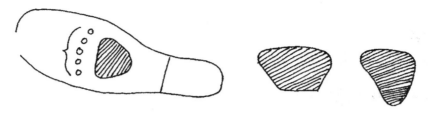

图 4-36　矫形鞋内的横弓下陷垫

2. 手矫形器　适用于指间关节、掌指关节、腕关节屈曲、畸形，见图 4-37。

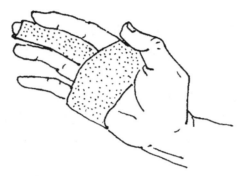

图 4-37　抑制掌指关节屈曲矫形器

3. 坐位移动辅助用具　在患者尚不能步行但又需要训练下肢的活动能力时，可应用各种坐位移动辅助具，如适当加高椅背，以促进躯干伸展；安装骨盆及足部固定带的三轮脚踏车。在应用此类辅助具时，要充分考虑到患者内收肌的紧张程度，要根据患者的不同情况，选择或制作坐位移动辅助用具。

4. 助行器　助行器多为各式各样步行训练应用的器具，其高度与宽度是可以调节的，可以根据患儿的身高及障碍情况定制。助行器有带轮与不带轮的两种，根据患儿的立位稳定情况、双下肢移动能力等进行适当选择。

（四）脑瘫的心理康复与教育

1. 脑瘫的心理康复　脑瘫患者由于存在脑损伤，不仅造成肢体运动障碍，而且可能伴有情绪、性格的问题和障碍。运动障碍导致社会活动受限，不能接受正常的教育。患者常常受到过分溺爱或无人关注，缺少自信心和自立性，加之疾病的折磨，与正常人相比较，更易产生自卑感和抑郁的情绪，产生一些心理障碍以及学习困难。因此，患者的心理治疗和教育，对于促进全身心的发育是非常必要和重要的。

脑瘫患者的心理康复提倡早期进行，通过各种方法纠正患者的异常心理，促进正常的心理。如努力建立良好的家庭成员与患者的关系、患者与其他人的关系；将患者置于集体或人群之中，而不是孤单的一人独处；制定有规律的生活安排，给予患者更多自由的空间；给予鼓励和激励，创造条件，在日常生活和康复训练过程中，注意培养患者的自信心和自立、自理能力；培养患者正视现实，积极乐观的态度，克服困难的勇气和力量。总之，要根据患者的特殊情况，通过不同的方法和途径，实现心理康复的目的。

2. 脑瘫的教育　脑瘫患者的智力水平，可以因为脑损伤、运动受限、心理行为异常、合并症以

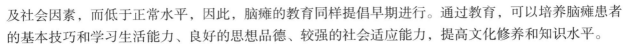

及社会因素，而低于正常水平，因此，脑瘫的教育同样提倡早期进行。通过教育，可以培养脑瘫患者的基本技巧和学习生活能力、良好的思想品德、较强的社会适应能力，提高文化修养和知识水平。

脑瘫患者的教育要根据病情程度和患者的年龄制订不同的目标和学习计划。基本原则是矫治缺陷，早期干预。我国已经立法，儿童人人享有受教育的权利。学校无障碍设施和通道的建立，脑瘫患者和家庭成员、教师、家长和同学们思想观念的转变，是脑瘫患者能够进入学校接受教育的前提。目前，我国尚无专门为脑瘫患者设立的学校和幼儿园，因此，提倡脑瘫患者就近到社区的学校或幼儿园接受教育。社区的学校和幼儿园，应该尽量为脑瘫患者及其他肢体残疾患者接受教育创造条件，设立无障碍通道、有扶手的厕所，有条件的应配备专人帮助这些患者，使他们有安全感，像其他人一样享有受教育的权利。许多脑瘫患者的智力是正常或接近正常的，应根据不同情况安排脑瘫患者随班就读、单独辅导或参加特殊班。

五、 预后、预防和社会康复

脑瘫虽然是一种非进行性脑损伤综合征，但其功能障碍的程度会随着年龄的增加、个体以及环境条件的变化而发生变化。正确认识脑瘫的预后，采取有效措施进行脑瘫的预防，将脑瘫的医疗康复与教育康复、社会康复相结合，才能对脑瘫进行全面康复，达到最佳康复治疗效果。

1. 脑瘫预后的相关因素

（1）与脑损伤的程度有关：如重症脑瘫患者由于运动功能障碍严重，进食困难，身体虚弱，加之合并有一种或多种合并症，因此，预后较轻症脑瘫差。

（2）与是否早期发现早期干预有关：脑瘫的早期发现、早期干预是抑制异常运动发育、促进正常运动发育、防止挛缩和畸形的关键。因此，早期发现、早期干预、早期控制并发症可以取得最佳的康复治疗效果。

（3）与康复治疗有关：脑瘫应该做到早期发现、早期康复治疗，同时应该做到持之以恒和正确的、综合性的康复治疗。不应该仅仅迷信于某一种治疗方法，如"一次手术解决终身问题""一次注射某种药物解决终身问题"的说法是不科学和不实事求是的。康复治疗的方法不得当，可能产生适得其反的效果，加重病情。

（4）与康复预防有关：做好脑瘫的三级预防和并发、继发损伤的预防，对于脑瘫的预后十分重要。

（5）与社会因素有关：包括脑瘫患者自身和家庭成员在内的全社会对残疾和康复的认识，对于脑瘫患者的康复效果，以及将来能否真正回归社会，同其他人一样成为主流社会一员十分重要。脑瘫的预后与是否开展社区康复，是否将医疗康复、教育康复、职业康复和社会康复有机结合直接相关。当然，脑瘫的预后还与家庭的文化、经济状况，社会的发展水平有关。因此，不仅要重视脑瘫的医疗康复、教育康复，同时要重视小儿脑瘫的预防和社会康复。

2. 脑瘫的预防

（1）一级预防：是脑瘫预防的重点，主要目的是防止脑瘫的产生，即研究和采取正确的措施，预防能够导致脑瘫的各种原因，如预防妊娠期感染及其他不良因素、正确接生、正确处理高胆红素血症等。

（2）二级预防：是对已经造成损害的脑瘫患儿，采取各种措施防止发生残疾。早期发现、早期干预和康复治疗，可以最大限度地减轻脑瘫患儿的功能障碍，使其功能达到正常或接近正常。预防和治疗并发症、继发症，积极进行综合康复，使脑瘫患儿得以身心全面发育。

（3）三级预防：是已经发生残疾的脑瘫，应通过各种措施预防残障的发生。尽可能保存现有的功能，通过各种康复治疗方法和途径，积极预防畸形、挛缩的发生。包括教育康复、职业康复和社会康复在内的综合康复，通过医疗、教育、民政、残疾人联合会等部门的共同努力，使脑瘫的残疾不会成为残障。辅助器具的使用、社会环境的改善等是防止残障的重要因素。

3. 脑瘫的社会康复 脑瘫的社会康复是其全面康复的一部分，是指从社会的角度采取各种措施，为脑瘫患者创造一种适合其生存、创造、发展、实现自身价值的环境，享受同等权利，达到积极参与社会生活的目的。

总之，通过全社会的共同努力和网络化建设，可以有效预防脑瘫的发生，减少残疾和残障。

（吕　洋）

第五节　帕金森病的康复

一、概述

帕金森病（Parkinson disease，PD），又称震颤麻痹（paralysis agitans），英国内科医生詹姆斯·帕金森（James Parkinson）在 1817 年首先做出系统描述，是一种中老年人常见的神经系统变性疾病，临床上以静止性震颤、肌强直、运动迟缓等为特征表现。由于个体差异，每个患者的表现都不相同。本病一般发病于 40 ～ 70 岁，60 岁左右是高发年龄，30 岁以前发病很少见，多数临床调查以男性患者发病比例为高。我国现有帕金森病患者人数约 200 万。国外报道发病 1 ～ 5 年后，致残率为 25%；5 ～ 9 年时达 66%；10 ～ 14 年时超过 80%。帕金森病所造成的功能障碍及常见并发症见图 4-38。

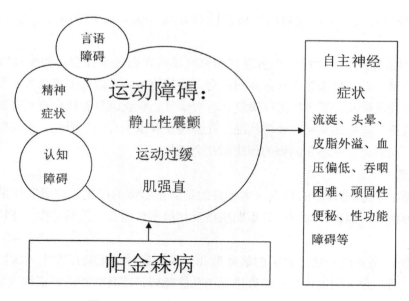

图 4-38　帕金森病的功能障碍及常见并发症

二、 康复目标

由于帕金森病为老年性神经系统变性疾病，康复治疗不能改变其本身的进程结局或疾病直接损伤，康复治疗对预防继发性损伤障碍及由此带来的功能残损有重要作用。因此，在社区康复治疗中，其目标应该是延缓疾病进程，改善患者症状，提高患者功能自主与独立性。具体为：

1. 提高患者的活动能力、纠正不正常姿势以预防挛缩、畸形的发生。

2. 改善运动的启动过程、姿势和平衡控制、粗大的运动协调能力和手的操控物件的能力与灵活性，增加运动的幅度和速度并增强患者的安全意识。

3. 改善或维持患者的独立生活能力和生活质量。

4. 维持或增加肺活量、胸部扩张、吞咽及语言表达能力。

5. 帮助患者和家属调整心理状态及生活方式的修正。

社区康复目标的设立因人而异，适当调整。在康复治疗过程中，应以鼓励为主，尽可能活动，但是运动必须与适当休息相结合，注意两者的平衡，保证患者不出现疲劳和过度消耗。

三、 康复评定

帕金森患者的康复评定包括一般躯体功能的评定、日常生活能力的评定、以及专门用于本病患者的专项评定。

（一）躯体功能评定

包括肌力评定、肌张力评定、关节活动范围测量、平衡与协调能力评定、步行能力评定、吞咽功能评定、呼吸功能评定等，详见《康复功能评定学》的相关章节。

（二）日常生活能力评定

包括穿衣、进食、洗漱、大小便管理等各项综合功能的评定，详见《康复功能评定学》的相关章节。

（三）参与水平的评定

它采用帕金森病统一评定量表（unified Parkinson disease rating scale，UPDRS）。帕金森病统一评定量表包括六个分量表，第一分量表用于判断该病患者的精神活动和情感障碍；第二分量表用于判断该病患者的日常生活能力；第三分量表用于判断该病患者的运动功能；第四分量表用于判断该病患者治疗的并发症；第五分量表用于判断该病患者的病程中的疾病发展程度；第六分量表用于判断该病患者在"开"时相和"关"时相的活动功能。每部分分为四级指数，从0~4级。0是正常，4是最严重。通过该量表的评定，可对患者的运动功能、日常生活能力、病程发展程度、治疗后状态、治疗的副作用和并发症等方面做出客观的评定。帕金森病统一评定量表（UPDRS）详见《神经康复学》相关章节。

（四）专项评定

这是专门用于帕金森病评定的量表，包括 Hoehn-Yahr 分期分级法、Schwab 和英格兰日常生活活动量表、韦氏帕金森病评定法等。

1. Hoehn-Yahr 分期分级法 这是目前国际上较通用的帕金森病病情程度评定法，它主要评定的是患者功能障碍和能力障碍的综合水平，分级方法如下。

Ⅰ级：症状位于一侧，轻微，功能不影响或仅轻度障碍。

Ⅱ级：有双侧性障碍，但仍可以保持正常的姿势；日常生活、工作多少有些障碍，但能坚持。

Ⅲ级：可见直立反射障碍，一定程度上活动受限，但仍能从事某些职业方面的工作；功能性障碍轻度 / 中度，但仍可不依赖别人，能努力料理生活。

Ⅳ级：功能障碍重，仅依靠自己的能力生活困难。但仍可以不依靠支撑而勉强起立、步行。

Ⅴ级：不能站立，不依靠帮助只能勉强在床上或轮椅上生活。

2. Schwab 和英格兰日常生活活动量表 该量表通过评定患者进行 ADL 活动的速度与独立性来反映其 ADL 能力。以百分数来表示，100% 表示完全独立，0% 表示完全依赖他人。其评分标准如下：

100%= 完全独立，能毫无困难地做各种家务，速度不慢，基本上是正常的，没有意识到有什么困难。

90%= 完全独立，能做各种家务，速度稍慢或感觉稍有困难及有障碍，可能需要双倍时间，开始意识到有困难。

80%= 能独立完成大部分家务，但需双倍时间，意识到有困难及速度缓慢。

70%= 不能完全独立，做某些家务较困难，需 3 ~ 4 倍的时间，做家务需用 1 天的大部分时间。

60%= 某种程度独立，能做大部分家务，但极为缓慢和费力，出错误，某种家务不能做。

50%= 更多地依赖他人，半数需要帮助，更慢，任何事情均感困难。

40%= 极需依赖他人，在帮助下做各种家务，但很少独立完成。

30%= 费力，有时独立做一些家务或开始时独立做，需要更多的帮助。

20%= 不能独立做家务，在少量帮助下作某些家务也困难，严重残疾。

10%= 完全依赖他人，不能自理，完全残疾。

0%= 自主功能障碍，如吞咽困难、大小便失禁、卧床。

3. 韦氏帕金森病评定法（Webster's Parkinson's disease evaluation form） 该方法中每一项目的评分标准为：0 ~ 3 分，0 为正常，1 为轻度，2 为中度，3 为重度，总分为每项累加分。总分 1 ~ 9 分为早期，10 ~ 18 分为中度受损，19 ~ 27 分为严重进展阶段，如表 4-6 所示。

表 4-6 韦氏帕金森病评定法

临床表现	生活能力	计分
1. 手动作	不受影响	0
	精细动作减慢，取物、系扣、书写不灵活	1
	动作中度减慢，单侧或双侧各动作中度障碍，书写明显受影响，有小字症	2
	动作严重减慢，不能书写、系扣、取物显著困难	3
2. 强直	未出现	0
	颈、肩部有强直，激发症阳性，单或双侧腿有静止性强直	1

临床表现	生活能力	计分
	颈、肩部中度强直，不服药时有静止性强直	2
	颈、肩部严重强直，服药仍有静止性强直	3
3. 姿势	正常，头部前屈 10cm	0
	脊柱开始出现强直，头屈达 12cm	1
	臀部开始屈曲，头前屈达 15cm，双侧手上抬，但低于腰部	2
	头前屈 > 15cm，单、双侧手上抬高于腰部，手显著屈曲，指关节伸直，膝开始屈曲	3
4. 上肢协调	双侧摆动自如	0
	一侧摆动幅度减小	1
	一侧不能摆动	2
	双侧不能摆动	3
5. 步态	跨步正常	0
	步幅 44 ~ 75cm，转弯慢，分几步才能完成，一侧足跟开始重踏	1
	步幅 15 ~ 30cm，两侧足跟开始重踏	2
	步幅 < 7.5cm，出现顿挫步，靠足尖走路，转弯很慢	3
6. 震颤	未见	0
	震颤幅度 < 2.5cm，见于静止时的头部、肢体、行走或指鼻时手有震颤	1
	震颤幅度 < 10cm，明显不固定，手仍能保持一定控制能力	2
	震颤幅度 > 10cm，经常存在，醒时即有，不能自己进食和书写	3
7. 面容	表情丰富，无瞪眼	0
	表情有些刻板，口常闭，开始有焦虑、抑郁	1
	表情中度刻板，情绪动作时现，激动阈值显著增高，流涎，口唇有时分开，张开 > 0.6cm	2
	面具脸，口唇张开 > 0.6cm，有严重流涎	3
8. 言语	清晰，易懂，响亮	0
	轻度嘶哑，音调平，音量可，能听懂	1
	中度嘶哑，单调，音量小，乏力呐吃，口吃，不易听懂	2
	重度嘶哑，音量小，呐吃，口吃严重，很难听懂	3
9. 生活自理	能完全自理	0
	能独立自理，但穿衣速度明显减慢	1

续表

临床表现	生活能力	计分
	能部分自理，需部分帮助	2
	完全依赖照顾，不能自己穿衣、进食、洗漱和起立行走，只能卧床和坐轮椅	3

其他还有一些包括认知技能、心理功能、家庭与社会的支持、履行角色的能力、日常生活能力、职业能力、娱乐兴趣、技能，建筑和环境的障碍等的评定方法。

四、康复治疗

帕金森病患者的社区康复治疗，应该是药物治疗与功能训练有机结合，在合理使用药物控制症状的前提下，强化功能训练，改善患者各项功能。帕金森病患者的功能训练，需根据本病自身特有的障碍和患者的个体情况，具体制订方案和实施。例如，本病主要以运动功能障碍为主要表现，康复训练中就需要着重针对其采取治疗措施，对于可能伴随的认知、言语、吞咽以及情绪等方面的问题，也应予以重视。

（一）药物及物理因子治疗

1. 药物治疗 左旋多巴和抗胆碱能制剂等药物，可以控制和改善患者肢体震颤、肌肉强直等病症，可起到对症处理和治疗并发症的作用。

2. 物理因子治疗

（1）水疗：温水浸浴和漩涡浴治疗，对缓解强直有一定疗效。

（2）热疗：红外线、短波透热、蜡疗等，对强直有一定的缓解作用。

（3）神经肌肉电刺激：利用两组交流电交替刺激痉挛肌及拮抗剂，可达到松弛痉挛肌的目的，并促进肢体血液循环、肌力和功能的恢复。

（4）肌电生物反馈：将表面电极放在张力过高的肌表皮面上，检测其肌电位，经放大，以声响数字或仪表表示其高低，反馈给患者听、视感觉，训练患者控制声响数字，仪表指示的高度，设法使之下降。经多次训练，达到使该肌松弛的目的。

（5）深部脑起搏器电刺激治疗：经外科手术把起搏器的电极放在背侧丘脑、腹中间核（ventral intermediate nucleus，VIM）、苍白球、丘脑下核等部位。可根据患者的症状要求，来选择相应的电极放置部位，然后把导线引到患者的锁骨下的起搏器主机上，医师通过在主机上的遥控器，调节刺激电流大小进行高频刺激治疗。

1）适应证：原发性帕金森病且药物效果不好者、VIM核刺激对有严重震颤的患者效果是较好的，能很好控制对侧肢体的震颤。苍白球刺激对运动障碍有较好的效果，也可改善少动、强直、震颤、步态、语言障碍。刺激丘脑下核对理解、学习效果一般，但对少动有较好的效果。

2）注意事项：不可与有磁性的物体相近，要保持一定的距离，一般是10cm以外，否则影响起搏器的运转。在做心电图、肌电图时要关闭起搏器。

（二）改善运动能力的训练

1. 肌肉放松训练 肌强直、肢体僵硬是帕金森病的一个典型特征。通过缓慢的前庭刺激，如柔顺有节奏地来回摇动技术，可使全身肌肉松弛。本体感觉神经肌肉促进技术（proprioceptive neuromuscular facilitation，PNF），有节奏地进行，从被动运动到主动运动，开始在小范围运动，逐步进行到全运动范围，这不仅对帕金森病强直有松弛作用，也能克服因少动带来的损伤效应。辅助常规的放松训练，将有助于牵拉紧张的肌肉，预防挛缩。常用的放松训练技术如下。

（1）坐位，躯干挺直并抬头，双上肢后伸，双手横握一根木棒，治疗师将木棒缓慢向后拉至有紧张感时保持 10 ~ 20 秒，重复 20 次左右。

（2）坐位，双上肢交叉并尽力前伸，置放在大巴氏球上，顺着球面向球的两侧移动，并用双手抱球过头。

（3）俯卧位，肘支撑缓慢过渡到手支撑，挺起上身而骨盆以下紧贴床面。

2. 关节活动度训练　主要是患者自主进行训练，可在不同体位下进行练习。

（1）俯卧位，一肘支撑，另一只手向前上方伸手取物。

（2）坐位，外展肩部，屈肘用手掌触后脑勺，再弯腰伸肘，尽力触对侧足尖，左右交替。

（3）站立位，面靠墙，身体紧贴墙壁，双手向上沿墙壁尽量摸高。

（4）站立位，双手平举支撑于墙面上做前后方迈步的训练。

3. 运动协调性训练　主要用于改善躯干、肢体运动的协调控制能力。

（1）双上肢交互运动：两手交替拍对侧肩部，两手持棒交替做旋前旋后动作。

（2）双下肢交互运动：俯卧位下，双膝关节做快速地往复屈伸练习。

（3）手功能训练：患者坐在与胸平高的桌面前，在桌上一字排开地放上一些圆木块，用拇指分别与其他各指的指腹对捏、夹住圆木块，分别从左向右或相反方向拿放。

4. 平衡训练　帕金森病患者由于重心转移困难，致平衡能力相对较差。通过动态和静态平衡训练，可改善患者平衡功能。训练时，应逐渐增加运动的速度、幅度。

（1）坐位：治疗师让患者向前、后、左、右移动重心，或在各方向施加轻推或轻拉的力，使之脱离平衡，再让患者自己恢复平衡。以后逐渐增加活动的复杂性、扩大重心转移的范围或附加上肢的训练。还可以增加臀部的前后移动，或坐位时跟着一定节奏向左右晃动双下肢，或转动头颈和躯干向四周瞭望。另外，可以利用球进行坐位稳定训练，双手放在球上，向前或向侧方推动球。

（2）站立位：与治疗师手拉手，单腿站立，做身体前后的晃动，或走"一"字步。还可以用单手或双手，进行躯干双侧的木钉盘摆放训练。训练中，可采用音乐或打拍子的方式，以提供患者练习姿势与平衡性运动的节奏和韵律。

（3）为了改善头部的位置控制，促进胸廓的伸展：让患者在坐位或站立位时学会深呼吸，体会躯干挺直的感觉，并在要求视觉跟踪和上身控制的动态活动（放风筝、抛接球）中，反复练习和巩固这一运动模式。

5. 步态训练　加快步行速度，加大步幅、步伐基底宽度及起动速度；增加躯干运动与上肢摆动相互交替；提高跟 - 足趾步态模式及重心移动；指定调节行走的程序及练习高跨步。

（1）步行前进行前足离地训练：患者双手持棒，先向右侧摆动，躯干向右旋转，重心由左足转至右足，左足抬离地面；然后向反方向运动，如此反复。

（2）行走时步幅及宽度控制，可通过在地板上加设标记来进行，如行走线路标记、转移线路标记或足印标记等。

（3）在前面设置 5 ~ 7.5cm 高的障碍物，让患者行走时跨步，避免小碎步。

（4）上肢摆动和躯干旋转训练：左侧肩和上肢向前摆，右侧则向后摆，如此反复。幅度可逐渐加大，但不可失去平衡。

（5）训练步行时，手足同时做不同的动作：患者迈右足时，双手在左侧击掌；迈左足时，双手在右侧击掌，如此反复。

（6）重心的前后移动训练：患者正立位，左足向前迈一小步，双手作向前推状，将重心充分前移至左足，右足尖着地；然后，重心向后移至右足，左足跟着地。如此缓慢反复进行。

（7）上、下肢协同运动训练：让患者两手持木棒的一端，治疗师持另一端，行走时，治疗师指引患者两上肢交替摆动，并且在这种相对行走中，按治疗师的指令停止、改变运动方向、转弯等训练。

（8）转弯训练：帕金森病患者一般转身困难，且常自己绊倒。因为患者在行走变换方向时常出现足不协调，所以治疗师应及时给予提醒和帮助纠正，并专门给予练习。

（9）通过韵律操、音乐、唱歌、跳舞启动运动，以维持活动能力，减少患者在行走中身体肌肉的紧张性，改善行走活动的协调性。通过增加视觉提示，如看着他人或对着镜子；增加听觉提示，如喊口令、打拍子，或通过治疗师的口头建议和提示，来改善患者运动计划能力与运动速度，指导患者完成行走动作的启动、停止与转身。

6. 面舌肌训练 帕金森病患者表情肌动作较少，以"面具脸"为特征，可针对性地使用按摩、牵拉、手法接触、阻力和语言指令，均可促进面部运动。如影响到进食，则应做嘴、颊、咀嚼的开闭动作；冰块刺激，也可促进舌、面肌的运动。

（1）皱眉动作：尽量皱眉，然后用力展眉，反复数次。

（2）用力睁闭眼。

（3）鼓腮锻炼：首先，用力将腮鼓起，随之尽量将两腮吸入。

（4）露齿和吹哨动作：尽量将牙齿露出，继之做吹口哨的动作。

（5）对着镜子，让面部表现出微笑、大笑、露齿而笑、嘬嘴等。

7. 呼吸功能训练 教会患者做深呼吸训练，增大胸部的移动和改善肺活量，强调用胸式呼吸。增强肺的扩张，可用牵拉肋间肌和阻抗肋间肌运动，以及用上肢本体感觉神经肌肉促进技术（PNF）手法，双侧对角线屈曲和伸展模式与呼吸运动训练相结合；也可用"人工呼吸"操作手法作扩胸训练；还可用语言和触觉刺激来促进呼吸控制能力。另外，还可采用呼吸训练器训练，其由折叠状软管、吸气口、框架、过滤器及含有三个可移动部分的单位组成：流量指示球、测定吸入体积的活塞和显示达到目标水平的指示器，可以改善呼吸肌的强度和耐受力，增强肺活量，震荡气道，松痰及排痰，改善呼吸困难，提升心肺功能，进一步提升运动的效能。

（三）改善和维持日常生活能力训练

帕金森病患者的日常生活动作，要比正常人花费更多的额外时间，能量消耗也较正常人大。因此，需对日常生活活动进行训练。

1. 穿脱衣服 鼓励患者自己穿脱衣裤、系鞋带、系纽扣、拉拉链等动作。患者应选择易穿脱的服饰（重量轻、宽松舒适、易伸缩），穿衣服的层数，以不影响关节活动范围、协调活动、坐站转移和精细活动为宜。鞋子应选择穿脱方便、舒适、支撑好、鞋底有弹性的，穿鞋底摩擦力大的鞋，以增加步行的稳定性。治疗中指导患者选择安全、省力、舒适的体位和技巧，完成穿脱衣服。

2. 个人卫生 选择安全舒适的体位洗澡。抓握牙刷、梳子困难时，可以增加把柄直径，也可以使用电动牙刷。可以选择一些辅助器具，帮助患者洗澡、梳头、剪指甲、剃胡须等。防止洗澡时地滑摔跤，可以铺防滑地毯，在浴室周围安装扶手。

3. 如厕训练 有意识地练习移入厕所、脱裤、坐下、站起、局部清洁、整理衣裤、冲洗等全部过程。坐站困难的患者，可用电动升降坐厕或坐厕四周安装扶手；卫生纸、冲厕开关尽量置于患者易于获取之处。

4. 进食训练 鼓励患者尽量自己完成进食。进食困难者，注意调整食物质地，选择易于咀嚼、吞咽的温热食物，少量多餐。教患者一些适应性技术，减少震颤的影响，如在上肢不靠身体的情况下，使用双手端茶杯，以肘部为轴完成将勺子从盘子放入口中的动作。餐具适当调整，应易于操作，必要时配以辅助器具。

5. 移动和转移 包括各种体位下的转移训练。

（1）座椅转移：座椅选择最适合患者身体放松、进食、伏案工作的高度，有牢靠的椅背，坚实支撑大腿的底座和支撑前臂、方便撑起的扶手。座椅转移困难者，适当调高座椅后腿高度，使座椅稍向前倾，方便患者站起。

1）坐下：患者背对椅子，大腿后部触及座椅前缘，双手支撑座椅扶手支撑身体向后坐下。

2）站起：将臀部移至座椅前缘，头向前移（鼻尖超过足尖），两足稍分开，其中一足后移，膝屈曲向前，双手支撑推压扶手站起。

（2）床上转移：患者床的高度要适当，床垫硬度适中，睡衣要轻便不影响身体转动。

1）床上翻身：首先向翻身的方向转动头部，然后屈曲下肢用足支撑床面，手跨过躯干用力抓住床缘，随着骨盆的转动完成翻身。

2）卧位转移到坐位：一手抓住床缘，双下肢移向床边，双小腿自然垂于床边，同侧肘用力撑起上身，对侧手用力拉住床边，保持身体稳定坐起。可以抬高床头或在床尾结一根绳子供患者牵拉。

（四）语言训练

据统计，帕金森病患者中有 50% 的患者有言语障碍，表现为语音变低，发音呈暴发性，咬音不准，使旁人难以听懂，这样就需要进行语言训练。有关训练的方法见第九章第五节。

（五）吞咽功能训练

针对帕金森病患者可能存在的吞咽困难，有关训练的方法见第四章第一节和第九章第六节。

（六）认知功能训练

认知功能训练包括注意力、记忆力、定向力的训练，社交规则训练、问题解决训练等。有关训练的方法见第四章第二节。

（七）抑郁症状管理

对于伴有抑郁症状的帕金森病患者，要与其多沟通，了解其内心思想活动，耐心聆听，给予其充分关心和爱护。经常鼓励患者，由于帕金森病患者活动受限，所以患者不愿外出活动，家属应多鼓励、陪伴其参加一些户外活动，增加与人交流的机会。可以为患者寻找帕金森病病友，病友之间可以对帕金森病的症状、治疗经历相互交流，这样既可避免走弯路，又可增加帕金森病患者治疗的信心，相互鼓励，共同对抗疾病。

（八）辅助装置的应用和环境改造

为预防畸形，需让患者穿戴必要的矫形器具；为防止患者跌倒，给患者配备合适的助行稳定器具；鼓励患者坐位时尽量保持腰背挺直，不要长时间团坐在软沙发中；睡硬板床；写字、打字桌面高度，要正好适合患者在直腰和保持头颈部稍屈曲（10°）位下工作；尽量去掉房间内的地毯和垫子，防止患者被绊倒；卫生间尽量无障碍，墙壁上安装把手。

（九）传统康复治疗

传统康复疗法有针灸、推拿、拔罐等，具体方法见第十一章第三节。

（十）其他治疗措施

对于绝大多数帕金森病患者来说，即使在接受了专科的康复中心的康复服务后回到家庭和社区，也可能还需要社区的康复服务。例如，在社区还可以组织相似残损或相似康复需求的人组成自助小组，一起分享资讯、想法和经验。自助小组能支持个人调整新得到的辅助器具，分享有关自我训练和自我照顾以及辅助器具使用与维护方面的经验等。对于许多人而言，有机会得到来自有着相似问题的病友的支持和建议，要比得到来自医务人员的建议更有用。

五、 转介服务

帕金森病是一种慢性进展性神经系统的变性疾病，目前病因尚未明了，治疗上尚无根治措施，主要还是以药物治疗、手术治疗和康复治疗等综合治疗为主。临床治疗只能延缓病情的发展；康复治疗可以协助控制和改善症状，保持或提高患者日常生活活动功能与生活质量。在社区长期康复治疗过程中，一旦发现患者病情加重，如出现血压明显降低、各种不自主运动、"开 - 关"现象和精神异常等，应及时将患者转介至上级医院进行检查治疗，待症状得到控制后再转回社区继续康复治疗。

六、 康复预防

虽然原发性帕金森病的病因迄今尚未清楚，但已明确与环境与遗传因素有关。有理论提出，帕金森病的病理机制是不明环境因素导致的遗传易感个体黑质致密部多巴胺能神经元的加速缺失。继发性帕金森综合征是指那些与原发性帕金森病相同症状与体征，但存在明确中枢神经病因的疾病。尽管预防尚属困难，但加强健康教育，对预防帕金森病发生及延缓继发性功能障碍、并发症的发生具有很大的临床意义。

帕金森病的预防分为三级，一级预防的目的是防止疾病发生；二级预防的目的是对疾病的早期发现和早期治疗，减少疾病的影响。三级预防的目的是延缓病情发展，防止残障。社区开展康复预防，可以通过社区居民健康状况调查，建立健康档案，对易感人群进行健康宣教，改善健康行为及生活方式，减少患病风险。社区康复人员为患者及家属提供咨询和康复指导，以延缓疾病的进展，提高患者生活能力及生活质量。

（一）一级预防

一级预防主要是预防帕金森病的发生，措施为：

1. 有帕金森病家族史、相关基因携带及接触工业毒物、一氧化碳、锰中毒，吩噻嗪类、丁酰苯类及利血平等药物应用者，均应视为易感人群。对易感人群应严密随访，定期体检，加强健康宣教，建立良好的生活方式。

2. 加强环保意识，减少工农业有害毒物的排放及污染，对接触这些有毒素物质的作业人员应加强劳动防护。

3. 养成良好的健康行为，增强体质，延缓衰老，对预防帕金森病的发生具有一定的临床价值。

（二）二级预防

帕金森病是中老年最常见的老年慢性疾病之一，随年龄增高而增加，早发现、早诊断、早治疗以减少疾病的影响。措施为：

1. 定期体检，早期发现、早期诊断帕金森病，应及早予以保护性治疗，延缓疾病发展。

2. 采用物理治疗、运动训练、医疗体操、太极拳、传统康复疗法等综合治疗措施，以维持日常生活和工作能力，改善症状，尽量推迟药物使用的时间。

3. 若疾病影响患者的日常生活和工作能力，则应开始进行规范化的药物治疗及康复训练。

（三）三级预防

帕金森病患者由于运动功能的损害，在缺乏良好干预的情况下，会出现肌肉痉挛、肌腱挛缩等，加重运动功能受损；也可能出现认知、言语与情感方面症状加重，而影响患者功能训练甚至日常生活，继而可能出现压疮、泌尿系统感染等并发症。应积极采取措施进行预防，包括按规定定时服用抗帕金森病及对症治疗药物，持之以恒进行运动功能训练和非运动性障碍的训练，以及认知训练、言语与吞咽训练、大小便训练等，尽可能将患者功能保持在最佳水平。延缓病情发展，防止残障，改善生活质量。措施为：

1. 在进行药物治疗的同时，积极进行康复治疗，采用现代康复训练与传统康复疗法相结合等综合治疗，以延缓病情发展。

2. 强化心理评定，积极进行心理疏导和精神关爱，保证充足睡眠，稳定情绪，以减少肌震颤加重的诱发因素。

3. 强化日常生活自理能力训练，如吃饭、洗漱、穿衣、大小便处理等。有言语障碍者，可对着镜子大声练习发音。鼓励多与人交流，改善认知能力。加强关节、肌肉活动等维持性训练，保持肢体运动功能，注意防止跌倒及肢体畸形。

4. 行动不便者，应加强生活护理，保持皮肤清洁，定期翻身拍背，防止坠积性肺炎及压疮等并发症。调整饮食形态、方式，必要时给予鼻饲，保证营养；保持大小便通畅。增强体质，提高免疫功能，降低死亡率。

（巩尊科）

第五章
骨关节疾病的社区康复

第一节　颈椎病的康复

一、概述

颈椎病（cervical spondylosis）是颈椎椎间盘退行性改变及其继发病理改变累及其周围组织结构（神经根、脊髓、椎动脉、交感神经等），出现相应的临床表现。仅有颈椎的退行性改变而无临床表现者，则称为颈椎退行性改变。

颈椎病是一种常见病和多发病，我国颈椎病患者高达 5000 万，每年新增颈椎病患者大约 100 万，发病率为 3.8%～17.6%，中老年龄段高发，从事伏案工作者发病率最高，性别间无差异。随着现今社会工作方式的改变，办公室工作人员或长期低头工作者更容易发生颈部劳损。由于电脑的普及，颈椎病的发生呈现年轻化趋势，因此，康复治疗显得尤为重要。

根据受累组织和结构的不同，颈椎病分为颈型（又称软组织型）、神经根型、脊髓型、交感型、椎动脉型、其他型（目前主要指食管压迫型）。如果两种以上类型同时存在，称为"混合型"，见图 5-1。

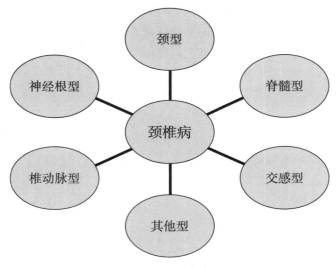

图 5-1　颈椎病分型

二、 康复目标

颈椎病社区康复的目标：减轻或消除使神经、血管受压或刺激因素，解除肌肉痉挛，消除炎性水肿，改善局部血液循环和颈椎曲度及其稳定性，以消除症状和体征，增强颈部肌肉力量，保持颈椎屈伸、旋转功能；尽量恢复正常生理功能和工作能力，防止复发。

三、 康复评定

针对颈椎病患者的社区康复，首先应对患者进行全面和充分的评定，以了解他们目前的状态和需求。颈椎病患者的评定，通常应包括一般情况（年龄、性别、失能的部位、病程、受教育的程度、经济状况、医疗保障等）评定、患者失能状况的评定、心理及社会评定、患者的康复预后。

（一）一般情况的评定

可采用社区残疾人调查表，见第二章第三节。

（二）全身状况的评定

如年龄、体质、全身状况、合并症及主要脏器功能状况等。

（三）功能状况的评定

1. **颈椎关节活动度评定**　主要用于神经根型患者。用量角器分别测量前屈后伸、左右侧屈、左右旋转三维六个方向的活动角度。颈椎前屈正常值0°～60°；颈椎后伸正常值0°～50°；颈椎左右旋转正常值0°～70°；颈椎左右侧屈正常值0°～50°。

2. **颈部肌力评定**　以徒手肌力评定的方法，对易受累的肌肉进行肌力评定，正常值为4^+～5级。检查可按照表5-1提及的主要易受累肌肉的标准徒手肌力检查的体位和方法进行。

表5-1　颈椎病的主要运动检查

受累神经	C_2	C_3	C_4	C_5	C_6	C_7	C_8	T_1
检查动作	低头	仰头	耸肩	外展肩	屈肘	伸肘	伸拇	分指

3. **颈椎病脊髓功能状态评定法（40分法）**　1995年我国第二届颈椎病专题座谈会拟定了"颈椎病脊髓功能状态评定（40分法）"，从生活自理能力方面对脊髓型颈椎病患者进行评定，如表5-2。

4. **疼痛评定法**　①视觉模拟评分法（visual analogous scale，VAS）；②数字疼痛评分法；③口述分级评分法；④麦吉尔（McGill）疼痛调查表。

表 5-2　颈椎病脊髓功能状态评定法（40分法）

项目	评分	功能状态
Ⅰ上肢功能	0	无使用功能
（左右分别评定，每侧8分，共16分）	2	勉强握食品进餐，不能系扣、写字
	4	能持勺进餐，勉强系扣，写字扭曲
	6	能持筷进餐，能系扣，但不灵活
	8	基本正常
Ⅱ下肢功能	0	不能端坐及站立
（左右不分，共12分）	2	能端坐，但不能站立
	4	能站立，但不能行走
	6	拄双拐或需人费力搀扶，勉强行走
	8	拄单拐或扶梯上下行走
	10	能独立行走，跛行步态
	12	基本正常
Ⅲ括约肌功能（共6分）	0	尿潴留或大小便失禁
	3	大小便困难或其他障碍
	6	基本正常
Ⅳ四肢感觉	0	有麻、木、痛、紧、沉等异常感减退
（上下肢分别评定，共4分）	2	基本正常
Ⅴ束带感觉	0	有紧束感觉
（指躯干部，共2分）	2	基本正常

（四）心理及社会评定

如患者的个性、爱好、精神状态、经济条件、医疗保障、家庭及社区环境、个人的意愿、家庭支持度等。

（五）康复预后的评定

颈椎病的康复预后与其病理改变及诊断、康复治疗是否及时、正确有密切关系，多数颈椎病患者预后良好，只有少数患者需要手术治疗。

颈型颈椎病预后较好，虽有反复发作之忧，但对脑力和体力不会造成严重损害。但如继续增加颈部负荷，尤其颈部常有不良工作姿势和睡枕高度不合适，则有可能使病程延长或进一步发展。

神经根型颈椎病预后不一，其中以麻木为主要症状者预后良好，以萎缩为主要症状者较差，以神经根疼痛为主要症状者介于二者之间。神经根型颈椎病由于单纯颈椎不稳，或颈椎间盘髓核突出所引起者及早治疗，预后尚好，且一般经保守治疗后多可治愈；但病程较长，神经根已形成粘连者或骨质广泛增生者预后较差。

椎动脉型颈椎病多发生于中年以后，对脑力的影响较严重，对体力无明显影响，若及时治疗，大多可通过非手术治疗而痊愈，预后较好；症状较重适于手术者经手术治疗后效果亦满意。仅有极少数椎动脉型颈椎病患者，可因椎-基底动脉系统供血不足形成偏瘫、交叉瘫，甚至四肢瘫，预后比较差。

脊髓型颈椎病主要引起锥体束症状，表现为四肢瘫痪，如治疗不及时，由于脊髓长期受压继发变性改变者多预后不佳。

四、 康复治疗

（一）颈椎病社区康复训练计划制订

1. 普及颈椎病健康教育，进行日常生活活动指导，消除诱因。

2. 培训患者及家庭成员简单的颈椎病康复保健知识。

3. 根据颈椎病患者的临床分型、全身状况及功能评定，制订个性化的社区康复训练计划。以经济实用、方便简单、家庭成员配合为原则。

（1）急性期：强调休息与制动。

（2）缓解期：根据临床分型以及个体对不同康复治疗方法的敏感性和治疗的有效性，选择牵引、推拿、关节松动术、理疗、运动疗法等适合患者康复的综合治疗方法。

1）颈型颈椎病的社区康复训练计划：以非手术方法治疗为主。牵引、按摩、理疗、针灸均可。理疗常用超短波、中频或低频电刺激、直流电离子导入疗法等。

2）神经根型颈椎病的社区康复训练计划：仍以非手术治疗为主。牵引有明显的疗效，药物治疗也较明显。推拿治疗切忌操作粗暴而引起意外。

3）脊髓型颈椎病的社区康复训练计划：先试行非手术疗法，如无明显疗效应尽早手术治疗。该类型较重者禁用牵引治疗，特别是大重量牵引，手法治疗多视为禁忌证。

4）椎动脉型颈椎病的社区康复训练计划：以非手术治疗为主。90%的病例均可获得满意疗效。具有以下情况者可考虑手术：有明显的颈性眩晕或猝倒发作；经非手术治疗无效者；经动脉造影证实者。

5）混合型颈椎病的社区康复训练计划：混合型颈椎病临床表现复杂，但常以某种类型为主要表现，除比较严重的脊髓受压的情况外，其他表现应以非手术治疗为主。

（二）治疗方法

1. **休息**　病情严重者宜卧床休息。其作用在于能使颈部肌肉放松，减轻由于肌肉痉挛和头部重量对椎间盘的压力，减少颈部活动，有利于消退组织的充血水肿，特别有利于突出的椎间盘消肿。但卧床时间不宜过久，避免因卧床时间过久导致颈部肌群的弱化，进而导致颈椎周围稳定性的降低。卧床时，枕头的使用要适当。

2. **颈围制动**　急性发作或病情进行性发展，不能完全卧床休息的患者，宜颈围制动，以限制颈部的过度活动，适用于各型颈椎病急性发作期。可制动和保护颈椎，增强支撑作用，减轻椎间隙压力，穿戴时间不宜过久，长期应用可以引起颈背部肌肉萎缩，关节僵硬。

3. **药物治疗**　目前，还没有治疗颈椎病的特效药物。一些药物的治疗属于对症治疗，可以使疼痛减轻，症状缓解，但不能从根本上解除病因。这些药物大致有：非甾体类消炎镇痛药、肌肉松弛药、血管扩张药物、神经营养药、中药等。

4. 物理因子治疗 物理因子治疗的主要作用是扩张血管、改善局部血液循环，解除肌肉和血管的痉挛，消除神经根、脊髓及其周围软组织的炎症、水肿，减轻粘连，调节自主神经功能，促进神经和肌肉功能恢复。常用的物理因子治疗举例如下。

（1）高频电疗法：常用的有短波、超短波及微波疗法，通过其深部透热作用，改善脊髓、神经根、椎动脉等组织的血液循环，促进功能恢复。超短波及短波治疗时，颈后单极或颈后、患侧前臂斜对置，微热量，每次15分钟，每日1次，10～15次为一个疗程。

（2）低频调制中频电疗法：电极于颈后并置或预后、患侧上肢斜对置，根据不同病情选择相应处方，如止痛处方、调节神经功能处方、促进血液循环处方，20分/次，每日1次，10～15次为一个疗程。

（3）超声波疗法：作用于颈后及肩背部，常用接触移动法，$0.8 \sim 1.0 W/cm^2$，每次治疗8～10分钟，每日1次，10～15次为一个疗程。可加用药物透入。

（4）磁疗：常用脉冲电磁疗，磁圈放置于颈部和（或）患侧上肢，20分/次，每日1次，10～15次为一个疗程。

（5）红外线照射疗法：红外线灯于颈后照射，照射距离30～40cm，温热量，20～30分/次，每日1次，10～15次为一个疗程。

（6）其他疗法：如电兴奋疗法、音频电疗法、干扰电疗法、蜡疗、水疗、激光照射等治疗，也是颈椎病物理治疗经常选用的方法，选择得当均能取得一定的效果。

5. 牵引治疗 颈椎牵引是治疗颈椎病常用且有效的方法。颈椎牵引有助于解除颈部肌肉痉挛，使肌肉放松，缓解疼痛；松解软组织粘连，牵伸挛缩的关节囊和韧带；改善或恢复颈椎的正常生理弯曲；使椎间孔增大，解除神经根的刺激和压迫；拉大椎间隙，减轻椎间盘内压力。调整小关节的微细异常改变，使关节嵌顿的滑膜或关节突关节的错位得到复位；颈椎牵引治疗时，必须掌握牵引力的方向（角度）、重量和牵引时间三大要素，才能取得牵引的最佳治疗效果。

（1）牵引方式：常用枕颌布带牵引法，通常采用坐位牵引，但病情较重或不能坐位牵引时可用卧式牵引。可以采用连续牵引，也可用间歇牵引或两者相结合。

（2）牵引角度：一般按病变部位而定，如病变主要在上颈段，牵引角度宜采用0°～10°，如病变主要在下颈段（颈5～7），牵引角度应稍前倾，可在15°～30°间，同时注意结合患者舒适来调整角度。

（3）牵引重量：间歇牵引的重量，可以其自身体重的10%～20%确定，持续牵引则应适当减轻。一般初始重量较轻，如6kg开始，以后逐渐增加。

（4）牵引时间：牵引时间以连续牵引20分钟，间歇牵引则以20～30分钟为宜，每天一次，10～15天为一个疗程。

（5）注意事项：应充分考虑个体差异，年老体弱者宜牵引重量轻些，牵引时间短些，年轻力壮则可牵重些、长些；牵引过程要注意观察询问患者的反应，如有不适或症状加重者，应立即停止牵引，查找原因并调整、更改治疗方案。

（6）牵引禁忌证：牵引后有明显不适或症状加重，经调整牵引参数后仍无改善者；脊髓受压明显、节段不稳严重者；年迈椎骨关节退行性变严重、椎管明显狭窄、韧带及关节囊钙化骨化严重者。

6. 手法治疗 见第十一章第四节。

7. 肌内效贴治疗

（1）颈部劳累，维持颈部稳定：贴扎目的：促进颈后部肌肉收缩，支持稳定颈部。贴扎体位：坐位，颈部前屈并侧屈旋转。

1）贴扎方法一：促进头半棘肌收缩：Y 形贴布，锚在胸 4 棘突，尾沿颈椎棘突两侧贴于颈部两侧枕后。

2）贴扎方法二：支持稳定颈部：I 形贴布，锚在颈 6、7 棘突，尾沿水平方向分别延展于双侧肩胛提肌处。

（2）颈后部肌肉紧张：贴扎目的：放松紧张的颈部肌肉，缓解疼痛。贴扎体位：坐位，颈部前屈并侧屈旋转。贴扎方法：Y 形贴布，锚在颈部枕后，尾沿颈椎棘突两侧往下贴于胸 4 节段。

（3）颈肩部酸痛：贴扎目的：放松紧张的颈肩部肌肉，缓解颈肩部筋膜炎。贴扎体位：坐位。

1）贴扎方法一：放松肩胛提肌：Y 形贴布，锚在肩胛上角，尾沿肩胛提肌两侧边缘包覆向上贴于颈 1 横突的外侧与后侧。

2）贴扎方法二：放松前斜角肌：I 形贴布，锚在颈 3 横突，尾沿前斜角肌往下经锁骨内侧 1/3 处延展于第一肋骨。

（4）颈椎间盘突出症：贴扎目的：放松紧张肌肉，维持颈部正常姿势。贴扎体位：坐位。

1）贴扎方法一：放松后斜角肌：I 形贴布，锚在颈 4 横突，尾沿后斜角肌往后下方延展于第二肋骨后方。

2）贴扎方法二：放松上斜方肌：I 形贴布，锚在肩峰的前外侧，尾沿上斜方肌延展于发际线至枕后。

8. 颈椎的治疗性训练　随着颈部疼痛的开始，颈部肌群的功能缺失可进行性发生，即使症状减轻或消退仍可能持续。众多研究表明，颈部肌肉组织提高了近 80% 的颈椎机械稳定性。这提示通过颈部肌群的协调性、耐力、力量的具体情况，可以影响颈椎的稳定性，因此，积极的颈椎治疗性训练，通过改善颈部肌群的表现，提高颈椎稳定性，进而改善颈部症状。在颈部疼痛的患者中，容易出现深层颈部肌肉的控制和耐力下降，导致颈椎局部稳定性的降低，进而造成局部不必要的节段性运动。因此，加强颈椎周围深层肌群的运动协调性、力量、耐力训练，从而增加颈椎的核心稳定性，减少颈椎相关症状的发生。一些临床证据也显示，通过牵伸训练，改善颈椎的活动性，可缓解疼痛，特别是短期内的颈部疼痛。而特殊神经松动术手法治疗，对颈部和手臂放射性疼痛的患者有益，有助于改善神经组织的滑顺，降低外周神经系统张力。

9. 针灸疗法　见第十一章第三节。

10. 注射疗法　常用的有局部痛点封闭、星状神经节阻滞等药物注射疗法。封闭疗法是将一定的药物注射于痛点、神经干等部位，可以起到消炎止痛、解除痉挛等作用，将药物直接注射到病变局部，在病变局部发挥治疗作用。星状神经节阻滞是将一定的药物注射到颈星状神经节处，一般以 0.9% 氯化钠注射液将利多卡因稀释为浓度 0.5~1% 或布比卡因稀释为浓度 0.25%~0.375%，液体总量一般为 10ml。注入时，注意观察患者有无瞳孔缩小、眼睑下垂、眼裂变小等 Horner 征出现，边注射边回抽。若症状在注射中途出现，即可停止操作，不一定需要将全部溶液注入。通过此种方式，达到调节自主神经系统、内分泌系统和免疫系统的作用，使分布区域的交感神经纤维支配的心血管运动、腺体分泌、肌肉紧张、支气管收缩及痛觉传导受到抑制，达到治疗疾病的目的，在治疗颈椎病引起的头晕、耳鸣、心慌、失眠等症状方面疗效确切。

五、 转介服务

随着颈椎病患者病情的变化及时间的推移，患者的康复需求是会改变的。这就需要社区康复人员与相关机构建立完善的双向转诊体系，当患者的需求发生变化时，以利于患者获得及时转诊，为患者提供合适的治疗。例如，当颈椎病患者在社区康复或生活的过程中出现以下情况，就应考虑患者病情加重的可能性，应及时转诊到上级医疗机构行微创治疗、手术治疗。

（1）脊髓型颈椎病患者，脊髓受压症状明显或进行性加重，出现四肢麻木、乏力，行走时有脚踩棉花感，胸腹部束带感，大小便功能障碍。

（2）椎动脉型颈椎病患者，多次出现颈性眩晕或猝倒。

（3）神经根型颈椎病患者，出现上肢放射性疼痛剧烈，麻木乏力症状加重。

（4）颈椎椎体前方骨赘，致吞咽困难或压迫喉返神经。

一旦确定转诊，社区康复人员应及时和转诊医疗机构联系，以确保转诊顺利进行。同时，还需不间断地同转诊医疗机构和患者建立定期联系，了解患者的疾病进展，确定是否需要持续的支持。

六、 康复预防

1. 正确认识颈椎病，树立战胜疾病的信心。

2. **坚持体育锻炼，增强体质**　尽量选择全身性运动，如体操、游泳、太极拳、太极剑、门球等，或在家里进行双臂悬吊，使用拉力器、哑铃以及双手摆动等运动。但要注意运动量，以免造成肩关节及其周围软组织的损伤。

3. **注意保暖，避免风寒、潮湿**　夏天注意避免风扇、空调直接吹向颈部，出汗后不要直接吹冷风，或用冷水冲洗头颈部，或在凉枕上睡觉。

4. **合理休息**　颈椎病急性发作期或初次发作的患者，要适当注意休息，病情严重者，更要卧床休息2~3周。休息时，需要一个良好的睡眠体位，做到既要维持整个脊柱的生理曲度，又应使患者感到舒适，达到使全身肌肉松弛、调整关节生理状态的作用。

5. **自我锻炼，坚持做颈椎保健操**

（1）颈椎康复保健操

1）端坐位，头颈做前屈、后仰、左右旋转、左右侧倾六个颈椎基本运动方向的运动。要求动作平稳缓慢，充分用力，幅度尽量达到极限，运动到极限时保持2~3秒再做下一个动作。每个动作重复8~10次，见图5-2~图5-5。

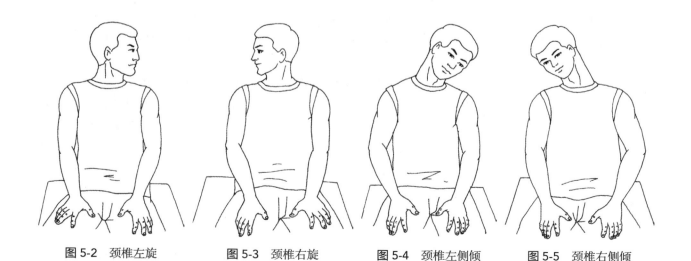

图 5-2　颈椎左旋　　　　图 5-3　颈椎右旋　　　　图 5-4　颈椎左侧倾　　　　图 5-5　颈椎右侧倾

2）端坐位，头颈充分后仰，眼睛看正上方，在此基础上做头颈缓慢的左右旋转及左右侧倾动作。每个动作重复 8 ~ 10 次，见图 5-6 ~ 图 5-9。

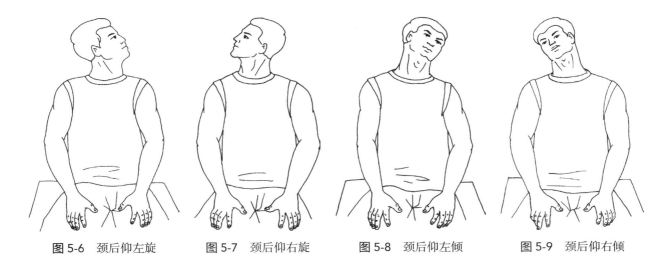

图 5-6　颈后仰左旋　　　　图 5-7　颈后仰右旋　　　　图 5-8　颈后仰左倾　　　　图 5-9　颈后仰右倾

3）端坐位，头颈自然伸直，两手并拢掌心向内按住下巴，做头部向前向后平移动作（注意不要变成前屈后仰动作）。重复 8 ~ 10 次，见图 5-10。

4）端坐位，双手自然下垂于体侧，做耸肩动作，先左肩，再右肩，再两肩同时做，然后两肩同时做顺时针方向的旋转动作，再做逆时针方向的旋转动作。重复 8 ~ 10 次，见图 5-11、图 5-12。

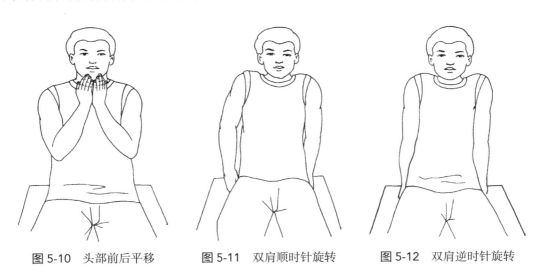

图 5-10　头部前后平移　　　　图 5-11　双肩顺时针旋转　　　　图 5-12　双肩逆时针旋转

5）端坐位，双手分别放于同侧肩部，肘尖朝正下方。作前臂靠拢、分开动作。重复 8 ~ 10 次，见图 5-13、图 5-14。

6）颈椎病症状缓解或消失后做强化颈肌体操。

（2）强化颈肌体操

1）坐位，双手交叉（掌面）置枕后，头颈用力后伸，双手用力阻止，对抗 2 ~ 3 秒，重复 8 ~ 10 次。

2）坐位，双手交叉（掌面）置额前，头颈用力前屈，双手用力阻止，对抗 2 ~ 3 秒，重复 8 ~ 10 次。

3）坐位，双手掌合抱于头两侧颞部，颈分别用力向两侧旋转、倾斜，双手用力阻止，对抗2～3秒，重复8～10次，见图5-15。

4）坐位，双前臂于胸前交叉分别用手掌握住对侧肩部，双肩同时做耸肩动作，双手用力阻止，对抗2～3秒，重复8～10次。

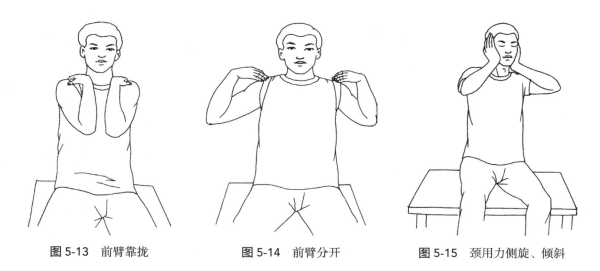

图5-13 前臂靠拢   图5-14 前臂分开   图5-15 颈用力侧旋、倾斜

注意事项：①急性发作期，有明显脊髓受压者，不宜运动；②椎动脉型患者，避免旋转动作，或旋转时要轻柔缓慢；③脊髓型患者，避免做过度屈伸动作。

另外，通过习练易筋经、八段锦、太极拳、五禽戏等传统运动疗法，可以帮助患者恢复颈椎功能活动。

6. **选择合适的枕头** 枕头的形状一般以中间低、两端高的元宝形为好，元宝形状的优点是可以利用中间凹陷部来维持颈椎的正常生理曲度，同时对头颈部可起到相对制动与固定作用，以减少睡眠中头颈部的异常活动。对不习惯元宝形枕者，也可用平枕。但不宜采用中间高两头低之山丘形枕，因其头颈向两端活动时，不能保持睡眠中头颈部的正常位置。枕头的长度，一般以超过自己的肩宽10～16cm为宜；枕头的高度，通常以头颈部压下后与自己的拳头高度相等或略低一些为标准，见图5-16。

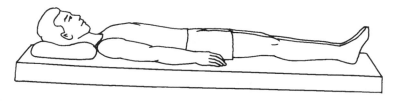

图5-16 合适的枕头

7. **避免长期低头姿势** 银行与财会专业人士、办公室伏案工作、电脑操作等人员，要避免长时间低头工作，这种体位使颈部肌肉、韧带长时间受到牵拉而劳损，促使颈椎椎间盘发生退变。每伏案工作1小时，起身活动5分钟，或自己按摩放松，双手点揉风池穴，揉时注意闭眼，以酸胀为佳，共2～3分钟，或是有目的地让头颈部做前屈、后伸、左右旋转运动，转动时应注意轻柔、缓慢，以达到该方向的最大运动范围为准；耸肩运动，两肩慢慢紧缩3～5秒，然后双肩向上坚持3～5秒，重复6～8次。总之，避免颈部肌肉因长期姿势固定而处于紧张状态，造成劳损；还要改变不良的工作和生活习惯，如卧在床上阅读、看电视等。

8. **正确的坐姿及合适的桌椅**　坐位时，要收腹挺胸，身体坐直，维持脊柱正常的生理弧度，避免颈椎过分前倾；同时，上身的重量要分布均匀，脚掌完全踩在地面上，不要翘腿或者踮脚。椅子的长度、高度要适宜，不要过高也不要过低；椅子与桌子的高度要相称，这点对学龄前的儿童尤其重要，有些儿童往往因为椅子的高度与桌子的高度不相称，而导致弯曲伏案写字，影响颈肩姿势，且十分损害视力。另外，如果你是长期坐位工作的工作人员，也要注意了，由于其颈肩经常处于前屈位，两肩臂仅活动于90°以下的外展、前屈位，久之，易形成颈肩功能紊乱，导致颈肩腰腿疼痛，见图5-17。

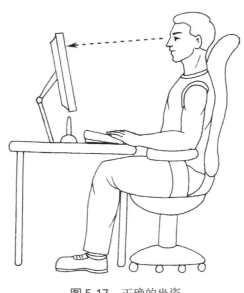

图 5-17　正确的坐姿

9. **避免颈部外伤**　乘车外出应系好安全带并避免在车上睡觉，以免急刹车时因颈部肌肉松弛而损伤颈椎。

10. **重视青少年颈椎健康**　随着青少年学业竞争压力的加剧，长时间的看书学习对广大青少年的颈椎健康造成了极大危害，从而出现颈椎病发病低龄化的趋势。建议在中小学乃至大学中，大力宣传有关颈椎的保健知识，教育学生们树立颈椎的保健意识，重视颈椎健康，树立科学学习、健康学习的理念，从源头上预防颈椎病。

（黄国志）

第二节　肩周炎的康复

一、概述

肩周炎又称肩关节周围炎，是指以肩痛和肩关节运动功能障碍为主要临床表现的综合征。肩周炎好发于40～70岁的中老年人，发病率为2%～5%，女性较男性多见。肩周炎的病因迄今不明，因该病多发于 50 岁以上的中老年人，且具有一定的自愈倾向。因此，有学者认为该病可能与自身免疫及内分泌失调有关。但因肩关节的慢性劳损、退变、外伤、颈椎疾患，以及影响肩部活动过少等因素引发的肩周炎并不鲜见。

肩周炎的临床分期大致可分为三个阶段：①急性期：该期主要的临床表现为肩关节周围的疼痛，疼痛多局限于肩关节的前外侧，可延伸至三角肌的抵止点。疼痛剧烈，夜间加重，甚至因此而影响睡眠，持续时间为 10～36 周；②冻结期：该期患者疼痛症状减轻，但压痛范围仍较为广泛。因疼痛所致的肌肉保护性痉挛造成的关节功能受限，使肩关节周围软组织广泛粘连、挛缩，呈"冻结"状态，该期的持续时间为 4～12 个月；③缓解期：该期不仅疼痛逐渐消减，而且随着日常生活、劳动及各种治疗措施的进行，肩关节的活动范围逐渐增加，肩关节周围关节囊等软组织的挛缩、粘连逐渐消除，大多数患者的肩关节功能恢复到正常或接近正常，持续时间为 5～26 个月。

肩周炎起病缓慢，病程较长，可达数月或数年。少数患者病情轻浅，通过合理保护和锻炼可自行缓解。但如得不到及时有效的治疗，可逐渐发展为持续性肩痛，并逐渐加重，甚至梳头、洗脸、洗澡等简单日常生活均不能完成，严重地影响患者的生活质量。因此，在社区开展肩周炎的康复治疗显得尤为重要。

二、康复目标

肩周炎的急性期主要以肩部疼痛症状为主，而功能障碍则往往是由疼痛造成的肌肉痉挛所致。所以，治疗主要是以解除疼痛、预防关节功能障碍为目的。冻结期，关节功能障碍是这个时期的主要问题，疼痛往往由关节运动障碍所引起。治疗的重点以恢复关节运动的功能为目的。缓解期，以消除残余症状为主。主要以继续加强功能锻炼为原则，增强肌肉力量，恢复在早期已发生失用性萎缩的肩胛带肌肉，恢复三角肌等肌肉的正常弹性和收缩功能，以达到全面康复和预防复发的目的。另外，肩周炎患者因疼痛及功能障碍造成情绪波动，严重者可产生焦虑或抑郁，如病程迁延较长则可能产生悲观失望。因此，在解决疼痛及功能障碍的同时，要消除患者的心理障碍。

三、康复评定

（一）疼痛评定

可采用口述分级评定法、视觉模拟评分法、数字评分法、McGill 疼痛调查表对治疗前、中及后期进行疼痛定量评定。

（二）关节活动度和肌力测定

用测角器测量肩关节活动度，患者的患侧肩关节外展上举、前屈上举、后伸及内旋等活动度范围均小于正常范围。应与健侧进行对照性测量。

肌力主要是针对与肩关节活动有关的肌肉，利用徒手肌力测试方法进行测定。

（三）ADL 能力评定

患者需进行 ADL 能力评定，如果有穿脱上衣困难，应了解其受限程度；询问如厕、个人卫生及洗漱（梳头、牙刷、洗澡等）受限的程度；了解从事家务劳动如洗衣、切菜、做饭等受限情况。

（四）Gonstant-Murley 法

这是一个全面、科学而又简便的方法。总分为 100 分，共包括四个部分，即疼痛：15 分；日常生活活动：20 分；关节活动度：40 分；肌力 25 分。其中 35 分（疼痛 15 分，ADL 20 分）来自患者自诉的主观感觉；65 分（ROM 40 分，肌力 25 分）来自医生的客观检查。具体项目如表 5-3 所示。

表 5-3　Constant-Murley 肩功能评定标准

项目	计分
Ⅰ 疼痛	
无疼痛	15
轻度痛	10
中度痛	5
严重痛	0
Ⅱ ADL	
日常生活活动的水平：	
全日工作	4
正常的娱乐和体育活动	3
不影响睡眠	2
手的位置：	
上抬到腰部	2
上抬到剑突	4
上举到颈部	6
上举到头颈部	8
举过头顶部	10
Ⅲ ROM	
前屈、后伸、外展、内收（每项活动最高 10 分）：	
0°～30°	0
31°～60°	2
61°～90°	4
91°～120°	6
121°～150°	8
151°～180°	10
外旋（最高分 10）：	
手放在头后肘部保持向前	2
手放在头后肘部保持向后	2
手放在头顶肘部保持向前	2
手放在头顶肘部保持向后	2
手放在头顶再充分向上伸直上肢	2

续表

项目	计分
内旋（最高分 10 分）：	
手背可达大腿外侧	0
手背可达臀部	2
手背可达腰骶部	4
手背可达腰部（L_3 水平）	6
手背可达 T_{12} 椎体水平	8
手背可达肩胛下角水平（T_7 水平）	10
Ⅳ 肌力	
0 级	0
Ⅰ 级	5
Ⅱ 级	10
Ⅲ 级	15
Ⅳ 级	20
Ⅴ 级	25

（五）心理评定

肩周炎对患者心理状态的影响包括忧虑、抑郁等，其心理功能的评定可采用 Zung 焦虑自评量表（self-rating anxiety scale，SAS）和 Zung 抑郁自评量表（self-rating depression scale，SDS），具体方法见本套教材《康复功能评定学》。

四、 康复治疗

（一）治疗时机选择

肩周炎的病因、病理尚未完全清楚，临床上对肩周炎的治疗目前尚无特效方法。但如诊断及时、治疗得当，可使病程缩短，功能及早恢复。对急性期患者，康复治疗应着重减轻疼痛，缓解肌肉痉挛，加速炎症的吸收，可选用非甾体类药物，使用物理治疗和传统康复治疗手段，疼痛严重者，可采取措施使局部暂时制动；对冻结期的患者，应强调解除粘连，改善肩关节活动功能。同时，患者在接受被动治疗的同时，应积极地配合主动运动训练，才能取得满意效果。缓解期的患者，虽然肩关节疼痛逐渐消减、粘连逐渐消除，但仍可能会遗留一些症状。此时，主要应加强肩关节的自我功能锻炼，继续改善肩关节的运动功能。

（二）治疗方法

肩周炎的治疗原则是针对肩周炎的不同时期，或是其不同症状的严重程度，采取相应的治疗措施，利用社区现有的医疗资源，以保守治疗为主，对肩周炎患者存在的问题进行康复治疗和指导。

1. 物理因子治疗　肩周炎的急性期可用超短波、微波等电疗，以促进肩部血液循环，消除炎症和解除肌肉痉挛。缓解期可加用低、中频电疗，以松解粘连，锻炼肌肉，促进功能恢复。

（1）超短波：对置法，无热量或微热量，15 分 / 次，每日一次，15 ～ 20 次为一个疗程。

（2）微波：患肩照射微热量，15 分 / 次，每日一次，15 ～ 20 次为一个疗程。

（3）毫米波：患肩痛点照射，30 分 / 次，每日一次，15 ～ 20 次为一个疗程。

（4）调制中频电疗：对置法，选用止痛处方或急慢性肩周炎处方，15 分 / 次，每日一次，15 ～ 20 次为一个疗程。

2. 局部封闭　对疼痛明显并有固定压痛点者可使用。该方法能止痛、松弛肌肉和减轻炎症水肿。常用醋酸泼尼松龙 0.5 ～ 1.0ml，加 1% 普鲁卡因 2 ～ 5ml，作痛点注射，每周 1 次，2 ～ 3 次为一个疗程。

3. 运动疗法　运动疗法是治疗肩周炎的最主要方式。通过功能锻炼，可促进血液循环和局部营养代谢，松解粘连，增大关节活动范围，增强肌力、耐力，防治肌肉萎缩。在轻度疼痛范围内，应积极进行肩关节功能的运动锻炼。急性期以被动运动为主；冻结期要主、被动运动相结合；缓解期更加强调主动运动功能训练。主动运动时，可带轻器械或在器械上操作，也可做徒手体操。

（1）肩关节运动训练原则

1）锻炼时保持脊柱正直：需直立或端坐练习，以免腰部动作代偿。

2）全范围运动：肩关节屈、伸、内收、外展、内旋、外旋三个轴向的活动均要做到。

3）最大限度活动：在每次锻炼时，应在不引起肩部明显疼痛的情况下，做最大限度的活动。

4）长期坚持：要有足够的锻炼次数和锻炼时间，循序渐进至完全治愈。

（2）肩周炎常用训练方法

1）徒手操训练：①手指爬墙：患者面对墙壁站立，距离墙壁约 70cm，患肢前屈上举，整个手掌与手指贴于墙面上，随手指向上爬行而逐渐伸直手臂，当手不能再往上爬时，用手掌扶住墙面，两腿弯曲向墙做正面压肩动作，然后转体变侧立于墙，做侧压肩动作；②背后助拉：患者站立或坐位，将双手在身体背后相握，掌心向外，用健侧的手牵拉患肢，一牵一松，并逐渐提高位置，以尽量触到肩胛骨下角为度；③原地云手：站立，原地作太极拳云手的动作，幅度由小到大，连续 10 次稍息，可重复 2 ～ 3 遍；④耸肩环绕：站立，双手搭于肩部，向前再向后连续环绕 10 圈，还原休息，再做向后再向前连续环绕 10 圈，环绕动作要慢，幅度由小到大；⑤双手托天：站位，两臂弯曲至胸前，掌心向上，双手十字交叉，上抬至额前，以腕关节为轴，两手外翻，掌心向上，两手尽量上托。然后两臂依势由两侧下落还原成开始姿势，重复上述动作 8 ～ 10 次；⑥托肘内收：站位或坐位，用健手托起肘部，作向内收位拖拉运动，使肩周肌肉牵张、松解，反复操作 8 ～ 10 次，恢复肩内收活动功能；⑦摆动练习：躯体前屈，上肢下垂，尽量放松肩关节周围的肌肉和韧带，然后做前后摆动练习，幅度可逐渐加大，做 30 ～ 50 次；⑧后伸下蹲：患者背向站于桌前，双手后扶于桌边，反复做下蹲动作，连续 10 次稍息，可重复 2 ～ 3 遍，以加强肩关节的后伸活动。

2）棍棒训练：①前上举：两脚分开与肩等宽，两手正握棒，做前屈与上举动作；②侧上举：两脚分开大于肩，两手握棒的两端，掌心相对，用健肢带动患肢，使健肢成侧上举；③后上提：两脚分开与肩等宽，两手于体后反握棒，屈肘尽力将棒上提；④棍后置：分腿直立，与肩同宽。两手正握棍于体前，两臂间距与肩同宽，两臂经体前上举，屈臂，将棍置于颈后，同时挺胸；两臂伸直向上举；两臂经体前下落还原成开始姿势；⑤大回环：两脚分开略宽于肩，两手正握棍于体前，两臂间距与肩同宽，两臂向右摆动，并从右侧经上举向左绕至体前；还原成开始姿势。后面动作同前，但绕环方向相反。上述动作重复 8 ～ 10 次。

3）火棒训练：①前后摆动：两脚前后分开，身体略前倾，两手持火棒，前后摆动，幅度由小到大，重复 20 ～ 30 次；②左右摆动：两脚左右分开与肩同宽，两手持火棒，上体前倾，左右摆动，随着摆动，上体也随之前倾与后仰，重复 20 ~ 30 次；③单臂绕环：两脚分开略宽与肩，上体前屈略偏于患侧，以患肩为轴，手持一只或两只火棒，做顺时针或逆时针方向绕环运动，各 5 ~ 10 次。若动作完成得较好，上体可直起来，以同样方法做 5 ~ 10 次。

4）肋木训练：①正向肋木下蹲：面向肋木站立，两臂前屈与肩等宽，两手握肋木，两腿屈膝下蹲，尽力牵拉患侧肩关节；②侧立肋木下蹲：患肩侧向肋木下蹲，患肢侧平举握肋木，上体保持直立，两腿屈膝下蹲，尽力牵拉患侧肩关节；③背向肋木下蹲：背向肋木站立，两臂在体后伸直握肋木，先上体前倾，使身体重心逐渐前移，使肩关节向后牵拉，然后再屈膝下蹲，增加肩关节的牵拉幅度。

5）滑轮训练：①前拉：两脚分开与肩同宽，两臂伸直前平举，两手握环，轮流上下拉动，以健肢下压帮助患肢外展与上举，直至有一定酸胀感；②侧拉：两脚分开略宽与肩，两臂伸直侧平举，两手握环，轮流上下拉动，以健肢下压帮助患肢外展与上举，直至有一定酸胀感，并可维持一定时间再放下；③前后拉：两脚开立，健肢于体前握环，略高于肩，患肢于体后屈曲握环，两臂上下轮流拉动，以健肢下压帮助患肢外展与上提，待拉到最高位时，停留片刻，并稍做抖动。

6）拉力器训练：拉力器训练不仅可增加肩带肌力，也可增加肩关节的活动范围。①向后拉：面向墙壁拉力器站立，两脚前后分开或左右分开，患手握拉力器柄（重量可视肩关节的活动功能而增减），肘关节伸直，尽力向后拉，需拉到后伸位的最大幅度，然后突然放松，由于滑轮与重量的关系，使肩关节由后伸位变为前屈与上举位；②向前拉：背向拉力器站立，两脚前后分开，患手握拉力器柄（重量可视肩关节的活动功能而增减），肘关节伸直，尽力向前拉，稍停片刻，然后突然放松，由于滑轮与重量的关系，帮助肩关节作后伸训练；③内收拉：侧立，患手握拉力器柄，尽力内收肩关节牵拉，然后放松，使肩关节还原成外展位；④肩上拉：背向拉力器站立，两脚前后分开，患肩外展外旋位，屈肘，手在肩上握拉力器柄，然后上身略前倾，患肢渐伸直，待肘完全伸直至上举最高位时，再放松还原至肩上位置。

4. 关节松动术 因肩周炎好发于盂肱关节周围，故肩关节的松解多集中于盂肱关节。依据肩关节的解剖特点和其病变位置，分别做肩肱关节的分离，长轴牵引，向头侧滑动，前屈向足侧滑动，外展向足侧滑动，前后向滑动，外展摆动，侧方滑动，水平内收摆动，后前向转动，内旋摆动及松动肩胛骨，每次 20 分钟，每日一次，10 次为一个疗程。

手法施用时，应尽量通过身体的移动使力量作用到关节，作用力要均匀、持续、适度。若仅表现为疼痛，则选用 I ~ II 级手法；如果疼痛同时伴有关节僵硬，则需给予 III 级手法；有粘连和肌挛缩，则需要 IV 级手法。治疗前，应使患者处于舒适、放松、无痛的体位。治疗师应靠近需治疗的关节，一手固定近端，一手固定远端。对于合并有肩关节半脱位或严重骨质疏松症的患者，应慎用或不用。

关节松动术对治疗肩周炎有明显的效果。由于肩周炎病程较长，所以，应配合功能锻炼，以维持松动后的效果。

5. 作业疗法 运用作业疗法的目的，是为了消除肩关节运动障碍、改善肩关节活动度。它可在很大程度上提高患者自我治疗的兴趣和自觉性，其强度、时间、间歇次数，应根据患者肩关节的功能状况、改善程度和年龄等因素，进行灵活调整。具体方法如下。

（1）改善肩关节内、外旋功能：①肩关节 90° 外展位、肩关节 0° 位和肩关节 90° 前屈位，进行挂线作业疗法；②肩关节 90° 外展位，利用上肢的上下惯力进行打槌作业疗法；③肩关节 0° 位，进行长梭子穿梭纬线织物作业疗法；④肩关节 90° 前屈位，进行编织、打结等各项作业疗法。

（2）改善肩关节外展功能：①通过纺织作业疗法或者利用长梭子穿梭作业疗法；②利用滑轮重锤装置，增加在纺织作业过程中肩部外展时的阻力，以改善肩关节外展功能。

（3）改善肩关节上举功能：可进行屏风形棋盘游戏，在屏风状棋盘的格子当中有突起的栓子，可以在栓子上挂上环形的棋子。

6. 肌内效贴的应用 肌内效贴治疗肩周炎在临床上已被证实安全、有效。贴扎目的：缓解疼痛，改善局部循环，改善感觉输入，促进肩部活动。贴扎体位：坐位。贴扎步骤：第一步，淋巴贴扎：取两条爪型贴布，将锚分别固定于锁骨下窝和肩胛冈，多爪向三角肌粗隆处延展，贴前条爪型贴布时，可取水平外展摆位，贴后条贴布时，取水平内收摆位。第二步，肌肉贴扎：取 Y 型贴布，将锚固定于三角肌粗隆处，尾沿前、后肌腹延展，分别止于锁骨及肩胛冈处，前侧贴扎时取肩关节向后伸展摆位，后、外侧贴扎时取肩关节水平内收摆位。

7. 心理治疗 肩周炎由于病程长，而且反复发作，对患者的工作和日常生活势必有很大影响。肩周炎患者，特别是冻结肩患者，普遍存在着心理负担，诸如情绪烦躁、焦虑等，这些心理变化会使机体对疼痛更加敏感，从而加重疼痛症状。因此，及时恰当的心理治疗，可以帮助患者较充分、客观地认识其发病原因、病情发展及恢复过程等情况，让患者坚定战胜疾病的信心，树立积极配合治疗的态度，并且主动介入到治疗过程中去。常见的心理干预措施包括疾病知识的教育、心理的支持和疏导、自我放松的技术、心理应激的处理以及心理咨询等。

8. 药物治疗 药物对肩周炎的治疗，只能暂时缓解症状，停药后多数会复发。临床中最常用的口服药物为非甾体抗炎药，选择性 COX-2 抑制剂和对乙酰氨基酚也有很好的疗效。另外，一部分肌肉松弛剂和中药制剂也有一定的疗效。外用的药物，常选用各种局部止痛的擦剂和膏药。

9. 传统疗法 包括针灸、推拿、拔火罐等，详见第十一章第三节相关内容。

五、 转介服务

转介服务是肩周炎患者社区康复的重要工作之一。由于我国医疗状况的特殊性，往往许多肩周炎患者在二、三级医院的骨科和康复科门诊就诊，部分患者在早期依赖止痛药物在家里进行治疗，没有医务人员的监督，失去功能锻炼的机会，给后续治疗带来困难。因此，社区康复工作者应与二、三级医院的专家保持长期合作，对适合在社区康复治疗的患者及时转介到社区，减少医疗成本；对在社区中经社区康复手段治疗效果不佳的患者，特别是肩关节疼痛剧烈、肩关节功能严重障碍者，应转介到二、三级医院骨科等相关科室行麻醉下肩关节粘连松解术，待病情稳定后再转介到社区继续康复治疗；当肩周炎患者有就业需要时，应帮助其转介到劳动就业部门安排恰当的工作。

六、 康复预防

肩周炎是一种慢性疾病，给患者带来的痛苦较大。因此，应让患者做到无病早防，有病早治。常用的预防措施有：①坚持体育锻炼，增强体质，提高抗病能力；②工作中注意遵守安全操作规程，避免损伤肩部；③受凉常是肩周炎的诱发因素，因此，为了预防肩周炎，应重视保暖防寒，勿使肩部受凉；④对易引起继发性肩周炎的患者（如糖尿病、颈椎病、肩部和上肢损伤、胸部外科手术以及神经系统疾病），应尽早进行肩关节的主、被动运动，以防止肩关节挛缩；⑤对于经常伏案、双肩经常处于外展位工作的人，应避免长期的不良姿势造成肩部慢性损伤；⑥坚持合理的肩部运动，以增强肩关节周围肌肉和肌腱的强度；⑦老年人要加强营养，补充钙质，防止骨质疏松脱钙，增强肩关节的稳定性；⑧研究表明，有 40% 的肩周炎患者患病 5～7 年后，对侧也会发生肩周炎。因此，对已发生肩周炎的患者，除积极治疗患侧外，还应对健侧进行预防。

（赵　凯）

第三节 腰椎间盘突出症的康复

一、概述

腰椎间盘突出症（lumbar disc herniation，LDH）主要是指腰椎间盘的纤维环破裂，髓核组织突出压迫和刺激脊神经根或马尾神经引起的腰痛、下肢痛或膀胱、直肠功能障碍等一系列症状和体征。20～50岁青壮年多发，病变部位以 $L_{4～5}$、L_5/S_1 多见，占腰椎间盘突出症患者的90%以上。病理上将腰椎间盘突出症分为退变型、膨出型、突出型、脱出后纵韧带下型、脱出后纵韧带后型和游离型。腰椎间盘突出症为社区常见的慢性疾病，即使手术后仍有部分患者症状不能缓解，且常因职业或日常生活活动如弯腰负重、体育活动以及寒冷、肥胖等导致症状反复发作，影响患者日常生活和工作。急性期患者，因疼痛剧烈常无法承受往返于二、三级医院进行治疗的路程；而恢复期和慢性期患者，持续时间较长。康复的主要内容是以指导性训练及健康教育为主，训练方法虽简单易行，但由于时间、区域、工作等原因，患者康复的依从性较低。社区康复治疗场所就近，因地制宜，形式灵活，可弥补腰椎间盘突出症患者康复途径的不足，有利于提高和维持腰椎间盘突出症的康复疗效。

二、康复目标

急性期康复目标是减轻疼痛，恢复基本的日常生活活动；恢复期、慢性期康复目标是维持和提高功能，尽可能恢复日常的工作与劳动，预防复发。最终治疗目标是缓解疼痛，恢复腰椎关节活动度，恢复腰背肌及下肢肌力，减少复发。

三、康复评定

（一）病史总结

病史总结包括患者的一般情况、身高、体重、目前职业及生活状态、诱发因素、病程、相关检查结果、既往治疗情况及效果、既往疾病史等。腰痛、下肢疼痛、麻木等症状是许多疾病的共性症状，在社区进行康复治疗前，首先应明确诊断，避免延误病情；其次，是回顾既往发作的症状特点，便于与此次发作比较，查看最近一次腰椎影像学检查结果，为康复治疗提供参考。

根据椎间盘突出的位置、方向、程度及与神经根的关系有多种分型方法。根据突出的方向不同常分为后中央突出、后侧方突出及侧方突出；根据突出的程度分为膨出、突出与脱出及游离型。后一种分型方法对于治疗方法的选择具有重要的指导意义，一般前两种多采取保守治疗，后两种则采取手术治疗。此外，需注意的是，影像学的评估需与临床症状评估相结合，通常随着年龄的增大，椎间盘可呈不同程度的膨出或突出，如患者无根性症状即下肢的疼痛与麻木，仅表现为下腰部疼痛和膝以上的牵涉痛，临床一般不诊断为椎间盘突出症，相应的治疗措施也不同。

（二）功能评定

对患者目前的功能障碍进行系统的评定，为康复治疗计划的制订提供依据。

1. **疼痛的评定**　椎间盘突出可导致局部神经根张力增大、炎性水肿而表现为腰背痛、下肢放射性神经痛，需要评定疼痛的部位、时间（持续性或间歇性）、程度（VAS 评分法、压力测痛法）、疼痛的加重和缓解方式，由于疼痛与生物、社会、心理多种因素相关。全面的疼痛评定，可采用疼痛量表进行评定，如麦吉尔疼痛问卷。

2. **肌力评定**　主要包括伸膝、屈膝肌力、踝背屈、跖屈、趾背屈肌力评定。腰背肌、腹肌肌力的评定急性期不宜，慢性期应谨慎进行，避免诱发疼痛。

3. **神经功能的评定**　由于神经的卡压可出现患肢肌肉萎缩，下肢后外侧和足部麻木。中央型巨大突出者，可出现会阴部麻木疼痛、排便及排尿功能障碍、男性性功能障碍。可采用感觉评定及肌电图检查等进行评定。

4. **关节活动度的评定**　患者的关节活动受限是功能性的，主要表现为腰椎前屈受限，脊柱侧凸。

5. **步态评定**　腰椎间盘突出症步态称为减痛步态，其特点是患肢足尖着地，并尽量缩短患肢支撑期，重心迅速从患肢移向健侧下肢。

6. **心理评定**　椎间盘突出症患者以青壮年多见，病情常反复发作，患者可对治疗信心不足、担心失去劳动能力而产生焦虑抑郁，可采用 Zung 焦虑、抑郁量表等进行评定。

（三）活动与参与能力的评定

Oswestry 功能不良指数（the Oswestry disability index，ODI）　主要包括疼痛程度、个人照顾、提物、行走、坐位、站立、睡眠、性生活、社交活动和旅行。每个部分的得分是 0 ~ 5 分，最轻为 0 分，最重为 5 分，实际得分除以 50 乘以 100% 之后为 ODI，如表 5-4。

表 5-4　Oswestry 功能不良指数问卷

项目	得分	项目	得分
1. 疼痛的程度（腰背痛或腿痛）		6. 站立	
无任何疼痛	0	想站多久，就站多久，疼痛不会加重	0
有稍微的痛	1	想站多久，就站多久，但疼痛有些加重	1
较明显的痛（中度）	2	由于疼痛加重，最多只能站 1 小时	2
明显的痛（相当严重）	3	由于疼痛加重，最多只能站 0.5 小时	3
严重的痛（非常严重）	4	由于疼痛加重，最多只能站 10 分钟	4
痛得不能做任何事	5	由于疼痛加重，一点也不敢站	5
2. 自我照顾（洗漱、更衣等）		7. 睡眠	
日常生活完全能自理，无疼痛加重	0	半夜不会痛醒	0
日常生活完全能自理，但引起疼痛	1	有时晚上会被痛醒	1

项目	得分	项目	得分
由于活动时疼痛加重，动作小心、缓慢	2	由于疼痛，最多只能睡 6 小时	2
多数日常活动可自理，有的需他人帮助	3	由于疼痛，最多只能睡 4 小时	3
绝大多数的日常活动需要他人帮助	4	由于疼痛，最多只能睡 2 小时	4
穿脱衣服、洗漱困难，只能躺在床上	5	由于疼痛，根本无法入睡	5
3. 提物		**8. 性生活**	
提重物时并不引起疼痛	0	性生活完全正常，绝不会导致疼痛加重	0
能提重物，但疼痛加重	1	性生活完全正常，但会加重疼痛	1
疼痛时不能从地上提重物，只能从桌上拿	2	性生活基本正常，但会很痛	2
疼痛时不能从桌上拿重物	3	由于疼痛，性生活严重受限	3
只能提非常轻的物品	4	由于疼痛，基本没有性生活	4
不能提或拿任何物品	5	由于疼痛，根本没有性生活	5
4. 行走		**9. 社交活动**	
腰背或腿痛，但一点也不妨碍走多远	0	社交活动完全正常，不会因此疼痛加重	0
由于腰背或腿痛，最多只能走 1km	1	社交活动完全正常，但会加重疼痛	1
由于腰背或腿痛，最多只能走 0.5km	2	疼痛限制剧烈活动，如运动，但对其他社交活动无明显影响	2
由于腰背或腿痛，最多只能走 0.1km	3	疼痛限制社交活动，减少了外出	3
只能借助拐杖或手杖行走	4	疼痛使我只能参加在家社交活动	4
不得不躺在床上，排便也只能用便盆	5	由于疼痛，根本无法从事任何社交活动	5
5. 坐		**10. 旅行**	
随便多高的椅子，想坐多久，就坐多久	0	能到任何地方去旅行，腰部或腿不会痛	0
只要椅子高矮合适，想坐多久，就坐多久	1	能到任何地方去旅行，但疼痛会加重	1
由于疼痛加重，最多只能坐 1 小时	2	由于疼痛，旅途不超过 2 小时	2
由于疼痛加重，最多只能坐 0.5 小时	3	由于疼痛，旅途不超过 1 小时	3
由于疼痛加重，最多只能坐 10 分钟	4	由于疼痛，旅途不超过 30 分钟	4
由于疼痛加重，一点也不敢坐	5	除了到医院，由于疼痛无法外出旅行	5

（四）环境的评定

环境的评定主要包括工作环境，社会保障服务体制和政策、劳动就业服务体制和政策，亲属的态度、卫生专业人员的态度、社会的态度等。腰椎间盘突出症患者大多为青壮年，工作环境的评定尤为重要，如患者工作所需的躯体功能水平，工作的特点，人体工程学分析如活动空间、座椅与工作台设计等。

（五）康复预后

通常急性期（有持续或间歇的神经根炎性水肿症状）缓解时间约为 1 个月，80% ～ 90% 的患者经保守治疗痊愈，部分患者可发展为慢性疼痛；10% 的患者需要手术治疗。

四、康复治疗

（一）急性期的康复治疗

1. 休息和采取功能性姿势　腰椎间盘的压力，以弓背坐位时最高，站位居中，卧位最低。急性期卧床休息，可减轻疼痛，卧床休息时间不宜超过 2 ～ 3 天，且卧床期间应适度活动。腰椎间盘因突出的方向、位置与神经根的关系不同，及是否同时伴发椎管狭窄等决定某种姿势，可减轻对神经根、局部组织的压迫，而缓解疼痛，这种姿势称为功能性姿势，可随病程而变化。腰椎间盘突出症患者常见的功能性姿势如下。

（1）伸直倾向：即患者在脊柱伸直姿势下症状减轻。具有这种倾向的患者宜采取伸膝平卧、自然俯卧；坐位时，可增加脊柱后倾角度，腰部增加靠垫支撑；自然站立位。

（2）屈曲倾向：即患者在脊柱屈曲姿势下症状减轻，而在伸直的情况下加剧。这类患者常伴有椎管狭窄，可采取屈膝仰卧位、腹部垫枕俯卧位；坐位时，可适当垫高足部，增加屈髋屈膝角度；站位时，患侧足踩在小凳上。

（3）非承重倾向：即患者在非承重姿势下，可缓解症状，一般采取减轻脊柱负荷姿势均可减轻症状，如卧位或牵引，必要日常活动时可使用腰围、助行器减少脊柱负荷。

2. 物理因子治疗　可采用无热量超短波，低、中频电疗。

3. 腰椎牵引　在急性期，可根据患者对牵引的反应，决定是否采取和继续牵引治疗。一般首次剂量应小，采取功能性体位、牵引时间要短，间歇牵引 15 分钟或持续牵引 10 分钟。具体方法和注意事项见《肌肉骨骼康复学》。

4. 悬吊和水中运动　可以以简易的悬吊方式，进行行走训练或水中运动，减少卧床带来的副作用。

5. 药物治疗　常用的为非甾体消炎药、肌松类、皮质类固醇及神经营养类药物。非甾体消炎药应遵医嘱服药，如患者有高血压和心脏病史应慎用，并告知患者此类药物可增加心脏病的发生风险，同时具有消化道副作用及肾毒性，可选用选择性环氧化酶抑制剂或加用质子泵抑制剂减少胃肠道反应。肌松类药物可缓解患者因腰部肌肉保护性痉挛引起的疼痛，不良反应主要有头晕不适；如疼痛剧烈，难以忍受者，静脉滴注皮质类固醇和脱水剂或骶管、硬膜外注射皮质类固醇类和局麻药，可比较快速而有效地消除神经根炎症而止痛。

6. 基础脊柱核心稳定训练　在患者可以承受的情况下，尽早进行基本的脊柱核心肌训练。其意义在于：学会核心肌群的前馈控制，保持脊柱中立位姿势，将这一理念贯穿到日常生活活动中，以减轻急性期症状。

（1）缩腹运动：可采用屈膝仰卧位，双足踩在治疗床床面上，先吸气，呼气时和缓地将肚脐向内、向脊柱缩入使腹部凹陷，避免代偿动作，如骨盆、肋骨运动、足部压力增大等。目的是激活腹横肌和多裂肌。也可以采取俯卧位，腹部放置压力仪，做生物反馈训练。

（2）骨盆倾斜运动：屈膝仰卧位，背部垫枕，腰椎平放于床垫上、治疗师帮助患者逐渐前倾骨盆或后倾骨盆。见图 5-18。

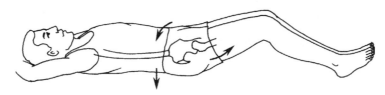

图 5-18　骨盆倾斜运动

7. 功能性活动指导

（1）翻身：保持脊柱即肩部与骨盆在一直线，缩肚脐，整体翻滚。

（2）仰卧到坐：翻身同上，同时屈髋屈膝，用位于上方的手抵住床板，同时用下方的肘关节将半屈的上身支起，用双上肢臂力使身体离床。由坐到卧：则先降低躯干，双上肢同法支撑，侧卧，再保持躯干呈一直线，翻身至仰卧或俯卧。

（3）坐到站：保持脊柱正中姿势，缩肚脐，依靠伸髋、伸膝肌群及双手支撑站起。

（4）上下轿车：靠近敞开的车门，背向座椅，收腹、屈髋屈膝坐下；坐下后，以屈曲的膝关节和髋关节为轴，整个躯干为一单位，维持脊柱稳定，转至车内。下车时，双膝并拢，双下肢与躯干为一单位向外转动，双足落地后，以伸髋伸膝的方式站起。

（5）行走：收腹，维持脊柱正中姿势，必要时佩戴腰围。佩戴腰围时间不宜过长。同时，应根据自身的体重、体型选择适当型号的腰围。症状减轻后，应注意腰背肌的锻炼，以防止肌肉的失用性萎缩。

8. 手法治疗

主要包括传统中医手法、正脊手法、Mckenzie 脊柱力学治疗法和 Maitland 脊柱关节松动术。如对于有伸直倾向的患者，采用伸直姿势可使症状向心化，可采取 Mckenzie 脊柱力学治疗法中的脊柱伸直动作技巧，进行姿势治疗。

9. 软组织贴扎

常采用米字形贴在腰椎病变部位进行空间贴扎，并运用 I 型贴布沿着坐骨神经走行贴扎，改善感觉输入，减轻疼痛。也可根据患者的情况结合筋膜引导贴扎等。

（二）术后康复治疗

1. 术后 0~2 周

（1）术后 1~3 天

1）踝泵练习：利用小腿肌的挤压，促进血液回流，预防下肢深静脉血栓。

2）股四头肌等长练习：在不增加疼痛情况下进行，10~15 次/组，20~30 组/日。

3）腘绳肌等长练习：在不增加疼痛情况下进行，10~15 次/组，20~30 组/日。

（2）术后 4~7 天

1）被动直腿抬高练习：在轻痛情况下进行，可预防术后神经根粘连，5~10 次/组，2~3 组/日。

2）主动直腿抬高练习：在轻痛情况下进行，5~10 次/组，2~3 组/日。

（3）术后 8~14 天：术后 1 周影像学复查无异常，在佩戴腰围保护下，开始离床康复训练。

1）坐位练习：床边坐位，双足放在地面，保持屈髋、屈膝 90°，腰背伸直，1~2 次/日，15~20 分/次。

2）站立负重练习：腰围保护下床站立，双足与肩同宽，双足负重，2～3次/日，5～10分/次。

3）平衡练习：在站立负重练习基础上，左右移动身体重心，达到左右重心转移平衡；变换体位，双足前后分立，前后移动身体重心，达到前后重心转移平衡，2～3次/日，5～10分/次。

2. 术后2～4周

（1）腰背肌等长练习。

（2）腹肌等长练习。

（3）双桥练习：仰卧床上，双腿屈曲，以双足、双肘、头后部5点支撑，用力将臀部抬起，每次保持30～60秒，10～15次/组，2～3组/日。

3. 术后5～8周

（1）静蹲练习：背靠墙直立，双足与肩同宽，足尖正前方向，重心在两腿之间，缓慢下蹲，屈膝在90°内。

（2）跨步练习：即重心动态转移练习，包括左右前后方向的跨步移动，为下一步的步行作准备。

4. 术后8周逐步解除腰围保护，恢复正常站立、坐位时间

（1）坐位转体练习。

（2）抗阻侧屈练习。

（三）恢复期和慢性期的康复治疗

1. 合理的活动和正确的姿势　鼓励患者参加日常活动及运动如散步、游泳等，但需强调安全的动作和正确的姿势。

2. 运动疗法　进行腰椎稳定训练和脊柱的牵伸练习等，提高腰背肌和腹肌肌力，增强韧带弹性、改变和纠正异常力线、维持脊柱稳定，提高身体的控制力和平衡性，常用的运动疗法如下。

腰椎稳定性训练进阶：主要包括徒手练习、单一练习和综合器械练习，如瑞士球、平衡球、平衡板、悬吊绳等。下面简单介绍几种基本的练习方法。

（1）腹肌稳定性训练：如表5-5、图5-19所示。

表5-5　腹肌稳定性训练

动作指导：运动开始，缩腹，动作维持时，避免憋气，尽可能保持姿势稳定，每一阶段动作可完成2～3组，10～15次/组，可开始下一阶段训练		肢体负荷由小 ──────────────→ 大		
		1. 屈髋、屈膝抬高，小腿与床面平行，维持5～10秒，缓慢放下	2. 足跟沿床面滑动至膝关节伸直；缓慢回到原位	3. 直腿抬高至20°～45°，维持5～10秒，缓慢放下
A阶段	支撑面由小 ↓ 大	对侧下肢屈髋、屈膝，足支撑于床面		
B阶段		对侧下肢屈髋、屈膝，小腿平行于床面，双手辅助固定		
C阶段		对侧下肢屈髋、屈膝，小腿平行于床面		
D阶段		双下肢同步运动		

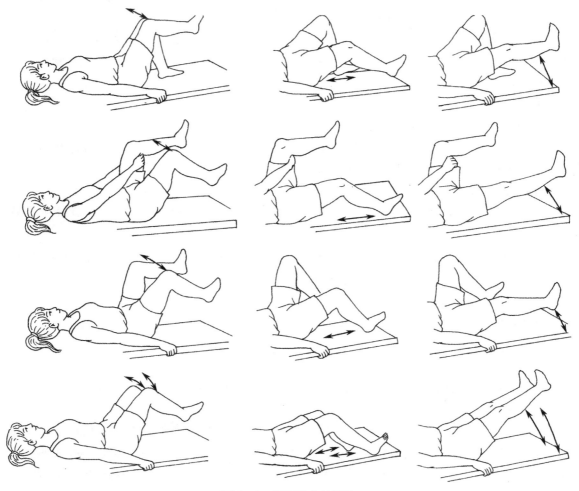

图 5-19　腹肌稳定性训练

（2）腰背肌稳定性训练：①跪位练习：四点跪位，肩、髋保持在同一直线；②伸展上肢运动：呼气，伸展一侧上肢与躯干平行，维持 5～10 秒，吸气恢复原位，两侧交替各 5 次为 1 组，重复 2～3 组；③伸展下肢运动：呼气伸展一侧下肢与躯干平行，维持 5～10 秒，吸气恢复原位，两侧交替各 5 次为 1 组，重复 2～3 组；④伸展上下肢运动：呼气，伸展一侧上肢和对侧下肢与躯干平行，吸气恢复原位，两侧交替各 5 次为 1 组，重复 2～3 组；⑤俯卧位练习：俯卧抬腿运动：俯卧位，膝关节伸直，抬起双下肢（如不能完成，可抬起一侧下肢），维持 5～10 秒，放下，重复 10 次；⑥俯卧抬上身运动：俯卧位，抬起上身，维持 5～10 秒，放下，重复 10 次；⑦燕式运动：俯卧位，双上肢后伸，上身和下肢同时抬起并后伸，维持 5～10 秒，放下，重复 10 次。

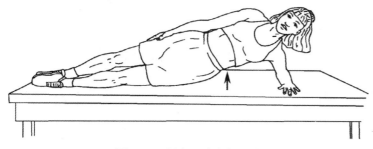

图 5-20　腰方肌稳定性训练

（3）腰方肌稳定性训练：侧卧位，呼气单肘支撑，抬起上身及髋部，肩、膝、髋呈一直线，维持 5～10 秒，吸气恢复原位，10～15 次为 1 组，重复 2～3 组。对侧同法训练。可通过肘关节伸直增加难度，见图 5-20。

五、 转介服务

患者在康复治疗过程中，如出现鞍区麻木、大小便功能障碍或经规范的保守治疗后症状未缓解或加重，应建议患者到骨科就诊，决定是否需要进一步检查和手术治疗。

六、 康复预防

对腰椎间盘突出症高发职业，应分析工作环境及工作方式对脊柱的影响，尽可能予以改善工作环境，制定优化操作方式，提高机械化、自动化程度，降低劳动强度。这些预防原则也适用于日常生活。

1. **搬运作业工人** 掌握搬运重物的正确姿势：先将身体向重物尽量靠近，然后屈膝屈髋，再用双手持物，伸膝伸髋，主要依靠臀大肌和股四头肌的收缩力量提拿重物，减少腰背肌的负荷，减少损伤的机会，见图 5-21。搬移重物时，要注意使双膝处于半屈曲状态，使物体尽量接近身体，减少腰背肌的负担；转方向时，应将身体整体转身，避免上身扭转。放重物时，如果需要放置比较高的位置，应想办法尽量减少重物与高处的距离，如把足下垫高。当重物较重，一个人搬运有困难时，应请人帮忙，不要一个人强搬。两个人或多人一起抬物时，动作要注意协调，尤其是在抬起、放下时，最好喊着号子，协调一致。

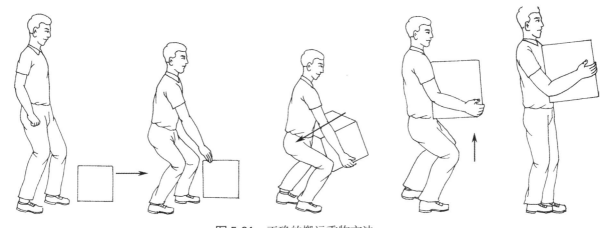

图 5-21　正确的搬运重物方法

2. **办公室工作人员** 进行人体工程学评定，改善座椅与工作台的设计，显示屏高度与视线平行，椅背后倾 120°，并加靠垫支撑腰背部，避免伸颈、弓背坐姿，减低腰椎间盘压力，组织进行工间体操，放松肌肉。合理地使用空调，室温太低，可使腰背肌肉及椎间盘周围组织的血运障碍，增加了发生腰痛的机会。温度调节在 26℃左右较适宜，避免空调的风口对着腰部及后背。

3. **汽车司机** 应把座位适当地移向方向盘，使方向盘在不影响转向的情况下，尽量靠近胸前，同时，靠背后倾角度以 100° 为宜，并调整座位与方向盘之间的高度。座位过低双肩及上肢易疲劳，过高则易使腰椎前屈，增加了腰部的负荷，诱发腰椎间盘突出症。尽量避免连续开车超过 1 小时。需要长时间开车时，宜中途停车休息 5～10 分钟，走出驾驶室，做一些腰部的活动保健体操。

4. 家务劳动　应避免腰部长时间过度屈曲，如洗衣、择菜，切菜，应将物品置于齐腰的高度，或调节座椅至合适高度；扫地、拖地时，应将扫帚或拖把的把加长，清扫较大或多个房间时，应合理安排中途休息。

（唐　梅）

第四节　人工关节置换术后的康复

一、概述

人工关节置换术（prosthetic replacement for joint）是指用人工关节替代和置换病损或损伤的关节，目的是缓解疼痛、矫正畸形、重建一个稳定的关节，恢复和改善关节的运动功能。人工关节是在冶金学、生物材料学、生物力学和矫形外科学发展的基础上，设计出来的人工器官，通过外科方法使人工关节植入体内，用来替代已经破坏和失去功能的人体关节。人工关节分骨水泥型及非骨水泥型两种，行康复时了解是何类型至关重要。人工关节置换术是目前治疗关节强直、严重的骨性关节炎、因外伤或肿瘤切除术后形成的大块骨缺损等的有效方法。人工关节置换术可以说是21世纪骨科手术最伟大的突破之一。目前，它已被广泛应用于治疗肩、肘、腕、指间、髋、膝及踝等关节疾患，但以人工髋关节及膝关节置换最为普遍，本节主要介绍人工髋、膝关节置换术后在社区中的康复治疗。

关节置换术后常见的康复问题主要有：①疼痛：接受关节置换术的患者，由原发病所致的关节疼痛，加之关节置换术后手术的创伤、血肿、组织反应等，患者会感受到较为剧烈的术后急性疼痛。②关节活动度受限：术前缺乏关节的活动，关节液不能有效循环，使纤维蛋白沉淀，同时滑膜细胞活跃增生，产生大量黏液和纤维蛋白组织，使关节粘连和僵硬。术后短期的关节制动、术后的关节肿胀、手术截骨或假体安装不到位、功能训练不及时等诸多因素，均会引起关节活动功能障碍。③肌力低下：术前患者由于关节疼痛、水肿、关节活动受限，常导致关节周围肌肉不同程度的萎缩、肌力下降，加之手术损伤关节周围组织，进一步削弱了关节周围的肌肉力量。

二、康复目标

关节置换术后的患者，在伤口愈合良好后即可进入社区康复，康复的目标是训练和加强关节周围的肌群，达到重建关节的稳定性；改善关节置换术后关节的活动范围，保证重建关节的良好功能；加强对置换关节的保护，延长关节使用的寿命；获得运动和日常生活能力最大限度的恢复；减少术后并发症。

三、康复评定

（一）一般状况评定

患者年龄、营养状况、心肺功能、心理状况等，均对术后的康复训练产生影响，因此，应做仔细评定。

（二）手术情况

手术的本身直接影响康复的治疗计划实施，康复治疗人员应了解手术的详细情况，包括手术入路、假体的类型、术后假体的位置、固定方法、术中有无截骨或植骨等情况。

（三）伤口情况

观察有无局部皮肤红、肿、热等感染体征，以及伤口愈合情况、有无渗出等。

（四）关节肿胀

由关节内或关节周围软组织造成的水肿，可用不同的检查方法来判断。如浮髌试验，可判断膝关节内有无积液及其程度；关节周围组织的周径，可作为判断软组织肿胀的客观指标。

（五）关节活动度

用量角器可测量关节活动范围；同时，对手术关节应做主动和被动关节活动度的评定，了解造成关节活动障碍的原因，确定有无关节挛缩及畸形，以指导康复训练。

（六）关节疼痛

术后短时间内，可能因伤口而引起关节局部或周围疼痛，随着运动量的增加可出现活动后疼痛。对疼痛程度的评定，可用目测类比评分法。

（七）X 线检查

观察假体的位置、关节对线和骨的情况，判断关节置换成功与否。

（八）肌力评定

徒手肌力评定下肢肌肉的力量，并评估肌肉力量是否影响术后关节的稳定程度，对制订康复训练计划尤为重要。

（九）步态分析

可通过步幅、步频、步宽，以及行走时摆动相和站立相，评测患者的一般步态，确定步态类型和有无使用助行器。

（十）功能性活动能力

全面评定关节的功能状况、稳定性、活动程度等状况。目前，被广泛接受的是 Harris 髋关节评分和美国特种外科医院膝关节评分（hospital for special surgery knee score，HSS），简称 HSS 评分。Harris 用来评价髋关节炎和全髋关节置换术的效果，该评分内容主要包括疼痛、功能、畸形、关节活动范围 4 个方面，满分 100 分。根据分值大小可将髋关节功能分为 4 级：70 分以下为差，70～79 分为一般，80～89 分为良，90～100 分为优。HSS 膝关节评分总分也是 100 分，共分为 7 个项目，其中 6 个为得分项目，1 个为减分项目。根据评分结果，可将膝关节功能或临床疗效分为 4 级：大于 85 分为优，70～85 分为良，60～69 分为中，59 分以下为差。

近年来，国际上逐渐用由美国膝关节协会（The American knee society，AKS）提出的另一种膝关节综合评分标准。AKS评分分为膝评分和功能评分两大部分。膝评分又分为疼痛、活动度和稳定性；功能评分包括行走能力和上下楼能力的评价。AKS评分全面评定了膝关节整体功能和形态，更精确地评价了关节自身条件。自1989年提出以来，被广泛运用于全膝置换患者术前、术后评分。它还有效地解决了HSS评分中，年龄相关疾病引起评分下降的问题，在患者长期随访的过程中，避免了更大的偏倚。通过AKS评分，我们能了解到术后患者长期的恢复情况。在无并发症的情况下，AKS评分能非常显著地检测出随着年限的增长人工关节的损耗程度，这无疑为改良人工关节材料和手术方式提供了依据。还有研究表明，连续随访的患者膝关节功能比同年限不连续随访的患者要好，这说明评分在指导患者康复和功能锻炼方面也有一定的作用。因此，AKS评分在近年已逐渐取代HSS评分，成为评估全膝关节置换术最为有效的评分。

四、 康复治疗

（一）全髋关节置换术后的康复治疗

1. 术后第一阶段（1～3天） 此阶段康复目的是促进血液循环，消除肿胀，减轻疼痛；预防手术后肌肉僵硬及萎缩；预防髋关节脱位；预防深静脉血栓的发生；学习肌肉收缩感觉；预防髋关节屈曲挛缩。

（1）冰疗法：术后第1天，即可使用冰袋置于手术的髋关节部位，15～20分/次，1～2次/日，目的是关节消肿，疼痛减轻。

（2）电疗法：①毫米微波法：手术部位，20～30分/次，1次/日；②经皮神经电刺激疗法：可采用频率为100Hz的双通路四电极，分别置于手术切口两侧，强度为2倍的感觉阈，治疗时间30～60分/次，1～2次/日，主要目的为缓解疼痛。

（3）预防髋关节脱位：患肢膝下垫枕，使髋膝关节呈稍屈曲位，患肢足尖朝上摆放于外展30°左右，双腿之间夹三角垫，严防髋关节内收、内旋。

（4）踝关节"泵"式往返训练：麻醉消退后，开始进行踝关节主动背屈与跖屈，使下肢肌肉等长收缩，挤压深部血管，促进血液循环，预防下肢深静脉血栓形成。15次/时，每组20次，2～3组/日。

（5）意念性肌肉收缩：用意念想象控制股四头肌、臀大肌及腘绳肌的等长收缩活动。

（6）关节活动练习：在康复治疗师的协助下，进行被动或主动协助的髋关节活动运动。被动屈髋时，外侧入路患者为15°～30°，后侧入路患者小于10°。

（7）转移训练及行走训练：依据髋关节术后防范的原则，可开展转移训练。首先，通过帮助患者从平卧位转为坐位，再从坐位转换为立位，转换时以避免术侧肢体受力，一般不超过30～60分钟。如果患者没有过分主诉训练中的疼痛、疲劳和头晕，则可在术后第1天开展行走训练，但更多是在术后第2天开始。在开始训练前，根据患者的身高调整辅助工具，年龄较大的患者，建议使用带前轮的助行器；年轻的患者，可建议其使用三点拐支撑的方法。如行双侧置换的患者，需要借助四点拐支撑。总之，建议平地行走30m，行走时髋关节处于外展位。注意的是，非骨水泥型全髋置换术后的患者负重状态，需要根据手术医生的指导，如复杂手术可能需要更谨慎。

2. 术后第二阶段（4天～2周） 此阶段康复目的是避免直立性低血压，鼓励坐起；增进床上和下床活动能力；增进下肢的肌肉力量，由Ⅱ级逐渐训练至Ⅲ级；逐步增进髋关节活动角度，至多不超过屈曲 90°，后伸约 15°。

（1）冰敷：于伤口肿胀、疼痛或运动后施用。每次间隔至少 2 小时，15 分 / 次，夜间暂停，勿影响休息。

（2）学习床上翻身、由躺到坐、由坐到站等技巧。

（3）学习使用助行器：采用三点步行走，使用骨水泥固定患者，在忍受范围内负重；非骨水泥固定患者避免负重。

（4）关节活动练习：在无痛范围下，进行主动的患侧髋、膝关节屈伸能力训练。

（5）肌力练习：①助力下直腿抬高患侧下肢 30°，持续 10 秒，重复 20 ~ 30 次，3 组 / 日；②小腿自然垂于床边，做主动伸膝训练。活动中避免髋部的旋转。

（6）牵拉练习：平躺床上，用双手将非患侧足屈曲至胸口，并将患肢作伸直动作，可预防术后屈曲肌肉及关节的挛缩，一次至少 30 秒，每次做 5 ~ 6 次，6 次 / 日。

3. 术后第三阶段（2 ~ 4 周） 此阶段康复目的是持续增强患者下肢的肌肉力量；逐步增进髋关节活动角度和患肢负重。

（1）冰敷：同第二阶段冰敷方法。

（2）学习使用助行器或持拐：这一时期的患者，可以从前轮椅型助行器或者双拐，过渡至单手手杖助行。

（3）每天下地行走的时间逐渐增加，每次增加 5 分钟，维持 2 ~ 3 天后再增加 5 分钟。不要突然增加较多时间，以免引起患肢肿胀。在平面、斜面、凹凸不平的人行道、楼梯等地方，都应该注意安全，防止跌倒。

（4）空踩自行车活动：仰卧位下，做双下肢空踩自行车活动 20 ~ 30 次，患髋屈曲度数，要严格限制在 90° 以内。每 10 次为一组，中间休息 1 分钟，这样既可改善下肢诸关节的活动范围，也训练了股四头肌的肌力。

（5）负重练习：使用骨水泥固定患者，可进行左右及前后方向的负重训练活动。

（6）髋关节活动练习：持续上阶段之关节活动练习。此阶段，以患者主动动作为主，康复治疗师协助为辅。

（7）肌力练习：髋关节半屈位的主动或主动抗阻练习，以增加股四头肌的肌力。

4. 术后第四阶段（4 ~ 6 周） 此阶段康复目的是增进下肢耐力和负重能力；为 6 周后脱离助行器独立行走做准备。

（1）冰敷：同第二阶段冰敷方法。

（2）固定自行车练习：轻负荷至中负荷训练，一次 15 分钟。

（3）肌力练习：持续上阶段的肌力练习，并逐渐增加强度与次数。

（4）上下台阶练习：逐渐增高台阶高度及上下阶梯次数练习。

（5）牵拉练习：对股四头肌和髂腰肌进行牵拉训练，以增强髋关节周围肌肉的柔韧性。

（6）关节活动练习：同上阶段。此阶段以患者完全独立进行关节活动练习为主。

（7）负重练习：同上阶段。骨水泥固定患者，可逐渐增加患肢负重的时间。

（8）行走练习：骨水泥固定患者，当患侧肢体能承受体重的 50% 以上，可开始学习使用单拐行走。

（9）平衡感觉训练：站平衡板训练和转移视线的训练、配合上肢动作的平衡训练等。

5. 术后第五阶段（6 ~ 12 周） 此阶段康复目的是协助患者脱离辅助器具行走，增进平衡及协调能力，并能执行功能性活动，如上下楼梯、蹲站等。

（1）肌力练习：增加站立位髋外展活动、卧位直腿抬高活动、卧位侧抬腿活动、俯卧位后抬腿活动、静蹲活动，逐渐增加肌力训练强度。

（2）上下台阶练习：逐渐增高台阶高度及上下阶梯次数。

（3）牵拉练习：同上阶段。持续维持患肢柔韧性。

（4）负重练习：同上阶段。持续增加患肢的负重能力及稳定性。

（5）行走练习：骨水泥固定患者，当患侧肢体能承受体重的 50% 以上，可开始学习使用单拐行走，并逐渐增加行走时间。

（6）平衡训练：在平衡杆内训练身体转移，逐渐增加患腿的负重力量，从身体重量的 1/3 开始过渡到完全负重。

（7）步态训练：可从助行器逐渐过渡到持拐杖。当患者达到以下两点时，可改用手杖步行：一是患者能在手杖的帮助下，有足够的支撑力完成步行中静止期患肢的负重；二是患侧股四头肌能完成渐进抗阻的阻力至少在 8kg 以上。

6. 术后第六阶段（12 周之后） 此阶段康复目的是增加髋关节控制能力；增进心肺适应能力和功能性活动能力；提高步行能力，争取日常生活能力完全自理，回归职场角色或可从事体育休闲活动为目标。

（1）肌力及耐力练习：同上阶段，根据需要增加难度。

（2）平衡训练：患侧单腿站立，开始时用双手支撑以保持平衡，逐渐减少双手的用力，最终能用患侧下肢单腿站立 1 分钟，且对侧骨盆不下沉。这种练习 10～15 次/日，1～2 分/次。

（3）心肺适应能力训练：建议可骑乘功率自行车，中负荷，3 次/周，30 分/次。

（4）功能性活动训练：根据康复治疗师的评估，给予针对性的治疗活动。

（5）步态训练：持单拐或无辅助用具行走时，务求上身直立，双足跨步等距离，身体晃动少。倘若患者无法达到要求，需由康复治疗师评定影响因素，给予针对性练习方案。如果存在摇摆步态，则避免无辅助用具下独立行走，以免形成异常步态，增加纠正难度。

（二）全膝关节置换术后的康复

1. 第一阶段（术后 1～3 天） 此阶段康复目的是消除患肢肿胀，缓解患肢不适，增加屈膝角度，维持膝关节完全伸直和恢复控制膝关节肌肉控制，预防下肢深静脉血栓。

（1）冰敷：术后第 1 天，即可使用冰袋置于手术的膝关节部位，15～20 分/次，1～2 次/日，至关节消肿，疼痛减轻。

（2）神经肌肉电刺激（neuromuscular electrical stimulation，NMES）：由于股四头肌无力，会导致许多功能受限和跌倒风险的增加，故术后早期立即使用 NMES 来增加股四头肌肌力，从而提高患者的功能。

（3）术后固定：用石膏托固定患侧膝关节于伸直位，或将患侧下肢放置于伸直位支架上，并抬高患肢，从足趾至腹股沟处用弹性压力绷带包扎，或穿弹力袜，以预防下肢水肿或深静脉血栓。

（4）深呼吸及有效咳嗽训练，预防肺部感染。

（5）踝关节"泵"式往返训练：同髋关节置换术后的康复。

（6）意念性肌肉收缩：用意念想象控制股四头肌和腘绳肌的等长收缩运动，每次保持 10 秒，每 10 次为一组，10 组/日。

（7）患者坐于床边，患肢做直腿抬高运动，不要求抬起高度，但要有 10 秒左右停留在空中的时间。

（8）关节活动度训练：术后第 2 天可做。

1）持续被动运动（continous passive motion，CPM）：设在 0°～40° 开始，指导患者根据自身耐受增加 5°～10°，5～10 小时内完成。

2）缓慢的膝关节屈曲主动活动：患者取仰卧位，患侧下肢顺墙面或木板向下滑行，逐渐增加患侧膝关节的屈曲度。

（9）肢体按摩：对患侧肢体做由足到大腿的按摩，每 2 小时按摩 10 分钟。按摩时应注意伤口的保护，以免加重伤口疼痛。

2. 术后第二阶段（4 天～1 周） 此阶段康复目的是促进伤口愈合，防止肌肉萎缩，改善关节活动度，提高肌力，尽早下床活动。

（1）冰敷：于伤口肿胀、疼痛或运动后施用。每次间隔至少 2 小时，15 分 / 次，夜间暂停，勿影响休息。

（2）学习床上翻身、由躺到坐、由坐到站等技巧。

（3）膝关节主动屈伸练习：患者可坐在轮椅内，患侧足着地，双手轻轻地向前方推动轮椅，使膝关节被动屈曲并维持 6 秒，然后患者主动抬腿伸膝并维持 6 秒，尽可能重复多次练习，直至患者感觉有轻度疲劳感为度。

（4）肌力训练：股四头肌和腘绳肌渐进性抗阻训练。

（5）直腿抬高训练：在床上伸直并绷紧膝关节，用力将足抬离床面 20cm，并保持 10 秒，慢慢放下。患者也可以坐在床上完成该动作。每 2 小时做一组，3～5 次 / 组，或自己感觉大腿肌肉疲劳为止。

（6）负重训练：术后第 4 天开始在床边站立训练，4～6 天为部分负重。

（7）牵张练习：腘绳肌牵张练习，防止屈曲挛缩，股四头肌被动牵张练习，增加膝关节的屈曲度。

（8）髌骨滑移活动：患者伸膝位，治疗师将髌骨沿纵轴方向，被动由近端轻柔推向足端。然后，患者在主动收缩股四头肌，将髌骨移回近端，以促进髌骨在人工股上的滑动。

3. 术后第三阶段（术后 1～2 周） 此阶段康复目的是重点加强患侧肢体不负重状态下的主动运动，逐步增加患膝的关节活动度，预防膝关节周围肌肉的挛缩及肌力减退。

（1）冰敷：同第二阶段冰敷方法。

（2）肌力训练：同上阶段，并逐渐增加难度和次数。

（3）直腿抬高训练：进一步加强患肢直腿抬高运动，巩固以往训练效果。

（4）仰卧位，站立位及坐位下主动屈膝训练，巩固完全伸膝。

（5）站立位屈膝，提踵练习。

（6）负重训练：在平衡杠内练习站立，前半周训练时重点在健侧，患侧不负重，后半周训练重点逐渐向患侧过渡，直至直立于平衡杠内。

4. 术后第四阶段（术后 2～4 周） 此阶段康复目的是增强患膝关节周围的肌力，恢复患肢关节活动度、患肢负重能力和平衡能力。

（1）冰敷：同第二阶段冰敷方法。

（2）负重训练：持拐或助行器行走，部分或完全负重。增加步行活动及上下楼梯的训练。

（3）肌力训练：进行股四头肌和腘绳肌的多角度等长运动和轻度的抗阻练习。方法：将患侧足分别放在不同级的阶梯上，使膝关节的屈曲角度不同（如 90°、70°、50°、30°、10° 条件下），然后，分别在这种不同的角度上，进行等长肌力训练和轻度负荷训练。

（4）关节活动度训练：低强度的长时间牵张或收缩-放松练习，以持续增加膝关节活动度，采用固定式自行车练习。开始时，座垫尽可能抬高，而后逐渐降低座垫高度，以增加膝关节屈曲的角度。

（5）步态训练与平衡训练：初始的步态训练与平衡训练，先在平衡杠内练习，将重心逐渐完全转移到患侧膝关节，逐渐过渡到平衡杠外扶拐训练。

（6）ADL 训练：独立完成穿裤、穿袜、如厕、洗澡等日常生活活动。

5. 术后第五阶段（术后第 4～12 周） 此阶段康复目的是增强患肢关节活动范围及负重能力，提高生活自理能力，争取达到膝关节屈伸活动自如，并有一定的力量和柔韧性，能基本正常行走。提升负重、平衡、力量、耐力和本体感觉。

（1）负重训练：在允许完全负重时，进行膝关节微蹲短弧度训练。方法：患者站立位，背靠墙，缓慢屈曲髋关节和膝关节（双膝关节屈曲控制在 30°～45° 范围），背部靠墙下滑，保持 10 秒，然后再向上移动使身体抬高，恢复站立位，重复以上动作。

（2）终末伸膝练习：患者坐在床上或仰卧于床上，膝关节下放置一个小枕头，保持膝关节屈曲 30°，然后将足缓慢抬离床面直到膝关节完全伸直，保持 5～10 秒后缓慢放下。每天练习 3 组，30 次 / 组。

（3）屈伸膝关节练习：患者坐于床边或凳子上开始主动屈膝伸腿练习，伸起后绷紧保持 7 秒，放下重复。能够抬起 50 次后，可以在踝关节处加一个重物（如沙袋），重物的重量从 1kg 开始，每次增加 1kg，直到 4.5kg。每天练习 3 组，50 次 / 组。

（4）步行训练：可在轻度倾斜坡度面上独立行走、单腿站立、跨障碍物等训练，15～30 分 / 次，3 次 / 日。行走练习先在平地开始，然后过渡到不同条件地面行走，逐步提高协调控制步态及快速行走的能力。

（5）上下楼梯训练：获得一定步行能力后，开始进行上下楼梯的训练。上楼时，健侧下肢先上；下楼时，患侧下肢先下。

（6）ADL 训练：卧→坐→立转移训练、如厕转移训练、乘车转移训练以及穿脱鞋袜训练等。

6. 术后第六阶段（12 周之后） 此阶段康复目的是增加膝关节控制能力，增进心肺适应能力和功能性活动能力，提高步行能力，争取日常生活能力完全自理，回归职场角色或可从事体育休闲活动为目标。

（1）心肺适应能力训练：建议可骑乘功率自行车，中负荷，3 次 / 周，30 分 / 次。

（2）功能性活动训练：根据康复治疗师的评估，给予针对性的治疗活动。

五、 转介服务

关节置换术后关节的稳定，对患者肢体的功能恢复有着重要作用，特别是髋、膝关节的置换。因此，临床骨科医师的技术水平尤为重要，如果假体处理得当，会给术后的康复训练和功能恢复带来方便；反之，会带来严重后果。在社区有限的条件下，应及时做好转介服务。转介的标准为：在医学情况稳定前，应在医院中进行治疗；在医学稳定后的功能康复，应及时进入社区康复机构中进行。转介服务根据具体情况制订，具有双向性。

社区条件有限，关节置换术后的患者需要生活自助器具及其他用品的辅助，以改善功能，提高日常生活活动能力，需转介至专门生产部门或供应服务部门。

关节置换术后，对生存环境需求高的患者，应根据患者实际情况和困难，在社区中应向无障碍建筑改造、文化教育等部门和机构转介，使其充分参与社区活动和家庭生活。对能参与劳动就业的患者，应向劳动就业部门转介，帮助其找到恰当的工作。

六、 康复预防

人工关节置换术后的康复计划，应遵循个体化、渐进性、全面性三个原则，除了患肢锻炼，同时注重健肢、上肢主动活动，呼吸训练以及心理咨询，使患者消除忧虑，增强生活信心。通过康复可以促进患者恢复体力，增加肌力，增大关节活动度，减少术后并发症，使患者的运动和日常生活能力获得最大限度的恢复。

（一）全髋关节置换术后患者的社区康复预防

人工髋关节置换术后的康复计划，应根据社区或家庭的具体环境、患者本人的具体条件、手术入路的方式、选择假体的类型等制订。社区工作者应向患者说明训练的目的、方法及要领，得到患者的充分配合。在日常活动或康复训练中，为避免髋关节脱位，指导患者严格遵守人工髋关节的活动角度限制及负重限制。康复训练的环境，需宽敞明亮，注意安全，防止摔倒。不论采取什么方式的康复方法，患者应及时向康复治疗师或者家属反馈自己的感觉，从而根据反应调整治疗强度。

在日常生活中要注意的问题：

（1）睡眠时：要在两腿之间放置枕头，避免患肢内收、内旋；转身时，要以健肢向上；仰睡时，不可交叠双脚；侧睡时，患侧腿应在下。

（2）坐椅时：要经常保持髋关节弯曲小于90°。避免坐矮椅或软沙发，若必须坐矮椅时，先要将关节置换的腿伸直，不应屈伸向前、垫高脚或交叠双脚。术后第1个月内，坐的时间不宜过长，以免导致髋关节水肿。

（3）由站至坐或坐至站起时：要慢慢将身体移后直至健肢触到椅边，坐下前，先将患侧脚向前伸出，利用椅柄支撑身体缓缓坐下，勿把身体向前倾；起立时，应先将身体移到椅边，伸出患侧脚，并利用椅柄把身体撑起。

（4）如厕时：要用加高的自制坐便器，或在辅助下身体后倾患腿前伸如厕。

（5）术后2周内，不要突然转身或伸手去取身后的物品，不要弯腰捡拾地面物品。

（6）乘车时：臀部位置尽可能向前坐，身体向后靠，腿尽量前伸。

（7）沐浴时：应有家属陪护，浴室中最好有座椅、扶栏等辅助装备，不要使用浴缸。

（8）穿脱鞋袜或裤子时：可请别人帮忙或使用辅助器具，选择不系带的松紧鞋、宽松裤。

（9）运动时：术后6周内应避免跳舞、体育运动等（可以游泳，但不可蛙泳）有强度的活动。避免进行对新髋关节产生过度压力造成磨损的活动，如跳跃、快跑、滑雪、滑水、网球等。

（10）6～8周内，避免性生活；性生活时，要防止患侧下肢极度外展，并避免受压。

（二）全膝关节置换术后患者的社区康复预防

膝关节置换术后康复计划，在执行前也要根据社区及患者家庭的环境、条件等确定，并逐步实施。社区工作者要教会患者及家属训练方法，要告知患者及家属在训练时及日常生活中应注意的细节。训练时，患者可坐在床边，主动屈伸小腿或坐在床上，膝关节下垫一枕头使膝关节屈曲，然后伸直，每日多练习。同时，配合全身关节的运动，如散步、上下楼等。这样，不仅使膝关节得到锻炼，同样可使全身得到锻炼，增强体质，训练中避免剧烈运动，不要做跳跃和急转运动，防止关节损伤。

（三）预防并发症的发生及处理

1. **下肢静脉血栓形成** 多数研究认为，髋关节置换术后深静脉血栓的发生率在50%以上。预防深静脉血栓的方法主要包括穿戴弹力袜、术后尽早进行被动活动和主动活动、尽早下床练习。一旦在社区发现患者有不明原因的下肢肿胀及局部疼痛，可行下肢静脉彩超检查，及早确诊。

2. **脱位** 主要强调术后的预防，尤其是在术后的6周之内。一旦发生，可考虑手术治疗，并立即制动。

3. **异位骨化** 发生率为5%～71%，常发生在术后1年内。高发病种包括活动期强直性脊柱炎和类风湿关节炎、短期内迅速进展的骨关节炎和特发性骨骼肥厚症。这些患者活动时应该尤为注意。

在日常生活中，要使患者保持理想的体重；在家中选择牢固、直背、有扶手的椅子，有利于患者站起或坐下，不要坐在低软的沙发或躺椅上；在坐、站、躺时，避免交叉腿和膝；行走时，应使用拐杖或习步架来保护膝关节，避免膝关节过度负担，以减少关节磨损的机会；应注意以小步走动来转身，避免扭转膝关节；洗浴时，应注意浴室中最好有座椅、扶栏等辅助装备，不要使用浴缸；沐浴时，应有家属陪护，避免滑倒。

（唐　梅）

第五节　骨性关节炎的康复

一、概述

骨性关节炎（osteoarthritis，OA）是由多种因素（生物力学、生物化学与基因等）相互作用引起关节软骨纤维化、皲裂、溃疡、脱失而致的关节疾病，是社区中老年人中最常见的关节疾病。60岁以上老年人，患病率为50%，75岁以上人群，患病率高达80%，致残率约为53%。原发性骨关节炎易患因素包括遗传基因、年龄、种族、性别、肥胖等，中老年多见。继发性骨关节炎多发生于中青年，常继发于创伤、炎症、关节不稳定等慢性反复的积累性劳损或先天性发育异常。较常累及的关节为膝、髋和手，主要表现为关节疼痛、肿胀、僵硬、关节活动受限与不稳定等功能障碍。发病缓慢，可由于年龄增长、关节不合理运动等原因反复发作或加重，影响患者的日常生活与工作。

二、康复目标

充分利用社区优势，通过健康教育、社区及家庭康复、改善家庭和社区环境，减轻疼痛，改善功能，延缓疾病进展，改善预后，降低残障，增进活动与参与能力。

三、 康复评定

（一）病史总结

病史总结包括年龄、性别、身高、体重、症状、诱发因素（如关节外伤、先天畸形、肥胖）、病程、相关检查结果（如影像学、血液检查）、既往治疗情况及效果、既往疾病史等。

1. **体重** 体重指数（body mass index，BMI）= 体重（kg）/[身高（m）]^2，正常男性为 22 ~ 25，女性 21 ~ 26，> 26 为肥胖。

2. **影像学检查** X 线检查发现关节间隙变窄，软骨下骨硬化，软骨边缘骨赘形成，负重区软骨下骨形成囊性变。MRI 可显示关节软骨出现碎裂、破损，关节内滑膜和关节囊受脱落的软骨碎片的刺激充血水肿、增生肥厚。

（二）功能评定

1. **疼痛** 包括疼痛的部位、持续时间、强度（VAS、压力疼痛评定）、加重和缓解因素等。较全面的疼痛评定应包括生物、社会及心理因素，可运用各种疼痛量表进行评定。

2. **肌肉结构与功能** 常用的评定方法包括肢体围度测量、肌肉超声、表面肌电图、徒手肌力测试、等速肌力评定等。需注意的是急性发作期，患肢肿胀使肢体围度测量并不能很好地反映肌肉萎缩的程度，而疼痛、心理因素也会影响肌力测试的结果。

3. **关节活动度** 通常采用关节量角法，进行病损关节和相邻关节的关节活动度测量。

4. **关节结构** 关节畸形、力线变化可采取目测、三维步态分析，关节肿胀可采用肢体围度测量评定，超声检查关节囊或髌上囊是否有积液。

5. **韧带的稳定性** 根据病损关节采取相应的检查评定，如膝关节可采取抽屉试验检查交叉韧带；膝关节内外翻应力试验检查内外侧副韧带稳定性。

（三）活动与参与能力评定

1. **日常生活活动能力评定** 采用 Barthel 指数评定，受累关节功能评定，如 HSS 髋、膝、肘关节功能评定，手功能评定等。

2. **生活质量评定** SF-36、关节炎影响评定量表等，见《肌肉骨骼疾病康复》相关章节。

（四）心理评定

见《康复功能评定学》相关章节。

（五）环境的评定

居住环境评定：如住宅类型、居住楼层、是否有电梯、住宅入口宽度、有无斜坡；室内环境，如门宽能否允许轮椅自由室内转移，厕所类型；家庭结构，如能否在急性期或后期获得家人或邻居的帮助；社区资源和社区服务，如能否提供拐杖、步行器、轮椅等；医疗帮助的获得等。

四、 康复治疗

（一）物理因子治疗

疼痛、肿胀急性加重时，可采用超短波、TENS、中频等减轻疼痛与肿胀。

（二）药物治疗

疼痛肿胀明显，可采用非甾体类药物缓解肿胀与疼痛，注意药物的副作用，可增加质子泵抑制剂保护胃黏膜；盐酸氨基葡萄糖营养软骨；关节积液多时，可行关节穿刺抽出积液，注入玻璃酸钠或皮质类固醇后弹力绷带包扎。

（三）改善关节活动度训练

1. **关节松动** 对于急性期患者，可在不引起疼痛加重范围内进行关节松动。如在膝关节屈曲25°，即休息位，施用Ⅰ、Ⅱ级关节松动手法，缓解疼痛、维持或改善关节活动范围，此期避免牵伸。急性炎症缓解后，施用Ⅲ、Ⅳ级关节松动手法，在膝关节开链运动中，膝关节的伸直伴随着胫骨的外旋，屈曲时胫骨内旋；而在闭链运动时，如足立于地面，膝伸直伴随股骨的外旋，膝屈曲时，股骨内旋。因此，内、外旋不足可导致膝关节伸直和屈曲受限。进行关节松动时，应注意通过屈曲与伸直活动中的旋转，来改善关节活动范围。

（1）膝关节屈曲受限：胫骨置于内旋位，在胫骨内侧施与由前向后方的滑动。

（2）膝关节伸直受限：将胫骨置于外旋位，在胫骨的外侧施与由后向前的滑动。

2. **牵伸**

（1）膝关节屈曲受限：①被动牵伸：膝关节屈曲至最大角度，徒手持续牵引，牵引时间根据患者耐受程度，老年人适宜和有效的牵引时间为15秒、30秒和60秒，重复4次。每周2~5次。社区可采用简易滑轮，远端以低重量沙袋，持续牵引15~30分钟，或利用股四头肌训练椅，或腰椎牵引机进行被动器械牵引；②自我牵伸：面对墙仰卧位，臀部靠墙，屈髋伸膝，双下肢垂直置于墙面上，患侧膝关节屈曲，足部沿墙面滑动至最大屈曲角度，维持15~60秒，见图5-22；③神经肌肉诱发牵伸：可采用固定-放松-主动肌收缩模式，先将膝关节主动屈曲至最大角度即可感觉软组织抵抗，但不引起疼痛，再让股四头肌做抗阻力等长收缩5~10秒，放松，然后主动屈曲膝关节至最大角度，治疗师辅助维持这一角度10秒，重复整个动作程序。

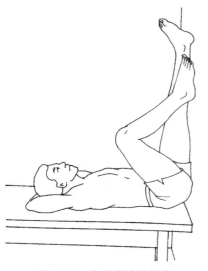

图5-22 自我牵伸膝关节

（2）膝关节伸直受限：①被动牵伸：俯卧位，骨盆固定，髌骨下垫一软毛巾，踝关节置于床外，将沙袋置于踝关节上；仰卧位，膝关节尽量伸直，毛巾卷垫在小腿远端下方，沙袋置于股骨远端；②自我牵伸：长坐位，远端小腿下方垫一毛巾卷，双手压在股骨远端；③神经肌肉诱发牵伸：以采用固定-放松-主动肌收缩模式为例，仰卧或俯卧位，髋、膝关节尽可能伸直至最大角度，治疗师辅助进行腘绳肌抗阻收缩5~10秒，放松，然后主动伸直膝关节最大角度，维持10秒，重复整个程序。

（四）提高肌肉功能训练

膝关节是下肢最重要的承重关节之一，稳定性较关节活动度的改善更为重要，骨骼与韧带是静态稳定的基础，动态的稳定牵涉到神经肌肉系统的动作控制，前馈及反馈机制可在关节受到不同的压力、负荷时，调整肌肉的力量维持动态稳定性。膝骨性关节炎肌肉功能下降的机制，主要有活动减少导致的失用性萎缩及关节源性肌抑制。减轻疼痛，提高膝关节周围肌群的肌力，是维持膝关节动态稳定的重要措施。肌力训练常采取的方式有开链运动与闭链运动。开链运动可减少关节负荷，是骨性关节炎患者较为适合的训练方式，但日常生活活动中大多数功能性活动均为闭链运动，可选用水中运动方式进行训练，下面介绍几种社区及家庭适宜的方法。

1. 股四头肌肌力训练

（1）股四头肌定位收缩：仰卧位或坐位，膝关节自然伸直，教导患者踝关节背屈，尽量伸膝，用腿压床。维持 10 秒，放下 10 秒，10 ~ 15 次为 1 组，每组间休息 1 分钟。

（2）直腿抬高：一侧下肢屈髋屈膝，另一侧下肢直腿抬高，屈髋45°，维持 5 ~ 10 秒。10 ~ 15次为 1 组。当患者可完成 2 ~ 3 组时，可减小直腿抬高角度至 30° 和 15° 以增加阻力。

（3）直腿下降：当患者无法完成直腿抬高时，可被动将下肢直腿抬高至最大角度，让患者保持伸膝位缓慢下降，当膝关节开始屈曲时，让患者停在该角度，重新将患者下肢抬高到起始位，试着让患者每次保持伸膝位更低一些。当患者可完成全范围直腿下降时，可开始直腿抬高训练。

（4）多角度等长收缩：在不同角度做功的肌肉不同，而同一肌群在不同角度下收缩的力量也不一样，可利用生理溢流作用，可每间隔20° 进行一组适当的等长收缩练习，同时可以避开疼痛弧，以获得整个肌群力量的提高。每次以最大收缩力维持6 ~ 10秒，休息10秒，每组10次，每个角度2 ~ 3组。

（5）全范围伸膝训练：在患者无疼痛，且稳定性较好时，可采用全范围伸膝抗阻训练。

（6）股内侧肌训练：传统的观点认为，股内侧肌在膝关节伸直的最后15° ~ 30°起决定性作用，但并无循证依据，但股内侧肌对髌骨的运动轨迹具有重要影响，可采用短弧末伸膝和电刺激进行训练，见图 5-23。

上述训练课根据患者的肌力程度，逐渐增加重复次数进行耐力训练，再增加阻力进行肌力训练。

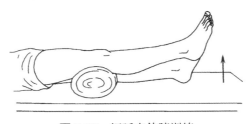

图 5-23　短弧末伸膝训练

2. 腘绳肌肌力训练

（1）腘绳肌定位收缩：仰卧位或坐位，膝关节自然伸直或膝下垫毛巾卷，教导患者踝关节跖屈，用足跟压床，收缩腘绳肌，维持 10 秒，放下 10 秒，10 ~ 15 次为 1 组，每组间休息 1 分钟。

（2）多角度等长收缩：腘绳肌在膝关节不同角度下做等长收缩，参见股四头肌训练方法。

（五）功能性活动训练

1. 上、下踏步训练　开始训练台阶要稍低，做向前、向后、侧向踏步训练，逐渐增加高度至居家和社区活动中的高度。并通过上述练习，决定环境和社区改造的必要性，或采取替代方式，进行上下楼梯的活动。

2. **靠墙下蹲练习** 靠墙下蹲，可部分减少体重对膝关节的负荷，从微屈开始练习，逐渐增加角度，以不加剧症状和引起关节内咔嚓声为宜。练习从不同高度的椅子上坐下和站起，确定不引起症状加重的椅子高度，并以此做家居改造。

3. **半弓箭步** 可将健侧下肢在前，患侧在后，逐渐练习弯腰拾物，弯腰时注意腹肌收缩，提高躯干稳定性。

（六）肌内效贴扎

对于急性期肿胀的关节，可采用爪形淋巴贴扎消除肿胀；局部疼痛，可运用空间贴扎减轻疼痛、纠正髌骨力线。股四头肌促进贴扎，可增进肌肉募集，改善打软腿现象。

（七）辅助器具与矫形器

骨性关节炎患者多数原发或继发不同程度的下肢力线异常，足部矫形鞋垫或功能性运动鞋等，可有助于矫正下肢力线，减少损伤关节软骨处的剪切压力，从而减轻疼痛，延缓病情。拐杖、助行器、轮椅等，对于急性期和晚期患者，可减少关节负荷，减轻症状，提高患者的活动参与能力。具体类型及适用范围见《肌肉骨骼康复学》及《临床康复工程学》相关章节。

（八）心理治疗

针对存在的抑郁、焦虑进行心理辅导，组织适宜的社区娱乐活动，家庭和社区提供支持等改善心理状况。

五、 转介服务

患者如出现关节严重的肿胀和疼痛，药物治疗难以控制症状，应建议患者到其他科室或上级医院进一步检查治疗，如关节内出现游离体，导致严重的滑膜炎、疼痛、活动受限，可行关节镜清理术；骨性关节炎后期患者，各种治疗无效并严重影响患者的日常生活活动及生活质量时，可考虑关节置换术。

六、 康复预防

1. **合理饮食** 控制体重，避免身体肥胖，减少关节负担。

2. **避免不良姿势** 减少或避免屈膝运动和作业，如久蹲。

3. **休息和安全运动** 告知患者如何随着症状的改变，对休息与运动作相应的调整。较多研究表明，慢走可促进软骨代谢，增加关节软骨厚度，有效的预防骨关节炎。骨关节炎早期，关节疼痛通常在负重后加重，休息后好转，找到休息与活动的平衡点至关重要，可选择不增加关节负荷的有氧锻炼，如游泳、骑自行车保持日常活动量，增进心肺功能；减少增加关节负荷的运动，如爬楼梯、爬山，避免长时间跑、跳等关节冲击性运动。骨关节炎后期或炎性发作期，疼痛在休息时也可出现，负重后明显加重，应使用手杖、助行器或轮椅等减少关节的负荷，缓解疼痛。可在耐受范围内，采取床上运动进行关节活动及保持活动量。

4. **骨性关节炎关节活动受限的特点** 一般晨起关节活动受限明显，即"晨僵"，久坐后关节僵硬，活动时关节内有摩擦感，稍加活动后好转，告知患者在起床或久坐站起时，先主动活动关节。后期或炎性期，床上卧位休息时，应避免长期膝下垫枕等措施，使膝关节处于屈曲位，导致关节挛缩。

5. **积极配合康复治疗** 按照运动训练指导，完成家庭训练计划如关节活动、肌力、耐力训练，提高功能水平。

6. **功能适应** 针对已经存在的病变，可通过增加马桶垫高度、座椅的高度等，减少功能活动时不适。尽量不爬楼梯，上下楼最好乘坐电梯。

（陈文华）

第六章
内脏疾病的社区康复

第一节　冠心病的康复

一、概述

冠状动脉粥样硬化性心脏病是指冠状动脉粥样硬化使管腔狭窄和阻塞，或（和）冠状动脉功能性改变（痉挛）导致心肌缺血、缺氧或坏死而引起的心脏病，统称为冠状动脉性心脏病（coronary heart disease，CHD），简称冠心病，又称缺血性心脏病。因病理解剖和病理生理变化的不同，而临床表现不同。近年来，临床医学家倾向于将冠心病分为急性冠状动脉综合征和慢性冠状动脉病两大类，前者包括不稳定型心绞痛、ST段抬高心肌梗死和非ST段抬高心肌梗死，也有把冠心病猝死包括在内的；后者包括稳定型心绞痛、冠状动脉正常的心绞痛、无症状性心肌缺血和缺血性心力衰竭。

冠心病是心脏康复的主要适应证。心脏康复是包括医学评估、运动处方、心脏危险因素纠正、宣教和咨询在内的综合的长期的程序。目的是限制心脏病的生理和心理影响，减少猝死或再梗死的危险，控制心脏症状，稳定或逆转动脉粥样硬化进程，以及改善患者的心理和职业状态。

二、康复目标

增加患者的心肺功能，改善有氧能力，提高生活质量；控制危险因素，改善预后，减少猝死和再梗死危险，最大限度地提高患者的生活质量，使患者参与社会生活的各个方面。

三、康复评定

（一）病史总结

目前疾病、并存疾病（包括周围动脉疾病、脑血管疾病、肺病、肾病、糖尿病、骨骼肌肉和神经肌肉疾病、抑郁和其他相关疾病）；既往病史、目前症状、相关检查结果（包括左心室功能的评估）、治疗情况如药物治疗（包括剂量、频率和依从性）和有创治疗情况等、心血管风险概况、最近一次流感疫苗接种日期、相关社会史（包括婚姻状况、家庭状况、受教育程度等）、职业情况等。

1. **冠状动脉造影**　以冠状动脉造影来评定冠状动脉狭窄的程度，管腔狭窄 70%～75% 以上会严重影响血供，一般用心肌梗死溶栓试验（the thrombolysis in myocardial infarction，TIMI）试验所提出的分级指标。

0级：无血流灌注，闭塞血管远端无血流。

Ⅰ级：造影剂部分通过，冠状动脉狭窄远端不能完全充盈。

Ⅱ级：冠状动脉狭窄远端可完全充盈，但显影慢，造影剂消除也慢。

Ⅲ级：冠状动脉远端造影剂完全而且迅速充盈和消除，类同正常冠状动脉血流。

2. 心脏超声评定心功能　超声心动图不仅可直接观察心脏和大血管的结构，而且可以随着心动周期的变化，推算出心脏的收缩功能和舒张功能，其优点是无创、可反复测定且对人体无害。我国用于心脏病康复的冠心病患者的危险分层提出左心室射血分数（left ventricular ejection fraction，LVEF）> 50% 为低危，LVEF40% ~ 49% 为中危，LVEF < 40% 为高危。

3. 纽约心脏病学会（New York heart association，NYHA）心功能分级　是目前最常用的分级方法，此心功能程度主要根据体力活动受限的症状分级，参考呼吸困难和乏力等症状。这种分级方案的优点是简单易行；缺点是依赖主观表现分级，评估者判断变异较大，同时受患者表达能力的影响；另外，还难以区分心源性还是肺源性呼吸困难。但由于已经应用多年，该评估方法已被广泛接受，所以目前仍然有较大的使用价值。具体功能分级如下。

Ⅰ级：日常体力活动不受限，一般活动不引起过度的疲乏、心悸、呼吸困难或心绞痛。

Ⅱ级：体力活动轻度受限，休息时无自觉症状，但一般活动即可引起疲乏、心悸、呼吸困难或心绞痛。

Ⅲ级：体力活动明显受限，低于日常活动量的体力活动即可引起疲乏、心悸、呼吸困难或心绞痛。

Ⅳ级：不能从事任何体力活动，休息状态下也出现心力衰竭的症状，体力活动后加重。

4. 心肺运动试验（cardiopulmonary exercise testing，CPET）　是通过逐渐增加受试对象的运动负荷监测耗氧量（oxygen uptake，VO_2）、代谢当量（metabolic equivalent，MET）、最大耗氧量（maximal oxygen uptake，VO_{2max}）、二氧化碳排出量（carbondioxide output，VCO_2）、无氧阈（anaerobic threshold，AT）及呼吸频率、心率、血压、心电图等，反映心肺功能的指标和患者运动时出现的症状，以全面客观地评定患者的心肺功能与储备能力的检测方法，是实施心脏康复的客观综合性指标。回顾上级医院所做的 CPET 结果，或建议患者在无相关禁忌的情况下去可以检测的医院完成测试，能帮助社区康复医师与治疗师更好地确定患者的心肺功能状态、运动危险分层并作为制定运动处方的依据。

（1）耗氧量 VO_2 与最大耗氧量 VO_{2max}：VO_2 是指单位时间内机体摄取氧的毫升数。VO_{2max} 指机体竭尽全力运动所达到的峰值耗氧量。VO_{2max} 主要决定于心肺功能和运动肌肉的代谢能力，是人的综合体力指标。正常值一般大于预测值的 84%，正常人青年的 VO_{2max} 大约是 12METs，有训练的运动员可高达 18 ~ 25METs，随年龄增加而下降，60 岁的 VO_{2max} 大约是 20 岁的 2/3。心脏病患者的 VO_{2max} 主要决定于心功能状态。VO_{2max} 的百分比是目前世界上公认的运动强度最佳指标。以运动试验测定的 VO_{2max} 与日常活动、职业活动代谢能量概算表中的各项活动所需 VO_2 或 METs 对比，决定能从事何种活动。目前，认为日常活动、职业活动允许的最大强度不超过 VO_{2max} 的 60%，持续 30 ~ 60 分钟的活动不超过 VO_{2max} 的 50% ~ 60%，持续工作不超过 VO_{2max} 的 30% ~ 40%。

（2）无氧阈 AT：运动中当机体的有氧代谢向无氧代谢转变的临界点。AT 的正常值：4.5 ~ 6.5METs（50% ~ 60%VO_{2max}）。正常老年人约为 40%VO_{2max}，男性比女性高，有训练者更高，耐力运动员可达 70% ~ 80%VO_{2max}；心脏病患者比正常人低，心力衰竭患者更低，NYHA 心功能分级Ⅲ级者约为正常人的一半。

（3）代谢当量 MET：是维持静息代谢需要的耗氧量，1METs 相当于正常成人安静坐位时的耗氧量，约为 3.5ml/（kg·min）。代谢当量绝对值衡量体力：① <5METs：≤ 65 岁患者体力 <5METs 则

预后不良；② 5METs：日常生活受限，通常是心肌梗死患者恢复期的功能贮量；③ 10METs：健康水平相当正常，此时药物治疗的预后和冠状动脉旁路移植术一样好；④ 13METs：虽然运动试验有异常表现，但是预后好；Goldman 等用 METs 量化 NYHA 心功能分级，其标准为：NYHA 心功能 Ⅰ 、Ⅱ 、Ⅲ 、Ⅳ级的 METs 分别为 Ⅰ ≥ 7、7> Ⅱ ≥ 5、5> Ⅲ ≥ 2、Ⅳ < 2。

（4）心率储备（heart rate reserve，HRR）：心率储备是指最大运动后心率的可增加程度，心率储备 = 最大预测心率 - 最大运动时测得的心率，最大预测心率 =220- 年龄（岁）或者 =210-0.65× 年龄（岁）。正常情况下，HRR ≤ 15 次 / 分，在临床症状较轻的心肌缺血、心血管疾病及肺循环障碍患者，HRR 仍可表现为正常，而在有外周动脉疾病和心脏传导功能不全的患者，HRR 常增大。

（5）心律失常：运动中和运动恢复期心律失常的监测，有助于心血管疾病的危险分层。

（6）心肌缺血：运动时心电图动态改变，包括 ST 段的水平和下斜型的压低（ ≥ 0.1mV 持续 80ms）以及 ST 段的抬高，均提示运动诱发心肌缺血的出现，有助于心脏运动康复的危险分层。

（7）血压反应：运动时由于心排血量增加，收缩压上升，上升的程度与运动强度和心排血量有关，而舒张压由外周总阻力的下降，一般不变或轻微下降，收缩压的上升要大于舒张压，正常情况下，最大运动时，收缩压可达到 180 ~ 220mmHg，舒张压 70 ~ 90mmHg，运动试验中收缩压超过 240mmHg 或舒张压超过 115mmHg，停止运动。运动血压反映的异常包括过度升高，升高幅度减少或血压下降。运动时血压过度升高经常见于高血压病患者，或未来较大可能发生高血压的人群。运动诱发舒张压升高 > 15mmHg，提示隐匿性高血压；运动诱发的收缩压降低，强烈提示左心室功能的异常，需立即停止运动试验。

（二）体格检查

1. 体重、身高、体重指数（BMI）、腰臀比值、脐周水平的腰围。
2. 脉搏频率和节律。
3. 静息血压。
4. 肺部听诊，尤其注意有无啰音、喘息音及其他异常的呼吸音。
5. 心脏听诊，注意杂音、奔马律、喀喇音、摩擦音。
6. 颈动脉、腹部、股动脉触诊和听诊。
7. 触诊和检查下肢，了解有无水肿、动脉搏动情况、皮肤完整性（尤其糖尿病患者）。
8. 有无黄色瘤和黄斑瘤。
9. 检查骨科和神经科或其他可能限制运动训练的医学情况。
10. 对于冠状动脉旁路移植术（coronary artery bypass graft，CABG）或经皮腔内冠状动脉成形术（percutaneous transluminal coronary angioplasty，PTCA）、经皮冠状动脉介入治疗（percutaneous coronary intervention，PCI）术后的患者，应检查胸部和腿部的伤口及血管周围区域，提供桥血管区域的情况。

（三）高危因素的评估

确定患者存在哪些需要纠正的危险因素和调整危险因素的强度，预防冠心病的加重，减少再梗死和猝死的风险，延长寿命。冠心病的危险因素如表 6-1 所示。

表 6-1　冠心病的危险因素

不可控因素	可控因素
年龄	吸烟
性别	血脂异常
遗传因素	高血压
	糖尿病
	超重或肥胖
	缺乏运动
	不良的饮食习惯
	心理因素

（四）日常活动能力的评定

日常活动能力的评定，如表 6-2 所示。

表 6-2　常见活动的代谢当量参考值

日常生活活动	METs	日常生活活动	METs
坐位休息	1	以 5.6km/h 步行	3. 5 ~ 4
穿衣	2 ~ 3	以 6.4km/h 步行	5 ~ 6
吃饭	1 ~ 2	上楼梯	4 ~ 7
坐位洗漱	1 ~ 2	铺床	2 ~ 6
站立位洗漱	2 ~ 3	提 8kg 重物上台阶	7 ~ 8
性交	3 ~ 5	提行李箱	6 ~ 7
淋浴	4 ~ 5	家务劳动（一般）	3 ~ 4
盆浴	2 ~ 3	整理草坪	3 ~ 5
以 1.6km/h 步行	1 ~ 2	熨衣服	2 ~ 4
以 3.2km/h 步行	2 ~ 3	铲雪	6 ~ 7
以 4.8km/h 步行	3 ~ 3.5		
非职业活动	**METs**	**非职业活动**	**METs**
背包（20kg）	6 ~ 11	以 12min/km 跑步	8 ~ 9
棒球（竞技性）	5 ~ 6	以 11min/km 跑步	9 ~ 10
棒球（非竞技性）	4 ~ 5	以 9min/km 跑步	10 ~ 11
篮球（竞技性）	7 ~ 12	以 4.8km/h 越野滑雪	6 ~ 7
篮球（非竞技性）	3 ~ 9	以 8km/h 越野滑雪	9 ~ 10
打牌	1 ~ 2	下山滑雪	5 ~ 9

以 8.0km/h 骑车	2～3	滑水	5～7
以 12.9km/h 骑车	4～5	游泳（仰泳）	7～8
以 16.1km/h 骑车	5～6	游泳（蛙泳）	8～9
以 19.3km/h 骑车	7～8	游泳（自由泳）	9～10
以 21.0km/h 骑车	8～9	看电视	1～2
空手道	8～12	网球（单打）	4～9
职业活动	**METs**	**职业活动**	**METs**
生产线工作	3～5	绘画	4～5
木工（轻）	4～5	锯硬木	6～8
抬 10～20kg	4～5	锯软木	5～6
抬 20～30kg	5～6	锯（有力）	3～4
抬 30～40kg	7～8	铲 4.5kg，10 次 /min	6～7
砍树	7～8	铲 6.4kg，10 次 /min	7～9
文案工作	1.5～2	铲 7.3kg，10 次 /min	9～12
挖沟	7～8	工具（重）	5～6
水手、杂务工	5～6	打字	1.5～2
清洁工（轻）	2～3		
举 45kg	7～10		

（五）冠心病运动康复的危险分层

运动疗法是冠心病康复的重要内容之一，根据患者的病史、临床检查、运动试验的结果等，对患者运动的危险性系统客观地评定，对于判断患者进行运动康复的危险程度及监护要求指导运动水平，具有重要的参考价值。美国心脏病学会制定了心脏病运动康复危险分层标准，如表 6-3。

表 6-3　美国心脏病学会心脏运动康复危险分层标准

危险级别	NYHA 分级	运动能力	临床特征	监管和心电图监测
A			无确定心血管危险疾病，但包括两个以上心血管危险因素	无需运动心电图、血压监测
B 低危	Ⅰ，Ⅱ	≤ 6METs	无充血性心力衰竭表现，静息状态无心肌缺血或心绞痛，运动容量 ≤ 6METs，运动时收缩压轻度升高，静息或运动时无阵发性或非阵发性心动过速，有自我调节运动能力	只需在制定运动阶段初期进行指导，6～12 次心电图和血压监测

续表

危险级别	NYHA 分级	运动能力	临床特征	监管和心电图监测
C 中高危	Ⅲ或Ⅳ	< 6METs	运动负荷 < 6METs 时发生心绞痛或缺血性 ST 段压低，运动时收缩压低于静息时收缩压，运动时出现非持续性室性心动过速，有心脏骤停史，有可能出现危及生命的情况。	运动整个过程需要医疗监督指导和心电图及血压监测，直到安全性建立，可转入 B 级康复，需密切监测
D 高危	V		未控制的心肌缺血，严重的瓣膜反流和狭窄，失代偿心力衰竭，未控制的心律失常，可因运动加重病情	不推荐以增强适应为目的的任何活动，日常活动应在医生评估后进行，应积极治疗，尽快恢复到 C 级或更高级

（六）环境的评定

环境的评定主要包括居住环境、空气质量、气候等；家人、朋友、社会及卫生专业人员的态度；个人消费的用品或物质的获得，如药品的获得；能够获得的照顾与护理；卫生服务、体制和政策；劳动就业服务、体制和政策；个人对疾病的认识、受教育的程度等。

四、康复治疗

目前，国际上通常将心脏康复治疗分为 3 期，在整个过程中，都强调危险因素的控制。冠心病社区康复的主要对象是Ⅲ期的患者。一般为心血管事件发生后 2 ～ 3 个月开始，这个时期的患者已经恢复到足以重新工作或恢复其他正常的生活活动。在康复人员以及患者自我指导下，长期延续心脏康复计划。康复人员可以冠心病的二级预防为框架，通过现场体检、电话、上门随访、电子邮件等形式，监测患者生活方式改变的依从性，举办社区健康讲座、视频等对患者进行健康教育；在社区、门诊、家庭等有训练设施的场所进行运动训练。

（一）运动训练

1. **运动训练的禁忌证**　不稳定型心绞痛，失代偿性心力衰竭；未控制的心律失常；重度或有症状的主动脉瓣狭窄；肥厚性梗阻型心肌病；重度高血压；其他可能由于运动而加重的情况（如静息收缩压 ≥ 200mmHg 或舒张压 ≥ 110mmHg、已知或可疑心肌炎或心包炎、可疑或已知主动脉夹层、血栓性静脉炎、近期体循环或肺栓塞）。

2. **强调运动危险分层**　冠心病患者社区运动训练方案，应基于前期运动试验结果和运动训练水平，但目前我国心脏康复尚未普及，患者的运动容量缺乏十分客观的评价。因此，强调患者运动危险分层，筛选低危风险的患者，充分考虑对运动训练不依从的相关因素，如职业和非职业需求；骨关节疾病的限制；疾病前状态和目前的活动情况；个人的健康目标等，通过安全心率上限、用力感评价法（rate of perceived exertion，RPE），患者的症状和体征等，制定运动训练方案。

3. 运动处方

（1）运动种类：采取有氧运动为主，无氧运动或循环抗阻训练为辅的方式。有氧运动可采取步行和慢跑等形式，对于有腰痛、肥胖和有关节疾病的患者，可进行原地踏车运动。循环抗阻是指一系列中等负荷、持续、缓慢、大肌群、多次重复的抗阻力训练，代谢的途径介于有氧与无氧之间，可运用弹力带、沙袋、哑铃、自由负重、墙壁滑轮或负重训练器进行。

（2）运动时间：每次训练都包含热身 5～10 分钟、靶强度运动时间 15 分钟，放松和柔韧性训练 5～10 分钟。

（3）运动强度：对低危、功能储备中等或以上的患者，以最大心率（maximal heart rate，HRmax）计算，低强度 <60%HRmax，中强度 =60%～75% HRmax，高强度 =75%～90% HRmax。为避免不同运动受限机制对靶心率产生的混杂影响，现在多按储备心率法结果结合计算公式来获得靶心率，使用 Karvonen 氏公式：靶心率 =（最大心率 - 安静心率）×（0.6～0.8）+ 安静心率。但是服用 β 受体阻滞剂的患者，其心率和运动强度以及心率和摄氧量不呈线性关系，因此，此类患者不宜由心率估计运动强度或摄氧量。可以结合 RPE 不超过 11～13。循环负重训练（circuit weight training，CWT）初始负荷重量，应能舒适地重复 12～15 次的负荷为宜。如以 1RM 计算，上肢以 30%～40% 1RM 开始，下肢和臀部以 50%～60% 1RM，主要肌群每组 6～8 次 RPE 不超过 11～13。

（4）运动形式：可采用间歇性运动和连续性运动。

（5）运动频率：有氧运动每周 3～5 次，抗阻训练每周 2～3 次。

4. 运动注意事项

（1）每次合适运动量的主要标志：运动后稍出汗，轻度呼吸加快，但不影响对话，全天无持续疲劳感，原有疾病无加重或出现，饮食、睡眠良好。一般来说，如果在活动中出现气短、心绞痛、心律失常、头晕、恶心、面色苍白及活动后出现长时间疲倦、失眠等不适时，提示这次运动过量，应该在下次运动时减量或暂停运动。患病或外伤后应暂停运动。

（2）尽量在舒缓情绪状态下运动，不必刻意追求运动技巧的完美，能够达到一定的运动量和心情舒畅就好。动作幅度不宜过大，像拉单杠引体向上、俯卧撑等需要屏气、突然用力运动、竞争性较强或导致情绪紧张激动的运动都不适合冠心病患者。

（3）在运动中，还要特别注意预防意外的跌伤碰伤、热天避免出汗过多、冷天避免温差太大，还应避免单独运动或到偏僻人少的地方，以免出现意外不能及时获得帮助。

（4）每天运动的选择时间：以下午为宜，以避开体内肾上腺素和去甲肾上腺素的分泌高峰。

（5）药物对运动的影响：使用 β 受体阻滞剂的患者运动时心率增加受限，使用钙拮抗剂可减慢或加快心率，可运用 MET 或 RPE 等作为靶强度，使用硝酸甘油、血管紧张素转化酶抑制剂（angiotensin converting enzyme inhibitors，ACEI）的患者运动时，应注意患者的血压反应，应综合分析患者的情况、临床表现等考虑运动安全。

（6）运动时或运动后出现以下情况，暂时停止练习：①运动时自觉胸痛、呼吸困难、眩晕或诱发心绞痛；②运动时心率超过 130 次 / 分或心率波动范围超过 30 次 / 分；③运动时血压 > 200/100mmHg，收缩压升高 > 30mmHg 或下降 10mmHg 以上；④运动时或运动后出现严重的心律失常；⑤如有心电图监测 ST 段下移 ≥ 0.1mV 或上升 ≥ 0.2mV。

5. 实际活动指导

（1）驾车：内科患者 2 周，外科患者 4 周后，高峰期外，可短距离驾车。

（2）性生活指导：冠心病患者无特殊情况，建议患者出院后 2 周可以开始性生活，性生活可以使心率加快到 130 分 / 次，随之血压也会升高，如果患者能够在 10～15 秒之内爬完 20 步楼梯没有出现呼吸急促、胸痛等症状，每分钟心跳与安静时增加不超过 20~30 次，进行性生活是安全的。

（3）恢复工作：这与患者患病前的工作性质密切相关，影响因素较多，也最难预言，可参考常见工作的代谢当量，考虑更换工作性质、病休等。

（二）心理康复

（1）提供宣教：内容包括心理疾病的调整、压力管理和健康相关的生活方式改变。如果可能的话，可以将家庭成员、室友或其他重要相关人员纳入宣教对象。

（2）提高患者或家庭的社会支持水平，发展支持的康复环境和社区资源。

（3）减少或戒除酒、烟、咖啡因或其他非处方精神类药物。教导和支持自我帮助进行行为改变、放松和其他压力管理。如有必要可联合精神药物治疗。

（4）将心理不良应激严重的患者，转给心理科进行进一步治疗。

五、 转介服务

心脏康复运动训练中死亡率和心肌梗死的发生率极低，但患者的临床状态随时可能变化，通过危险分层不能辨别所有患者运动相关事件的危险。因此，工作人员在每次运动训练前，应常规进行临床评价，如心率、心律、血压。能够辨认急症问题，并提供适当干预及转诊服务。当患者在运动训练过程中出现心绞痛，包括蔓延到臂部、耳部、下颌部、背部的疼痛，应停止正在从事的任何活动，协助患者采取舒适的坐位或卧位，立刻舌下含服硝酸甘油，同时安慰患者情绪，监测血压心率、心律，吸氧，3~5 分钟未缓解可再含一片，观察胸痛有无缓解，如无缓解或没有硝酸甘油，应马上拨打急救电话转诊。如出现低血糖，根据内科治疗原则口服或静滴葡萄糖；发现心跳、呼吸停止按照心肺复苏方案进行急救，拨打急救电话转诊，通知负责医生和科室负责人，通知患者家属。

六、 康复预防

（一）吸烟的干预

1. 目标 完全戒烟且无二手烟暴露。

2. 措施

（1）当患者表示没有准备好戒烟时，为患者提供鼓励的信息包括"5 个 R"：Relevance（相关信息）、Risks（吸烟危害）、Rewards（戒烟益处）、Roadblocks（戒烟障碍）和 Repetition（反复）。

（2）当患者确定戒烟时，开始"5 个 A"：Ask（咨询）、Advise（建议）、Assess（评估）、Assist（辅助）和 Arrange（安排）。辅助吸烟者设定一个戒烟日期，并选择适当的治疗策略：①简单版：医生和治疗师的教育和咨询，辅以自我教育资料；医生、治疗师和家庭成员提供的社会支持；确定室内是否存在其他的吸烟者，讨论如何使他们参与到患者的戒烟中；预防复吸：解决问题、估计威胁、实行方案脚本；②强化版：更长时间的咨询或集体戒烟；药物支持：尼古丁替代疗法，盐酸丁胺苯丙酮；如果需要可采用补充治疗，如针灸、催眠等；如果患者近期结束了戒烟程序，强调预防复吸的技巧；在家庭和工作中严格避免暴露于二手烟。

（二）血压管理

1. 目标 <140/90mmHg；糖尿病患者和慢性肾病患者 <130/80mmHg。

2. 措施

（1）如果血压为（120～139）/（80～89）mmHg：①生活方式调整，包括规律的体力活动或运动；体重管理；适当的限盐饮食和增加每日新鲜水果、蔬菜和低脂食物的摄入；戒烟限酒；②对慢性肾病、心力衰竭患者，生活方式调整后血压 ≥ 130/80mmHg 的糖尿病患者提供药物治疗。

（2）如果血压 ≥ 140/90mmHg：生活方式调整和药物治疗。

（三）血脂管理

1. 目标 低密度脂蛋白胆固醇（low density lipoprotein-cholesterol，LDL-C）<100mg/dl（2.6mmol/L）；如果患者甘油三酯（triglyceride，TG）≥ 2.6mmol/L，则非高密度脂蛋白 <3.38mmol/L。

2. 措施

（1）为所有患者提供营养咨询（例如，建议增加植物固醇和膳食纤维的摄入）和体重管理咨询（根据需要）。LDL>2.6mmol/L 的患者进行药物治疗或强化药物治疗；LDL>70mg/dl（1.8mmol/L）的患者，可以考虑进行药物治疗。

（2）提供控制 TG 的治疗，以达到非高密度脂蛋白胆固醇 <3.38mmol/L。治疗方法包括营养咨询、体重管理、运动训练、戒烟、限酒和药物治疗。

（四）体重管理

1. 目标 BMI：18.5～24.9kg/m²；腰围：男 <102cm，女 <88cm。

2. 措施

（1）根据患者情况和危险因素，建立个体化、合理的短期和长期的体重目标，如在 6 个月时间内，减重速度为 0.45～0.9kg/w，减重目标最低为减轻体重的 5%，最佳目标为减轻体重的 10% 以上。

（2）建立一个联合饮食控制、体力活动、运动训练和行为控制于一体的程序，减少总卡路里摄入，保持适量的营养和纤维摄入，增加能量消耗。运动应以每日、长距离或长时间步行为基础（如 60～90 分钟），目的是能量负平衡（如 2093～4186J/d）。

（五）糖尿病管理

见本章第三节糖尿病的康复。

（六）抗血小板／抗凝

1. 除非有禁忌证，所有患者终身服用阿司匹林，75～162mg/d。

2. 急性冠状动脉综合征或经皮冠状动脉介入治疗（PCI）支架植入术（裸支架 ≥ 1 个月、西罗莫司洗脱支架 ≥ 3 个月、紫杉醇洗脱支架 ≥ 6 个月）的患者，开始并坚持最长 12 个月的氯吡格雷 75mg/d 与阿司匹林联合使用。

3. 发作性或慢性心房颤动或心房扑动患者和有临床指征的（如心房颤动、左心室血栓）心肌梗死后患者，华法林治疗至国际标准化比率 =2.0～3.0。

4. 华法林与阿司匹林和（或）氯吡格雷联合使用可增加出血危险，应严密监测。

（七）肾素 - 血管紧张素 - 醛固酮系统拮抗剂

1. ACEI 左心室射血分数（LVEF）≤ 40% 和高血压、糖尿病、慢性肾病患者，如无禁忌证则应终身服用；所有其他患者可以考虑服用；血管再通治疗和心血管危险因素控制较好的、LVEF 正常的低危患者，可以选择使用。

2. 血管紧张素 II 受体阻滞剂（angiotensin II receptor blocker，ARB） 心力衰竭或心肌梗死后 LVEF ≤ 40% 的患者，无法耐受 ACEI 类药物时，使用 ARB；其他无法耐受 ACEI 的患者，可以考虑使用；心脏收缩功能障碍的心力衰竭患者，可和 ACEI 同时使用。

3. 醛固酮阻断剂 心肌梗死后患者，且无严重肾病或高钾血症，且已接受 ACEI 和 β 受体阻滞剂治疗，且 LVEF ≤ 40%，且患有糖尿病或心力衰竭时使用。

（八）β 受体阻滞剂

1. 无禁忌证的所有心肌梗死、急性冠状动脉综合征、有症状和无症状的左心室功能障碍患者，都应终身服用。

2. 无禁忌证的所有其他冠心病、血管疾病或糖尿病患者，可以考虑将其作为慢性治疗。

（九）流感疫苗

心血管疾病患者应每年接种流感疫苗。

（陈文华）

第二节　慢性阻塞性肺疾病的康复

一、概述

慢性阻塞性肺疾病（chronic obstructive pulmonary disease，COPD）是一组气流受限为特征的肺部疾病，气流受限不完全可逆，呈进行性发展，但是可以预防和治疗的疾病。主要表现为咳嗽、咳痰，气短、呼吸困难，以及体重下降、食欲减退、外周肌肉萎缩和功能障碍、抑郁焦虑等肺外症状。目前认为与肺部对香烟、烟雾等有害气体或有害颗粒的异常炎症反应，导致黏液分泌增加，纤毛运动减弱，小气道阻塞及蛋白酶 - 抗蛋白酶失衡等个体易感因素有关，感染是 COPD 发生发展的重要因素之一。

肺康复是对有症状、日常生活能力下降的慢性呼吸系统疾病患者，采取的多学科综合干预措施。在患者个体化治疗中，加入综合性肺康复方案，通过稳定或逆转疾病的全身表现而减轻症状，优化功能状态，增加患者依从性，减少医疗费用。

二、 康复目标

实施以健康教育为主要策略的干预活动，减低人群中 COPD 的危险因素，控制发病率和死亡率的上升趋势；通过对高危人群和患者的早期发现、随访管理与规范化治疗和干预，控制病情、预防和延缓病情进展，提高患者的生存质量。

三、 康复评定

（一）病史总结

病史总结包括年龄、性别、身高、体重、诱发因素（如吸烟、尘雾污染、呼吸道感染等），病程、肺功能、心功能检查结果、肺部影像学检查结果、每年发作情况，既往治疗情况及效果、其他疾病史，目前存在主要问题等。

肺功能 直接反映患者呼吸功能的基本状态和受损程度。了解患者的肺功能检查结果对病情的判断，指导康复治疗至关重要。COPD 肺功能分级，如表 6-4 所示。

表 6-4 COPD 严重程度的肺功能分级（吸入支气管舒张剂后）

分级	分级标准	分级	分级标准
I级：轻度	$FEV_1/FVC<70\%$ $FEV_1 \geqslant 80\%$ 预计值 有或无慢性咳嗽、咳痰症状	III级：重度	$FEV_1/FVC<70\%$ $30\% \leqslant FEV_1\%<50\%$ 预计值 有或无慢性咳嗽、咳痰症状
II级：中度	$FEV_1/FVC<70\%$ $50\% \leqslant FEV_1 < 80\%$ 预计值 有或无慢性咳嗽、咳痰症状	IV级：极重度	$FEV_1/FVC<70\%$， $FEV_1\%<30\%$ 预计值 或 $FEV_1\%<50\%$ 预计值，伴慢性呼吸衰竭

注：FVC：用力肺活量，指深吸气至肺总量位后以最大力量、最快速度所能呼出的全部气量；FEV_1：指尽力吸气后尽最大努力快速呼气，第 1 秒所能呼出的气体容量；FEV_1/FVC 与 COPD 的严重程度及预后具有良好的相关性。

（二）运动功能评定

主要通过心肺运动试验（cardiopulmonary exercise test，CPET）、限时步行试验，如 6 分钟步行试验（six-minutes walk test，6WMT）、自觉劳累分级（rating of perceived exertion，RPE）等，来评定患者的运动功能。CPET 包括心电图负荷试验和气体代谢分析，是运动处方制定的可靠依据。由于 CPET 对设备要求较高，并且具有一定风险，通常只在上级医院进行，而依据 CPET 的主要指标，如最大摄氧量、无氧阈值等进行运动训练，也需要相应设备。6WMT 是一项评估体力活动状态的替代方法，所测定的运动耐力和功率自行车测定的最大摄氧量、分钟通气量、时间肺活量有非常明显相关。6WMT 的结果比氧耗量峰值能够更好地反映患者的日常生活能力，与生活质量的相关性也更好。设备要求简单，实施方便，可以作为社区开展肺康复，患者治疗干预前后的临床评价工具。

6 分钟步行试验

（1）设备及人员要求：该试验宜在室内进行，选择一条长 30m 的走廊，每隔 3m 要有一个标志，在起始点和折返点放置标志、计时器（或秒表）、圈数计数器；可供休息的灵活移动的椅子、氧气、血压计、电话及除颤器。应准备含服用硝酸甘油、阿司匹林和沙丁胺醇（定量吸入器或雾化器）。测试人员应该具有进行初级生命支持的心肺复苏技能，具有高级生命支持资质的人员，应该在需要时能及时赶到。

（2）6MWT 禁忌证：6MWT 的绝对禁忌证包括 1 个月内有不稳定性心绞痛或心肌梗死。相对禁忌证包括静息状态心率超过 120 次 / 分，收缩压超过 180mmHg，舒张压超过 100mmHg。稳定的劳力性心绞痛不是 6MWT 的绝对禁忌证，但患者应在使用治疗心绞痛药物后进行试验，并且应备好急救用硝酸酯类药。

（3）患者准备：穿着舒适的衣服、合适的鞋，餐后 2 小时，任何处方的气管扩张药物需要在测试前 1 小时内使用，或者在患者到达时使用，在 6 分钟步行测试进行前，患者需要休息最少 15 分钟。

（4）6MWT 测试方法：按照要求从路的一端走向另一端，在 6 分钟内尽可能走更长的距离。步行期间每分钟给予标准提示语，"您走得很好，您还要走 5 分钟""保持下去，您还要走 4 分钟""做得很好，您已经走了一半""保持下去，您还有 2 分钟了""做得很好，您还有 1 分钟"。康复治疗师一般不要跟随患者步行，以免影响患者步速，如需跟随，应走在患者后面。在喊出鼓励的话时尽量面对患者，并提醒患者已经走了几分钟。如果患者在运动中感觉到有不能坚持步行的不适，患者可以立即休息，当患者在 6 分钟内自觉恢复时可继续行走，但休息的时间应计算在内。

（5）6MWT 终止的条件

1）出现心绞痛或与心绞痛相似的病状。

2）出现低灌注的症状，包括头晕、神志不清、运动失调、脸色苍白、发绀、恶心、皮肤发冷、冒汗。

3）患者要求终止测试（例如，不能忍受的气短，即休息后也不能恢复并引起患者焦虑 / 痛苦）。

4）身体或语言上表现严重疲倦，出现不正常的步姿（例如，腿痉挛、摇晃欲倒）。

5）心率过速（即心率 >[220 − 年龄]×0.65）（需要联合其他的病状作考虑）。

6）一般要求血氧饱和度不低于 85%。根据监测的工作人员的经验和患者的临床表现，即使血氧饱和度 <85%，也可以继续进行运动测试。如果终止测试，患者可以在觉得恢复后，或当血氧饱和度百分比接近静止数值时重新开始。此外，亦可以考虑在测试时使用辅助氧气。

7）心率不能随着运动上升（除非患者安置了定率的心脏起搏器）。

（6）结果记录：运动前后的血压、心率、血氧饱和度、Borg 指数，步行距离。可根据 6 分钟步行测试的距离，计算处步行速度。运动强度可根据患者情况开具运动时间，计算出在规定时间的步行距离。6 分钟步行距离预计值的计算公式为：男性 6MWD=（7.57× 身高 cm）−（5.02× 年龄）−（1.76× 体重 kg）−309m；女性 6MWD=（2.11× 身高 cm）−（5.78× 年龄）−（2.29× 体重 kg）+667m。

（三）呼吸功能评定

1. 呼吸困难评定 包括改良 Borg 呼吸困难评分，如表 6-5 所示，氧耗指数（oxygen consumption index，OCD）、基础呼吸困难指数（baseline dyspnea index，BDI）、改良呼吸困难评分（modified british medical research council，mMRC）等。

表 6-5 改良 Borg 呼吸困难评分

最近几天呼吸困难或自我感觉劳累程度			
不用力	0	强	5
极轻（刚有感觉）	0.5	很强	6
很轻	1	很强	7
轻	2	很强	8
中	3	很强	9
较强	4	极强（接近极量）	10

2. 呼吸肌功能评定 呼吸肌是肺通气功能的动力泵，主要由膈肌、肋间肌和腹肌及一些辅助呼吸肌组成。膈肌、肋间外肌和胸锁乳突肌等为吸气肌，肋间内肌和腹肌为呼气肌。直接测量膈肌功能需有创检查，常用肺功能检查仪测定最大吸气压和最大呼气压，来反映吸气肌群和呼气肌群的功能。

（四）支气管分泌物清除能力的评定

患者坐位或卧位，要求患者咳嗽或辅助（腹部加压等）咳嗽，测定其最大呼气力，如 ≥ 0.88kPa（90mmH_2O）表示具有咳嗽排痰能力。

（五）肌力评定

COPD 外周肌力下降较常见，较常进行下肢伸膝和上肢握力测定，详见《康复功能评定学》。

（六）营养状态的评价

常用指标包括理想体重百分比、三头肌皮肤皱褶厚度等。

（七）活动和参与能力的评定

1. 日常生活活动能力评定 COPD 患者日常生活能力评定，如表 6-6、Barthel 指数、PULSES 概貌（the pulses profile）等。

表 6-6 COPD 患者日常生活能力评定

分级	表现
0 级	虽存在不同程度的肺气肿，但活动如常人，对日常生活无影响，活动时无气短
1 级	一般劳动时出现气短
2 级	平地步行无气短，速度较快或登楼、上坡时，同行的同龄健康人不觉气短而自己有气短
3 级	慢走不及百步即有气短
4 级	讲话或穿衣等轻微动作时即有气短
5 级	安静时出现气短、无法平卧

2. 生存质量评定 主要有：圣 - 乔治呼吸疾病量表（St.George's respiratory questionnaire，SGRQ）、慢性呼吸系统疾病问卷（chronic respiratory Disease questionnaire，CRQ）、西雅图阻塞性肺病问卷（Seattle obstructive lung diease questionnaire，SOLQ）、BODE 指数（the bode-mass，airflow obstruction，dyspnea，and exercise capacity index）、COPD 自身功效评分（COPD self efficacy scal，CSES）、健康调查问卷（SF-36）、疾病严重程度量表（sickness impact profile，SIP）、功能性活动问卷（FAQ）、医学协会问卷（medical research council，MRC）、肺功能状态和呼吸困难问卷（pulmonary functional status and dyspnea questionnaire，PFSDQ）、基线期和变化期的呼吸困难指数（baseline and transition dyspnea index，BDI/TDI）、呼吸障碍问卷（breathing problem questionnaire，BPQ）等。

（八）心理、疲劳及疼痛评定

见《康复功能评定学》相关章节。

（九）环境评定

环境评定主要包括居住环境、空气质量、气候等；家人、朋友、社会及卫生专业人员的态度；个人消费的用品或物质的获得，如药品的获得；能够获得的照顾与护理；卫生服务、体制和政策；劳动就业服务、体制和政策；个人对疾病的认识，受教育程度等。

（十）COPD 的预后

BODE 指数是一个预测 COPD 患者病情及预后的多维分级系统，包含体重指数（BMI）、气流阻塞（airflow obstruction，O）、呼吸困难（dyspnea，D）和运动耐力（exercise capacity，E）4 方面内容，如表 6-7。气道阻塞程度用第 1 秒用力呼气容积占预计值百分比（FEV1%）表示；呼吸困难程度，采用改良的英国医学研究委员会（British medical research council，BMRC）呼吸困难量表（dyspnea scale）衡量；运动能力，用 6 分钟步行距离（6MWD）评定。根据 BODE 指数评分标准计算，总分 10 分，分值越高，情况越差，并可分四级：1 级：0～2，2 级：3～4，3 级：5～6，4 级：7～10。近年来的研究发现，BODE 指数可以有效预测 COPD 患者的病情及预后，对 COPD 死亡危险度的预测准确性高。

表 6-7 BODE 指数评分

	评分			
	0	1	2	3
FEV1（占预计值 %）	≥ 65	50～64	36～49	≤ 35
6MWD（m）	≥ 350	250～349	150～249	≤ 149
MRC 呼吸困难评分	0～1	2	3	4
BMI（kg/m²）	>21	≤ 21		

四、 康复治疗

（一）呼吸训练

1. 肌肉放松训练 肌肉放松训练，有助于减少氧耗和协调呼吸，建立有效的呼吸模式。具体包括：

（1）前倾依靠位：坐于桌前或床前，头向前靠，置于前面的被子上或枕垫上，双手置于被子内或枕垫下，这一体位有助于放松肩背部肌肉并固定肩胛带，防止呼吸过快，还有利于腹式呼吸。

（2）椅后依靠位：坐于有扶手的椅子，头稍后靠于椅背，完全放松坐 5～15 分钟。

（3）前倾站位：双手可置于前面的桌子上，以固定肩胛带，并使身体稍前倾，有助于腹式呼吸，见图 6-1。

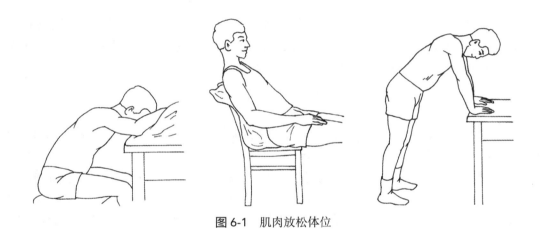

图 6-1 肌肉放松体位

2. 缩唇呼气 缩唇呼气能增加呼气时气道内压力，防止支气管及小支气管过早陷闭，有利于减轻二氧化碳潴留，改善通气功能，减少无效腔通气和克服呼气阻力所作的呼吸功，缓解缺氧症状。其方法为：经鼻吸气，呼气时嘴唇缩紧，呈吹口哨样，在 4～6 秒内将气体缓慢呼出，口唇缩小以能耐受为度，一般吸气和呼气的时间比，大致为 1：2 或 1：3。吹蜡烛练习就是一种较好的缩唇呼吸训练。

3. 腹式呼吸 包括多种方法，总的原则就是吸气时腹部隆起，呼气时腹部下陷，呼气要缓、细、匀。患者可取卧位、半卧位、坐位或立位。初学时以半卧位为宜，如取卧位或半卧位，两膝下可垫小枕，使半屈，使腹肌松弛。下面介绍一种基本辅助进行腹式呼吸的方法。

双手置上腹部法：呼吸时，双手置于上腹部（剑突下，脐上方），腹部缓缓隆起，吸至不能再吸时稍屏息 2～3 秒，逐渐延长至 5～10 秒，手也可加压于腹部做对抗练习；呼气时，腹部下陷，两手随之下沉，在呼气末，稍用力加压，以增加腹内压，使横膈进一步抬高，频率为 8～10 次 / 分，持续 3～5 分钟。其他的体位按此做相应调整，见图 6-2。

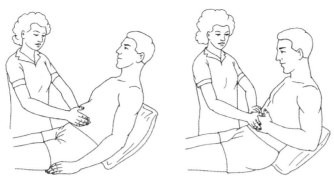

图 6-2 腹式呼吸法

4. 胸背畸形的姿势练习

（1）活动上胸及牵张胸大肌：吸气时挺胸，呼气时两肩向前、低头缩胸，亦可仰卧位练习，见图 6-3。

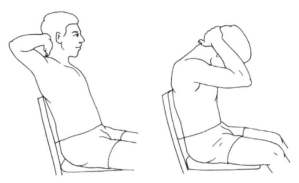

图 6-3 活动上胸及牵张胸大肌

（2）活动上胸及肩带练习：坐于椅上或站立位。吸气时，两上臂上举；呼气时，弯腰屈髋同时两手下伸触地，或尽量下伸。重复 5～10 次，一日多次，见图 6-4。

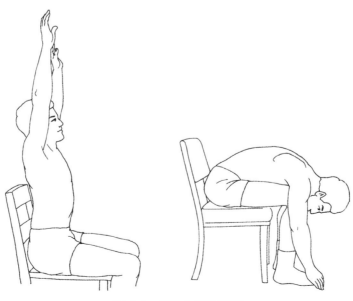

图 6-4 活动上胸及肩带

（3）增加一侧胸廓活动：患者坐位。以扩展右侧胸为例，先作向左的体侧屈，同时吸气，然后用手握拳顶住右侧胸部，做向右的侧屈，同时吸气。重复 3~5 次，休息片刻再练习，一日多次，见图 6-5。

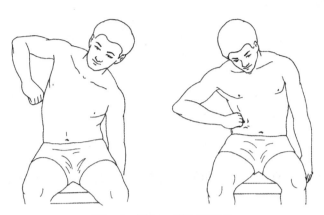

图 6-5 增加一侧胸廓活动

5. 呼吸肌训练 呼吸肌是骨骼肌，因此呼吸肌训练也是运动疗法，可提高呼吸肌功能，从而减轻气短、气促程度及改善运动耐力。呼吸肌训练包括吸气肌和呼气肌的肌力和耐力训练。

（1）吸气肌训练：阈值压力负荷锻炼：可以采用带有弹簧和单向阀装置的阈值压力负荷训练器，该装置体积小、携带方便且易操作，在门诊或家庭进行训练。开始训练时，可以先将吸气阻力阈值调整至最低，完成呼吸 30 次，着重戴设备呼吸技巧训练，特定负荷能轻松完成 30 次呼吸后，逐渐增加阻力，最佳负荷为 50%~70% 最大吸气压，每次 30 次，一天 2 次，4~6 周后可以改为 2 日 1 次，维持肺功能。

（2）呼气肌训练

1）吹气球法：即先深吸气，后含住气球的进口，尽力将肺内气体吹入气球内，直到吹不出气为止，每次练习 3~5 分钟，可逐渐增加训练次数和时间。

2）其他阻力呼吸训练：吹瓶法、仪器阻力呼吸。

（二）气道廓清技术

包括体位引流技术、主动循环呼吸技术（active cycle of breathing techniques，ACBT）、咳嗽训练、胸部叩击和震颤排痰技术等，其目的在于充分引流呼吸道分泌物，促使气道通畅，降低气流阻力，减少支气管和肺的感染。

1. 体位引流

（1）选择合适对象：

适应证：为痰量每天多于 30ml，或痰量中等但用其他方法不能排出者。

禁忌证：为心肌梗死、心功能不全、肺水肿、肺栓塞、胸膜渗出、急性胸部外伤、出血性疾病等。

（2）常用引流体位：有 5 种：①倾斜俯卧位，头低 45°，引流两肺下叶和后底区；②倾斜左右侧卧位，头低 45°，引流左右肺下叶外底区；③倾斜仰卧位，头低 45°，引流两肺下叶前底区；④倾斜左右侧卧位，头低 30°，引流右肺中叶和左肺上叶的舌叶；⑤半卧位，向后靠可引流两肺上叶前区，向前倾可引流两肺上叶肺尖及后区。体弱者可用改良体位引流法：先左右 90°侧卧位，垫枕于下胸部，若排痰不多，则左右 45° 仰 / 俯卧位。引流时，应先向患者解释取得配合，体位摆放，应以患者能耐受为度。

（3）引流频率：视分泌物多少而定，分泌物少者，每天上、下午各引流 1 次，痰量多者，宜每天引流 3~4 次，餐前进行为宜，每次引流一个部位，时间 5~10 分钟，如有数个部位，则总时间不超过 30~45 分钟，以免疲劳。有支气管痉挛者，引流前应先吸入支气管舒张剂；分泌物黏稠的患者，应先在体位引流前 15~30 分钟进行气道雾化吸入，稀释痰液。如引流过程中出现发绀、呼吸困难加重、$PaO_2 \leqslant 6.6kPa$（50mmHg）、$PaCO_2 \geqslant 8kPa$（60mmHg）者均需及时处理。

2. 主动循环呼吸技术　ACBT 技术可以有效地清除支气管分泌物，并能改善肺功能，而不加重低氧血症和气流阻塞。COPD 患者只要存在支气管分泌物过量的问题，都可以单独应用 ACBT 或辅以其他技术。ACBT 主要分为 3 个部分：呼吸控制（breathing control，BC）、胸廓扩张运动（thoracic expansion exercises，TEE）和用力呼气技术（forced expiration technique，FET）。介于两个主动部分的休息间歇，按患者自身的速度和深度进行潮式呼吸，放松肩部和上胸部，如果可以，进行腹式呼吸。胸廓扩张运动着重于吸气的深呼吸运动，深吸气后屏住 3 秒，然后被动呼气。每一次主动循环呼吸技术中完成 3 次左右，避免通气过度，患者疲劳。用力呼气技术包括呼吸控制和呼气，一到两次用力呼气（呵气），随后呼吸控制一段时间再重新开始。口腔和声门的开放，呼气时间应该足够长。

3. 咳嗽训练

（1）咳嗽排痰训练：向患者解释咳嗽要领，第一步先缓慢深吸气，以达到必要吸气容量；第二步吸气后稍闭气片刻，以使气体在肺内得到最大分布，同时气管到肺泡的驱动压尽可能保持持久；第三步关闭声门，以进一步增强气道中的压力；第四步通过增加腹压来增加胸内压，使呼气时产生高速气流；第五步声门开放，当肺泡内压力明显增高时，突然打开声门，即可形成由肺内冲出的高速气流，促使分泌物移动，随咳嗽排出体外。咳嗽时腹肌用力收缩，腹壁内陷，一次吸气可连续咳嗽 3 声，停止咳嗽，并缩唇将余气尽量呼尽；再缓慢吸气，或平静呼吸片刻，准备再次咳嗽，若深吸气可能诱发咳嗽，可试断续分次吸气，争取肺泡充分膨胀，增加咳嗽频率。咳嗽一般不宜长时间进行，可在晨起后，入睡前及餐前半小时进行。

（2）辅助咳嗽技术：让患者仰卧于硬板床上或坐在有靠背的轮椅上，面对治疗师，治疗师的手置于患者的肋弓处，嘱患者深吸气，并尽量屏住呼吸，当其准备咳嗽时，治疗师的手向上向里用力推，帮助患者快速呼气，引起咳嗽。如痰液过多，可配合吸痰器吸引。

（3）"哈"咳技术：嘱患者中等程度吸气，在用力呼气时说"哈"引起"哈"咳，此法主要针对深部痰液，且吸气时不可深吸气，中等吸气量最合适，哈气时间越长，越深部的痰液移动效果越好，但要避免阵咳引发支气管痉挛。

（三）运动疗法

运动训练是肺康复的主要内容，包括心肺耐力训练、肌力训练，能改善患者的运动能力、呼吸困难和生存质量。为保证康复效果，同时避免因运动不当造成损伤，运动训练应掌握适应证和禁忌证，并注意运动训练过程中的监测，通常采用运动处方的形式进行，运动处方主要包括运动的方式、强度、类型、编排、频率及周期。

1. 适应证和禁忌证　社区康复的适应证是慢性稳定期的 COPD 患者。禁忌证主要包括患有严重的认知功能障碍；患有严重的精神情绪功能障碍；患有相关的炎性疾病；因肌肉骨骼或神经系统疾病而妨碍患者参与运动；运动型哮喘；不稳定的心血管状态，参见 6MWT。

2. 心肺耐力训练

（1）下肢运动：运动受限常从行走困难开始，大量临床研究表明，下肢训练可明显增加 COPD 患者的活动耐量，减轻呼吸困难症状，改善精神状态，且下肢的肌力与运动耐力和死亡率呈线性关系。2007 年肺康复指南中，把下肢运动推荐作为 COPD 患者肺康复的 1A 级推荐。通常采用训练方法，如步行、划船、踏车、爬山、上下楼梯、功率自行车等。

1）运动类型：步行、划船、踏车、爬山、上下楼梯、功率自行车，其中步行训练是社区较为适宜的下肢耐力训练方式。

2）运动强度：限时步行距离或 Borg 指数，建议步行训练开始的强度，为 6 分钟步行测试平均速度的 80%，或者转换为 30 分钟步行距离的 80% 作为运动强度。运动时达至 Borg 指数约 3 分（"中等"）的程度。如果患者在 6 分钟步行测试中走了 240m，1 分钟步行距离 =240÷6=40m，30 分钟步行距离 =40×30=1200m，1200m 的 80%= 在 30 分钟内步行 960m。在初期，患者（尤其那些平时不活动的患者）有可能不能连续步行 30 分钟。这些患者应该以 10 分钟连续步行作为开始的目标，然后增加到 30 分钟。从以上的例子，如果计划初期做 10 分钟的步行训练，那么这名患者需要步行 320m（即 960m÷3=320m）。如果知道步行跑道的距离，可以把距离转化为圈数。患者记住步行圈数比记住步行距离容易。Borg 指数一般建议为 3，即在步行过程中以感到中等强度的气短为宜。

靶心率是较简易的计算运动强度的方法，靶心率 =（220−年龄）×（60%~70%），为避免不同运动受限机制对靶心率产生的混杂影响，现在多按 CPET 结果结合计算公式来获得靶心率，使用 Karvonen 氏公式：靶心率 =（最大心率−安静心率）×（0.6~0.8）+ 安静心率。但是服用 β 受体阻滞剂的患者，其心率和运动强度以及心率和摄氧量不呈线性关系，因此，此类患者不宜由心率估计运动强度或摄氧量。

3）运动时间：步行时间，建议下肢步行训练最短的时间为 30 分钟。比较衰弱的患者，初期的运动时间可以稍微缩短 10 分钟。

4）运动方式：运动可以是以连续性或间歇性模式进行。连续性训练是指在整段运动时间内，均以处方的运动强度做运动。间歇性训练是指在运动期间做短暂的高强度运动，伴以短暂的恢复（休息或低强度运动）作交替。通常运动和休息时间为 1:1。间歇性训练可能较适合那些不能在指定时间内连续地按处方的强度做运动的患者（即由于严重气短、在运动中出现明显的血氧下降、有明显疲倦的症状）。

5）运动程序编排：包括训练前的热身和结束时的缓和运动，如柔韧性训练、伸展运动等。

6）运动频率和周期：社区康复步行训练每周 2~3 次。家庭运动训练每周 1~2 次，使运动能融入家庭生活中。对大多数患者而言，15 分钟中等强度训练，每周 3 次是保证训练效果的最低运动量。肺康复对运动能力和生存质量的改善，会随着康复训练的停止逐渐丧失。

（2）上肢运动：上肢肩带部很多肌群，既为上肢活动肌又为辅助呼吸肌群。所以，加强上肢训练，可提高上臂肌肉耐力和肌力，提高肌肉做功的效率，减少与上臂运动有关的代谢需要及呼吸困难，从而降低耗氧量，改善做功效能，减轻呼吸短促。

1）运动方式：①手臂平举运动：坐位，肘伸直，双臂平肩外展（吸气），肘伸直，双臂平肩内收，合掌（呼气），见图 6-6；②手臂上举运动：坐位，肘伸直，双臂前屈至膝（吸气），肘伸直，双臂前屈至肩水平（呼气），见图 6-7。

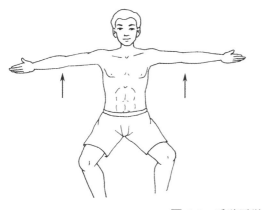 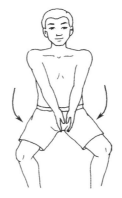 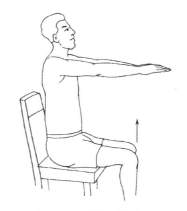

图 6-6 手臂平举运动 　　　　　　　　　图 6-7 手臂上举运动

2）运动强度：通过运动次数或 Borg 指数确定，以 15RM 为起始重量，可以不负重，能完成 1 组（15 次）后，可以增加运动量至 3 组。当患者能完成平举和上举各 3 组时，可以增加负重量约 0.5kg；Borg 指数 2 ~ 3 为宜。

3）运动时间：由所能完成的运动次数决定。平举和上举各 3 组，时间约为 10 分钟。

4）运动频率和周期、运动类型、运动程序编排同下肢耐力训练。

3. 肌力训练　主要包括股四头肌、背阔肌、三角肌、胸大肌等肌肉的力量训练。

（1）运动方式：采用股四头肌训练椅、弹力带进行伸膝抗阻运动锻炼股四头肌；坐位扩胸锻炼背阔肌；坐位上举锻炼三角肌；坐位前推锻炼胸大肌。

（2）运动强度：为 70% ~ 85% 的 lRM（最大一次收缩力）。

（3）运动时间：每组 6 ~ 8 次，3 ~ 5 组，组间休息 1 分钟。

（4）每周 2 ~ 3 次，持续 6 ~ 8 周。

（四）传统治疗

中药敷贴疗法、针灸、拔罐疗法、按摩疗法、传统医疗体操等。具体方法见第十一章第三节。

（五）营养支持

根据患者营养失衡的类型、程度等具体情况，设计合理有效的营养方案和补充途径，可改善 COPD 患者营养状态，增强呼吸肌力量及机体抵抗力，最大限度改善患者代谢功能及整体健康状态，促进疾病的恢复。

（六）心理及行为治疗

心理咨询、娱乐疗法、行为治疗，如应激和恐慌控制技术，鼓励患者积极的对待由疾病症状和情感问题产生的应激反应，以及对日常生活的影响，增加对应激的认识，尤其是当患者出现呼吸困难、焦虑或恐慌时，鼓励患者战胜并控制这些症状，解除患者悲观、焦虑情绪。让患者学会保持乐观、避免精神刺激。鼓励参加适宜的社区娱乐活动，消除消极心理。

五、　转介服务

COPD 是一种慢性呼吸道疾病，患者常伴发多种并发症。且易因呼吸道感染等致病情加重，治疗不及时可导致呼吸衰竭、电解质紊乱等，患者出现咳嗽加重、咳黄痰、发热、呼吸困难加重、下肢水肿等应转入呼吸科就诊，积极进行治疗。

六、 康复预防

1. 对于有 COPD 高危因素的人群，应定期进行肺功能检测，以尽可能早期发现 COPD 并及时予以干预。

2. 戒烟。

3. 疾病的基本知识宣教（如呼吸系统的基本结构、肺部是如何工作的等）。

4. 药物的作用和正确使用的方法。

5. **长期氧疗**（long term oxygen therapy，LTOT） 适用于：① $PaO_2 \leqslant 55mmHg$ 或 $SaO_2 \leqslant 88\%$，有或没有高碳酸血症；② PaO_2 在 $55 \sim 60mmHg$，或 $SaO_2 < 89\%$，并有肺动脉高压、心力衰竭水肿或红细胞增多症（血细胞比容 > 0.55）的 COPD 患者，鼓励患者坚持长期低浓度氧疗，推荐双腔鼻导管；氧流量：$1 \sim 2L/min$；时间：$10 \sim 15h/d$。注意用氧安全，防火、防油、防震。治疗目的：纠正缺氧，改善生活质量。使患者在静息状态下，达到 $PaO_2 \geqslant 60mmHg$ 和（或）使 SaO_2 升至 90%。

6. **呼吸管理技巧** 在进行日常活动时始终注意调节呼吸，控制呼吸速度。避免屏住呼吸，这会减少心脏、肺部和身体的供氧量。

（1）调节步伐，慢慢行走，在需要休息前，会走得更远。当感觉呼吸急促时，尝试双臂支持站立或坐位帮助调节呼吸节奏。

（2）从椅子和床上起来时，通过缩唇深深吸气，然后慢慢呼出。

（3）拎重物时，深深吸口气，将东西提起来，然后慢慢地呼气。

（4）伸手去够晾衣绳及上层架子时，深吸一口气，当举手时，再呼出。

（5）用扫帚、吸尘器或手推车时，吸气时停下来休息一下，继续工作的时候再呼气。

7. **体能活动指导** 肺康复运动疗法的训练效果是可逆的。对于 COPD 患者来说，训练所带来的效果只有通过坚持锻炼才能维持。同时，在日常生活中应做工作计划与准备，并遵循能量节约技术。

（1）提前计划，设定合理目标，运用恰当的技巧，重要的事先做，调节自己，动作缓慢有节奏；轻松和繁重的工作交替进行；将繁重的工作分解，贯穿每天。

（2）物品摆放有序，活动程序合理，即事先准备好日常家务杂事或活动所需的物品或材料，并按照一定规律摆放。按照特定工作或生活任务的规律，确定最合理或者顺手的流程或程序，以减少不必要的重复劳动。

（3）操作动作简化，尽量采用坐位，并减少不必要的伸手、弯腰等无效动作。搬动物品或劳动时尽量采用推车或其他省力的工具。

（4）计划休息时间，疲劳之前停止工作，有规律的短时间休息能让工作持续的时间更长。

（5）学会求助，例如，请家庭成员、社会服务者、邻居、志愿者或者是朋友来做完任务，将自己的精力用到最合适的地方。

（陈文华）

第三节 糖尿病的康复

一、概述

糖尿病（diabetes mellitus）是由遗传和环境因素共同作用引起的一组以糖代谢紊乱为主要表现的临床综合征，是以血浆葡萄糖增高为特征的代谢内分泌疾病。其基本病理生理改变主要为体内胰岛素分泌绝对或相对不足和胰高血糖素活性增高所引起的糖类、蛋白质、脂肪、水和电解质等代谢紊乱，严重时导致酸碱平衡失常。糖尿病的基本特征是持续高血糖，典型的临床症状包括多尿、多饮、多食、体重减轻，即"三多一少"症状。临床上大多数病例早期多无症状，但糖尿病一旦控制不好会引发脑、心脏、神经、眼、肾等各种并发症，对人体造成严重的危害。

过去 20 年，世界糖尿病患者数量飞速增长，并且由于社会经济发展、生活水平提高及生活方式的改变，预计将来还会增加。据 2016 年世界卫生组织报告称，全球糖尿病患者人数已超过 4 亿人，大多数生活在发展中国家，导致糖尿病患者激增的主要因素包括超重和身体活动不足等。2012 年，糖尿病导致了全球 150 万人死亡。此外，血糖超出理想值，也会增加心血管疾病和其他疾病的风险，另外造成 220 万人死亡。同时指出，中国 2 型糖尿病发病率在过去数十年中呈"爆炸式"增长，在中国全部成年人口中，已有近 10% 糖尿病患者。

1997 年，美国糖尿病学会（American diabetes association，ADA）按病因分类将糖尿病分为四型，即 1 型糖尿病、2 型糖尿病、特殊型糖尿病和妊娠期糖尿病。1 型糖尿病主要由胰腺 β 细胞破坏或原发性 β 细胞功能缺陷所致，常出现胰岛素完全缺乏，因此，患者对胰岛素依赖。2 型糖尿病以胰岛素抵抗为主伴胰岛素分泌不足，或胰岛素分泌不足为主伴或不伴胰岛素抵抗。患者在疾病初期大多不需要胰岛素治疗。此类患者大部分超重或肥胖，可发生于任何年龄，但多见于成年人。除了肥胖外，年龄和活动量不够，也会增加患此型糖尿病的危险。特殊型糖尿病包括 β 细胞的遗传性缺陷、内分泌病和化学物质或药物引起的糖尿病，因为病因不同而区别于 1 型或 2 型糖尿病。妊娠期糖尿病属于女性妊娠期间引起的暂时性血糖升高，分娩后大部分都可以自行痊愈。从流行病学中发现，临床上主要以 1 型糖尿病和 2 型糖尿病为主，后者大约占糖尿病的 85%，我国绝大多数为 2 型糖尿病。

糖尿病的最大危害是并发症，约 9% 的失明患者与糖尿病有关，35% 的糖尿病患者新发生终末期肾病，50% 的患者死于冠心病，2 型糖尿病中神经病变患病率比非糖尿病高 5 倍，在非创伤性截肢中，糖尿病患者占 50% 以上。因此，在社区中广泛开展糖尿病预防和康复工作，减少糖尿病的致死、致残率是十分重要的。

二、康复目标

糖尿病本身不直接导致功能障碍，而是由于血管病变、神经病变和代谢异常等导致的继发性功能障碍。糖尿病的防治工作，成为社区慢病管理工作的重要任务。因此，在社区建立糖尿病综合管理模式，对糖尿病患病人群进行系统管理及其有效地干预和系统治疗具有积极的意义。其康复目标是改善糖尿病患者的胰岛素对抗，改善糖代谢和减低血糖，减轻或预防合并症，改善和提高生活质量，尽可能恢复理想的家庭和社会生活，降低医药费用，减轻国家和个人的经济负担。

三、康复评定

（一）一般情况评定

糖尿病是一组全身慢性代谢障碍需终身治疗的疾病，由于病程长，并发症的发病率也较高。因此，在评定时，要详细询问患者的年龄、饮食、营养状况、既往体重、糖尿病的首发症状和运动习惯等，以及回顾既往糖尿病的治疗计划及疗效等。

（二）糖代谢功能评定

1. 血糖测定　目前 WHO 的糖尿病诊断标准为：①有糖尿病的症状，任何时间的静脉血浆葡萄糖浓度 ≥ 11.1mmol/L（200mg/dl）；②空腹静脉血浆葡萄糖浓度 ≥ 7.0mmol/L（126mg/dl）；③糖耐量试验（OGTT）口服 75g 葡萄糖后 2 小时静脉血浆葡萄糖浓度 ≥ 11.1mmol/L。

以上三项标准中，只要有一项达到标准，并在随后的一天再选择上述三项中的任一项重复检查符合标准者，即可确诊为糖尿病。

糖耐量试验对糖尿病具有很大的诊断价值，对空腹糖正常或可疑升高，以及餐后2h血糖可疑升高等疑是糖尿病的患者，都不能完全肯定或否定糖尿病，均必须依赖糖耐量试验，才能做出最后诊断。

2. 尿糖测定　正常人尿液中可有微量葡萄糖，用普通定性方法检查尿内排出量 < 2.8mmol/24h 为阴性。当血糖浓度超过肾糖阈（一般为 8.8mmol/L）或血糖虽未升高但肾糖阈降低，尿中即出现大量的葡萄糖称为糖尿。但出现尿糖阳性并非都是糖尿病，许多原因可导致尿糖增高。血糖增高性糖尿糖尿病最为常见，因胰岛素分泌量相对或绝对不足，使体内各组织对葡萄糖的利用率降低，血糖升高超过肾糖阈时则会出现糖尿。尿糖除作为糖尿病的诊断依据外，还可作为病情严重程度及疗效监测的指标。

3. 糖化血红蛋白测定　糖化血红蛋白能够反映过去 2～3 个月血糖控制的平均水平，它不受偶尔一次血糖升高或降低的影响。因此，对糖化血红蛋白进行测定，可以比较全面地了解过去一段时间的血糖控制水平。世界权威机构对于糖化血红蛋白有着明确的控制指标，ADA 建议糖化血红蛋白控制在小于 7%，国际糖尿病联盟（international diabetes federation，IDF）建议糖化血红蛋白控制标准为小于 6.5%。目前，我国将糖尿病患者糖化血红蛋白的控制标准定为 6.5% 以下。糖化血红蛋白与血糖的控制情况：① 4%～6%：血糖控制正常；② 6%～7%：血糖控制比较理想；③ 7%～8%：血糖控制一般；④ 8%～9%：控制不理想；⑤ >9%：血糖控制很差，是慢性并发症发生发展的危险因素。

（三）运动耐力评定

糖尿病患者在进行康复治疗前，应对其运动耐力进行科学评定，以确定患者的心脏负荷能力及身体运动耐力，确保康复治疗过程的安全性。对年龄超过 40 岁的糖尿病患者，尤其有 10 年以上糖尿病史或有高血压、冠心病及脑血管病的症状和体征者，都应进行运动耐力试验。可采用 6 分钟步行试验或心电运动试验，同时还应在试验前后监测血糖，防止低血糖的发生。

（四）日常生活活动评定

糖尿病患者由于长期患病，运动能力、视力、感觉功能等障碍，往往导致患者日常生活自理能力

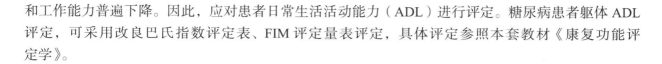
和工作能力普遍下降。因此，应对患者日常生活活动能力（ADL）进行评定。糖尿病患者躯体 ADL 评定，可采用改良巴氏指数评定表、FIM 评定量表评定，具体评定参照本套教材《康复功能评定学》。

（五）心理评定

糖尿病是慢性、进行性疾病，到目前为止尚无根治手段，长期药物控制、动态监测血糖变化，增加了患者心理负担及经济负担，影响其情绪变化；患者从确诊糖尿病开始就要严格控制饮食，尤其对于男性来说控制主食及肉食的摄入量，易使患者产生悲观情绪，而出现并发症后活动耐力的下降，限制了其活动范围。同时，由于工作能力下降，导致糖尿病患者情绪不稳定，精神压力较重，患者的心理状况也会影响到血糖的控制及慢性并发症。因此，做好糖尿病患者的心理护理工作，消除顾虑，以达到理想的血糖控制水平。可采用症状自评量表、艾森克个性问卷评定，具体评定方法参照本套教材《康复功能评定学》。

四、 康复治疗

糖尿病的社区康复强调的是综合康复治疗，包括饮食疗法、运动疗法、药物疗法、糖尿病教育和血糖监测等五个方面。以饮食疗法和运动疗法为基础，根据不同的病情予以药物疗法、糖尿病教育和血糖监测等，使血糖控制目标达到空腹血糖 ≤ 6.0mmol/L，餐后 2 小时血糖 ≤ 8.0mmol/L，HbA1c ≤ 7.0% 的理想范围。

（一）饮食疗法

正确合理的饮食疗法，不仅可使血糖控制于理想范围，使患者不发生或少发生大的血糖波动，同时可以减少降糖药物的用量。

1. **控制总热量** 控制热量是糖尿病治疗的首要原则。糖尿病患者的热量供给，以维持或略低于理想体重为宜。成年人休息状态下，每日每千克理想体重所需热量 105 ~ 125kJ，轻体力劳动者 125.5 ~ 146.4kJ，中度体力劳动者 146.4 ~ 167.36kJ，重体力劳动者 167.36kJ 以上。儿童、孕妇、乳母、营养不良和消瘦以及伴有消耗性疾病者总热量，应适当增加 10% ~ 20%；肥胖者除增加运动量外，还应酌情逐渐减少进食量，使体重下降至标准体重以上 5% 左右。

2. **营养摄入与分配** 糖尿病患者饮食中糖类应占总热量的 55% ~ 60%。糖类的主要功用是供给热能，若供给不足则易引起酮尿，故每天至少保证 150g 糖类的摄入。提供糖类的食物，包括主食、蔬菜、水果；适量选用低血糖指数的粗杂粮，食用土豆、芋头、红薯、粉丝等含糖类高的食物，适当减少部分主食。如食用水果，最好放在两餐之间加餐，并计入总能量。蛋白质摄入量不应超过每日总热量的 15%，依据患者的肝肾功能等情况而定。蛋白质来源于米、面、豆类所含的植物蛋白和肉、蛋、奶所含的动物蛋白，以每日每千克体重 0.8 ~ 1.2g 为宜；发育期的青少年及孕妇、乳母或特殊职业者及其他合并症的患者，可酌加至 1.5g 左右。脂肪摄入总量每日不能超过总热量的 30%，包含植物油、坚果和肉、蛋、奶里所含的脂肪，应限制动物脂肪和饱和脂肪酸摄入，以每日每千克体重 0.6g ~ 1g 为佳。如肥胖患者，尤其有血脂过高或有动脉硬化者，脂肪摄入量，应视具体情况进行调整。少食多餐对糖尿病患者来说是较好的饮食习惯，一日至少三餐，必要时每日可增加至 4 ~ 6 次，加餐不加量，防止低血糖。对于一般每日进三餐者，其热量分配通常为 1/5、2/5、2/5。对于血糖波动较大、难以平稳控制者，少食多餐可以帮助平稳控制血糖。

3. 高纤维素饮食 高纤维饮食可通过胃排空延缓、肠转运时间改变、可溶性纤维在肠内形成凝胶等作用，而使糖的吸收减慢；亦可通过减少肠激素如抑胃肽或胰升糖素分泌，减少对胰岛 β 细胞的刺激，减少胰岛素释放与增高周围胰岛素受体敏感性，使葡萄糖代谢加强。因此，糖尿病患者适当多食用豆类和新鲜蔬菜等富含纤维素的食物，不仅可改善高血糖，减少胰岛素和口服降糖药物的应用剂量，并且有利于减肥，还可防治便秘。

（二）运动疗法

1. 运动目的

（1）减轻外周组织对胰岛素的抵抗，改善糖和脂肪代谢，提高肌肉对葡萄糖的利用率，减低血脂，降低血糖水平。

（2）改善患者对胰岛素的敏感性，逐渐减少口服降糖药和胰岛素的需要量。

（3）增强体力和抵抗力，促进健康，预防和控制感染及其他并发症的发生。

2. 治疗原理

（1）增强体能：适当有规律的持久运动，可增强机体的运动能力及体力，增强身体对内、外环境的适应能力，使毛细血管与肌纤维比值增加，从而改善体力和增强抗病能力，可控制感染。

（2）控制血糖：适当强度和时间的运动，可以使肌肉组织和其他组织对胰岛素的敏感性增加，减轻糖尿病患者组织对胰岛素的抵抗，增加对糖的利用，改善糖代谢，使血糖水平下降。

（3）维持正常体重，降低血脂水平：长期有规律的运动，可加速脂肪分解，减少脂肪堆积，使肌肉组织更多地利用脂肪酸，使肌肉组织发达，使肥胖的糖尿病患者体重下降，甚至恢复到正常体重范围。对于体重在正常范围的糖尿病患者，长期坚持体育运动疗法，也是使体重控制在正常范围的重要措施。对于消瘦的糖尿病患者，在有足够的能量和营养以及血糖控制较好的情况下，适量的运动可增加肌肉组织的重量，也可使体重逐渐上升，甚至达到正常范围。

（4）增强心、肺功能：长期有规律的运动可使肺的通气、换气功能增加，肺活量也增加，肺泡与毛细血管接触面积加大。同时血液循环加速，改善心脏和血管舒、缩功能，加强心肌收缩力及冠状动脉供血量，心排血量也增加。

（5）改善神经功能及精神状态：长期有规律的运动，特别是使精神轻松愉快的运动，可解除精神紧张，减轻大脑的负担，减轻焦虑，稳定情绪，增强自信心，改善和平衡神经系统的功能。

（6）预防并发症：合理的运动强度，以及持久而有规律的运动，可改善糖、脂代谢，控制体重，改善心血管和神经系统功能，从而使高血糖、高血压、高血脂、肥胖、动脉硬化等症都得到改善，有利于防止糖尿病的大血管病变和微血管病变（如糖尿病肾病、眼底病变、心肌病变以及神经病变）的发生和发展。

3. 运动疗法的适应证和禁忌证

（1）适应证：适合运动的血糖以 5.5～16.7mmol/L 为宜，主要适用于轻度和中度的 2 型糖尿病患者，肥胖型 2 型糖尿病是最佳适应证。1 型糖尿病患者由于体内胰岛素绝对不足，必须依赖胰岛素治疗。但对稳定期的 1 型糖尿病患者，病情得到较好控制后也可进行运动锻炼。

（2）禁忌证：①胰岛素特别缺乏的患者，在补充胰岛素之前不适合运动；②血糖极不稳定的糖尿病患者；③糖尿病视网膜病变眼底出血的患者；④糖尿病足患者；⑤糖尿病肾病严重肾功能不全者；⑥新近发生的血栓患者；⑦合并高血压和缺血性心脏病患者；⑧合并急性感染、心力衰竭、严重心律失常、酮症酸中毒、肺心病的患者。

（3）运动的风险：ADA 指出，运动存在潜在的危险性，特别是已有糖尿病并发症的患者，可能使冠心病加重，运动中血压升高、视网膜出血、尿蛋白增加、足溃疡加重、退行性关节病变加重以及发生低血糖等。总之，糖尿病患者在做运动之前，要严格选择适应对象，加强监护和指导，以免发生不良后果。

4. 运动处方

（1）运动方式：有氧运动有利于葡萄糖的代谢和脂肪分解，是糖尿病运动疗法的主体。通常采用的运动方式包括散步、骑车、跑步、爬楼梯、打球、游泳、划船、有氧操、有氧舞蹈等。抗阻训练能改善 2 型糖尿病患者骨骼肌内代谢和骨骼肌功能，主要有举重训练和自由力量训练。运动方法应依据患者的个人爱好、身体状况、运动能力来选择。目前，美国运动医学会（American college of sports medicine，ACSM）和 ADA 推荐的方法是有氧运动训练联合抗阻运动训练，2 型糖尿病患者，需进行每周 3 次的联合训练。除了有氧训练，对 2 型糖尿病患者每周应至少进行 2~3 天中等强度至剧烈强度的抗阻训练。

（2）运动强度：糖尿病的运动疗法必须有一定的强度限制。运动强度过大，无氧代谢的比重增加，治疗作用降低，且引起心血管负荷过度，应予避免。强度太小，又达不到锻炼身体和控制血糖的目的。由于在有效的运动锻炼范围内，运动强度的大小与心率的快慢呈线性相关。因此，常采用运动中的心率作为评定和控制运动强度的指标。健康人群被公认的运动时有效心率范围为（220 − 年龄）×（50%~70%），其中（220 − 年龄）为最大心率（HR_{max}）。糖尿病患者一般不推荐大运动强度的运动，体质较好的无症状期糖尿病患者，若进行大运动强度锻炼，一般心率不超过 150 次 / 分。但应注意有些药物对运动的影响，如 β- 受体阻滞剂、一些利尿剂和他汀类药物等。

为了保证锻炼安全有效，运动时的运动强度，必须控制在已确定的有效心率范围之内。开始锻炼时，应选择最低运动强度（220 − 年龄）× 50%（50%HR_{max}），而后随着体力的改善、病情好转和运动能力的提高，运动强度可逐步加大，但不可超过最大运动强度，即（220 − 年龄）× 70%（70%HR_{max}）或（220 − 年龄）× 60%（60%HR_{max}）。若运动中患者出现诸如血糖波动较大，运动后出现疲劳感明显且难以恢复等不适应的情况，则应立即减小运动强度或停止运动。值得注意的是，虽然 2 型糖尿病为非胰岛素依赖，病情较轻，但患者多为中老年人，体力较弱，运动水平低。因此，运动中有效心率范围，最好是依据运动耐力试验的结果来确定。

运动强度可以通过运动后的自我感觉进行判断和调整。通常运动后的心率，应在休息后 5~10 分钟内恢复到运动前水平。若 10~20 分钟心率仍不能恢复，则说明运动量过大，再次运动时运动量应予减少；若每次运动后感觉良好，精神睡眠均佳，说明运动量合适或可适当增加运动量。

（3）运动时间：肌肉收缩的早期主要是以肌糖原供能为主，需燃烧脂肪作为能源。因此，运动时间于初始阶段可以稍短，每次 5~10 分钟，以后随机体对运动的逐步适应，运动时间可视患者身体条件不同逐渐延长。每次运动应有运动前 5~10 分钟的准备活动，及运动后至少 5 分钟的放松活动，运动中有效心率的保持时间，必须达到 10~30 分钟。由于运动时间和运动强度配合，影响运动量的大小。所以，当运动强度较大时，运动持续时间应相应缩短；强度较小时，运动持续时间则适当延长。

糖尿病的运动锻炼是一种治疗性运动，而非健身运动。最佳运动时间应在进食 1 小时后，因在此时运动患者的血糖升至最高值，故不仅不易发生低血糖，而且还能避免餐后高血糖的发生，有助于血糖的稳定。另外，应要求使用胰岛素或某种胰岛素促分泌剂的糖尿病患者调整药物治疗的剂量。运动日的胰岛素用量一般要减少 15%~20% 或更多，上午运动还要减少或拆除正规胰岛素的注射，下午运动还要减少上午的中效胰岛素剂量，通常减少 50%，或运动前增加摄入，为预计消耗热能的 50% 的糖类。通常要求在运动前后 30 分钟和运动后 1~6 小时监测血糖水平，注意补充水分，避免脱水。

（4）运动频率：以每周 3~5 次为宜，具体视运动量的大小而定。如果日运动量较大，每周频率可减少。但运动频率过少，会导致运动锻炼效果及运动蓄积效应减少，难以产生疗效。有资料表明，停止锻炼 3 天，已获得改善的胰岛素敏感性会随之消失，故运动频率以每周 3~5 天为宜。如果每次运动量较小且患者身体允许，则每天坚持运动 1 次为最理想。

5. 注意事项

（1）在制定运动方案前，应对患者进行全面体格检查，以早期发现糖尿病患者潜在的疾病，为制定合理的运动处方提供科学依据。

（2）运动训练应严格坚持个体化原则，注意循序渐进，持之以恒。

（3）合理处理好运动治疗与饮食治疗、药物治疗三者的关系，以达到最佳的运动疗效，较满意地控制血糖。

（4）运动实施前后，要有充分的准备运动和放松运动，避免心脑血管意外或肌肉骨关节损伤的发生。

（5）注意运动时的反应，密切监测心率、血压、心电图及自我感觉等，发现不良情况及时采取措施，并随时修改运动方案。

（6）对确诊为 1 型糖尿病的患者，应首先实施药物治疗和饮食控制，待血糖得到较好地控制后，再实施运动疗法。运动的种类和运动强度，可根据 1 型糖尿病的年龄、病情、兴趣爱好和运动能力而制定，如选择步行、慢跑、踢球、跳绳、游泳、舞蹈等均可。开始时，运动强度以最高心率的 50%~60% 为宜，运动时间从 20 分钟开始，逐渐延长，每周运动 3~4 次。随着运动能力的提高，可逐渐增加运动时间和运动次数。

（三）物理因子治疗

理疗具有调节神经内分泌系统的功能，增强胰腺的功能，促进糖代谢，改善全身状况，增强机体抵抗力，对糖尿病合并症也有治疗作用。

1. 超短波治疗　在上腹部胰腺区及胸髓 7~9 节，采用超短波中等剂量治疗，可增强胰腺功能，降低血糖，改善症状。在感觉神经受累部位，用微热量或温热量治疗，可改善感觉功能。

2. 紫外线照射　可加强组织细胞内的代谢和氧化过程，促进糖的分解，加强糖原的合成，使血糖及乳酸含量下降，并能增强机体的免疫力，预防感染，减少并发症。

3. 电刺激　主要用于运动神经受累，如肌张力降低、肌力减弱、肌萎缩及瘫痪患者的治疗，可采用正弦调制中频电或低频三角波、方波刺激相应受累的肌肉运动点，改善运动神经功能。

4. 矿泉浴　温泉浴可使皮肤血管扩张、血压下降、降低神经系统的兴奋性；水的压力、水中运动可以促进静脉回流、改善局部血液循环；矿泉水中的化学成分具有不同的医疗作用，碳酸泉可以降低血糖、增加尿量、扩张皮肤血管，氡泉含有放射性的氡气，对中枢神经系统有镇静作用，可加强体内氧化过程，促进糖、脂肪的代谢，从而使糖尿病患者的血糖降低、尿糖减少。

（四）药物疗法

治疗糖尿病的药物有口服降糖药、胰岛素和中药降糖药三大类。

1. 口服降糖药物　主要用于 2 型糖尿病患者，经饮食控制及运动治疗后，血糖控制仍未达标者。目前，常用的口服降糖药物大致可分为三类：促胰岛素分泌剂、胰岛素增敏剂和 α- 葡萄糖苷酶抑制剂。值得注意的是，促胰岛素分泌剂可引起低血糖，而后两类则不会引起。可根据病情选择一种或两种药物联合治疗。

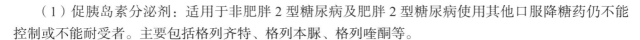

（1）促胰岛素分泌剂：适用于非肥胖 2 型糖尿病及肥胖 2 型糖尿病使用其他口服降糖药仍不能控制或不能耐受者。主要包括格列齐特、格列本脲、格列喹酮等。

（2）胰岛素增敏剂：①噻唑烷二酮类：可用于糖尿病各个阶段，尤其合并胰岛素抵抗者。主要包括罗格列酮、吡格列酮等；②双胍类：适用于肥胖和超重的 2 型糖尿病患者，主要有二甲双胍等。

（3）α- 葡萄糖苷酶抑制剂：降低餐后血糖的水平，也可以延迟糖耐量异常的患者发生 2 型糖尿病的时间，主要有阿卡波糖等。

2. 胰岛素 人工合成胰岛素有短效、中效和预混胰岛素，临床可根据病情和血糖情况，选择胰岛素制剂和剂量，监测血糖，调整胰岛素用量。

3. 中药降糖药 目前，中药在降糖方面仍处于一个辅助地位，临床中确实有一些中药或方剂有一定的降糖作用，但作用机制不太明确，降糖作用有限，往往很难单独依靠中药或中成药把血糖控制达标。常用的中成药有消渴丸等。

（五）心理治疗

在糖尿病发生、发展过程中，精神神经因素所起的重要作用是近年来中外学者所公认的。因为精神的紧张、情绪的激动、心理的压力会引起某些应激激素分泌大量增加，而这些激素长期大量的释放，势必造成内分泌代谢调节紊乱，引起糖尿病的发生。再者，糖尿病由于不能根治，但又往往需要长期治疗，甚至要改变多年来形成的生活习惯，患者常常会出现否认、失望、焦虑、自责和悲观厌世的心理状态。因此，在其他方法治疗糖尿病的同时，必须重视心理康复治疗，减少各种不良的心理刺激，让患者学会正确对待自身的疾病，树立战胜疾病的信心，达到心理平衡，从而有利于糖尿病的控制。常采用的心理疗法如下。

1. 认知疗法 通过有计划、有目的地同糖尿病患者交谈，用符合患者生活经验的解释，帮助患者对糖尿病基本知识的了解，消除不适当的预测、误解和错误信念，提高治愈疾病的信心。

2. 生物反馈疗法 借助于现代生理科学仪器，通过人体内生理或病理信息的自身反馈，使患者经过特殊训练后，进行有意识的"意念"控制和心理训练，从而消除病理过程、恢复身心健康的新型心理治疗方法。有条件的社区可以通过生物反馈训练，放松肌肉，同时消除心理紧张，间接地有利于血糖的控制。

3. 音乐疗法 音乐具有明显改善患者的情绪，消除外界应激所导致的精神紧张，调节内分泌和降低血糖的作用。因此，根据患者年龄、病情和心情选择不同的音乐，可以起到消除烦恼和焦虑，消除心理障碍，起到很好的心理保健作用。

（六）糖尿病足的康复治疗

根据 WHO 定义，糖尿病足是指糖尿病患者由于合并神经病变及各种不同程度末梢血管病变，而导致下肢感染、溃疡形成和（或）深部组织破坏的病变。糖尿病足的主要严重后果是足溃疡和截肢，是导致糖尿病患者日常生活活动能力下降、遗留残疾的主要原因之一，其中 5%～10% 的患者需要行截肢手术，在所有的非外伤性下肢低位截肢中，糖尿病足患者占 40%～60%。糖尿病足的康复治疗主要包括改善下肢循环及治疗感染溃烂的伤口和坏疽。

1. 改善下肢循环

（1）按摩治疗：自感染溃烂或坏疽部位以上，用适当的力量做向心性推摩，每次 10～12 分钟，每天 1～2 次，有助于静脉、淋巴液回流和水肿的消退。

（2）运动治疗：①第一节：患者平卧，患肢伸直抬高 45°，做足趾的背伸跖屈活动 30 次，每天

1～2次；②第二节：患者平卧，患肢伸直抬高45°，做踝关节的伸屈活动30次，每天1～2次；③第三节：患者平卧，患侧靠床缘，患肢伸直抬高45°维持2～3分钟，最后平放床上2～3分钟，如此重复5～6遍，每天1～2次。

2. 感染溃烂创口和坏疽的处理

（1）漩涡浴：首先，对感染溃烂的创口进行漩涡浴治疗，每天1～2次，每次30分钟，主要作用是将创口的脓、血、痂和腐烂组织清除干净，通过创面浅层减渗透压作用，有利于改善创面的微循环和控制感染。

（2）超短波：将电极对置于患部，无热量，10～15分钟，每日一次，起到抗感染并促进溃疡愈合。

（3）紫外线：小剂量紫外线（1～2级红斑量），可促进新鲜溃疡愈合；大剂量紫外线（3～4级红斑量）可清除溃疡表面感染坏死组织。

（4）红外线：温热量局部照射，可促进新鲜溃疡加速愈合，值得注意的是，如患者合并肢体感觉障碍、缺血应慎用，如溃疡面有脓性分泌物则禁用。

（5）清创：采用蚕食法每隔1～2天清理一次，把腐烂的组织、无生机的组织剪去。当创面有肉芽组织形成，创面周边的痂皮应尽量撕去，使创面周边皮肤生发层细胞匍匐地向中央爬行生长。

3. 作业治疗 糖尿病足溃疡或截肢可影响患者的步行功能，对患者的日常生活活动影响较大。作业治疗的作用：主要在于改善患者的步行功能，提高患者日常生活能力。具体方法包括ADL训练、矫形器具的正确使用和穿戴、拐杖或轮椅的操作技能训练、假足步行训练、适合患者的职业训练，以及适当的环境改造等。

五、 转介服务

糖尿病康复的重心在基层社区，糖尿病患者的病情变化复杂多样。因此，应建立社区和二、三级医院双向转介服务制度，加强对糖尿病患者的随访，提高糖尿病患者自我管理知识和技能，减少或延缓糖尿病并发症的发生，建立规范化糖尿病档案管理系统。要加强社区和二、三级医院的合作，建立双向转诊制度，保证服务的连续性。①对于患者在社区或家庭中出现的治疗问题，社区工作者无法处理时，应及时转介到二、三级医院规范治疗，并做好转诊患者的跟访工作；②对病情稳定及对社区康复有需求的患者，应及时转介到社区康复治疗；③对有就业需要的患者，应帮助其转介到劳动就业部门，安排合适的工作；④当糖尿病患者有婚姻、家庭、法律咨询等诸多需求时，要积极提供转介服务到相关机构；⑤对于特别困难，且丧失劳动能力者，要及时转介纳入社会保障体系。

六、 康复预防

糖尿病是一种累及全身需要终身治疗的疾病，糖尿病患者及其家属必须接受健康教育，进行自我管理，配合社区康复工作者，才能得到良好的治疗效果。教育的目的是使患者了解糖尿病基本知识，认清糖尿病的危害，积极应用基本的饮食控制和运动治疗的康复措施，改变不健康的生活习惯，使糖尿病患者达到理想体重，少用甚至不用降糖药物，血糖控制良好，延缓和减轻糖尿病慢性并发症的发生和发展。糖尿病的预防，主要是把好三道防线。

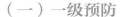

（一）一级预防

1. 当体重增加时，应及时限制饮食，增加运动量，使其尽早回落至正常。

2. 要使运动成为生命的一个重要组成部分、终生的习惯。运动要讲究科学和艺术，要循序渐进、量力而行、照顾兴趣、结伴进行，以易于获得效果和便于坚持。

3. 要戒烟和少饮酒，并杜绝一切不良生活习惯。双亲中患有糖尿病而本人又肥胖多食、血糖偏高、缺乏运动的高危人群，尤其要注意预防。

（二）二级预防

1. **定期检测血糖，以尽早发现无症状性糖尿病** 应该将血糖测定列为中老年人常规的体检项目，即使是健康者，仍要定期测定。凡有糖尿病的迹象，如皮肤感觉异常、性功能减退、视力不佳、多尿、白内障等，更要及时去测定和仔细鉴别，以期尽早诊断，争得早期治疗的可贵时间。

2. **要综合调动饮食、运动、药物等手段，将血糖长期平稳地控制在正常或接近正常的水平** 空腹血糖宜在 6.11mmol/L 以下，餐后 2 小时血糖宜在 9.44mmol/L 以下，反映慢性血糖水平的指标——糖化血红蛋白应在 7.0% 以下。

3. **要定期测定血糖** 控制的间接指标，如血脂、血压、心电图等。

（三）三级预防

预防或延缓糖尿病慢性合并症的发生和发展，减少伤残和死亡率。糖尿病患者很容易并发其他慢性病，患者多因并发症而危及生命。在社区对已经患上糖尿病，可能会发生糖尿病足的患者，应做到以下预防措施：①每天检查一遍足部，包括足趾间和趾甲，注意趾甲的颜色变化；②每天用温热的中性肥皂水洗脚，不要加入对组织有刺激性的物质，水温不应超过 30～35℃，洗后擦干；③睡眠时禁止用暖水袋或电热毯暖足，以免烫伤；④穿的鞋袜要舒适，以免挤压损伤；⑤避免接触任何刺激或损害足部皮肤的物质，如果损伤已经发生，要尽早到二、三级医院诊治。

（赵　凯）

第七章
精神疾病的社区康复

第一节 概述

一、概念和原则

精神康复医学（psychiatric rehabilitation）是康复医学的一个学科分支，与躯体疾病康复相一致，即运用一切可采取的手段，尽量纠正精神障碍的病态表现，最大限度地恢复适应社会生活的精神功能。其目标是使患者的工作和生活得到重新安置，使患者能独立从事一些工作和操持部分家务劳动，提高患者适应社会的能力，提高其社会角色水平和生活质量。精神康复医学服务的主要对象包括各类精神病和精神障碍的残疾者，其中大部分是重性精神病患者，且主要是慢性精神病患者。

1986年，著名学者Anthony和Liberman较全面地阐述了精神康复的概念范围。他们认为，精神康复是通过学习（训练）措施和环境支持，以尽可能使社会性及职业性角色功能恢复到最大限度；当恢复功能受到持续性缺陷与症状的限制时，应致力于帮助此个体对象获得补偿性的生活、学习和工作环境（如庇护工场、中途宿舍等），以及将其功能调整或训练到实际上可达到的水平。他们又指出，精神康复应在精神疾病急性发病或加重后立即开始；而专业人员的目标是维持长时间症状改善，建立或再建立人际关系与独立生活技能，以及帮助个体对象达到满意的生活质量。

精神疾病的康复有三项基本原则，即功能训练、全面康复、回归社会。功能训练是指利用各种康复的方法和手段，对精神障碍患者进行各种功能活动，包括心理活动、躯体活动、言语交流、日常生活、职业活动和社会活动等方面能力的训练，这是康复工作的现实目标。全面康复是指康复的范围，康复工作有四个方面，医疗康复、教育康复、职业康复、社会康复。由此看来，康复不只是针对功能障碍，更重要的是面向整个人。康复的最终目标是通过改善功能、改变环境条件等方法，达到回归社会，使康复对象成为独立自主和实现自身价值的人，平等参与社会生活。

精神疾病的康复形式，包括相互联系的医院康复和社区康复两部分。从发展趋势来看，其工作重点正逐步从医院康复向社区康复转移。社区康复是指让精神疾病患者在社区得到服务，克服疾病所导致的各种功能缺陷，达到躯体功能、心理功能、社会功能和职业功能的全面康复，回归社会。WHO提出，以医院为基础的康复，不可能满足绝大多数病残者的需要，而以社区为基础的康复，才能使大部分病残者得到基本的康复服务。

二、 精神康复医学的发展及现状

从精神医学的早期历史来看，当时普遍认为对许多精神疾病及精神残疾在医疗处理上无能为力，以致许多患者处于终身禁锢状态。18 世纪后期，以 Pinel（1793）为代表开创为精神患者解除约束的"道德治疗"，从而开始了对这些患者施行更为人道的处置，这也是精神康复医学的萌芽时期；于是逐渐改善患者的居住条件及医疗处理，并重视对患者进行综合评估以及研究其工作、娱乐和社会活动。第二次世界大战以后，随着康复医学体系的逐步形成，试图矫正功能障碍和发挥潜在技能的趋势，也开始对精神疾病患者的处置产生影响。

英国是社区精神卫生工作开展得较早、较好的国家之一，很早就主张在社区照料精神疾病患者。1975 年发表的"更好地为精神患者服务"白皮书，提倡精神疾病患者的服务，应该从大的隔离性医院转移到社区。1981 年颁布的《精神卫生法》，把促进社区精神卫生服务列为优先发展项目。美国于 20 世纪 60 年代，开展了著名的"精神科去住院化运动"，撤除了大量的精神病院，将医院资源转移至社区卫生服务机构，大量长期住院的患者也因此从隔离性的医院转移到社区中，从而促进了社区精神卫生服务的开展。1977 年，在美国国立精神卫生研究所的策划下实施了"社区支持方案"，积极协助各州规划和建立以社区为基础整体性的社区精神卫生服务体系。该模式为以后的社区精神卫生工作提供了新的思路和原则，促进了新的社区精神卫生服务项目的开展。

我国的社区精神卫生工作始于 1958 年，当时在南京召开了全国第一次精神病防治会议，制定了"积极防治、就地管理、重点收容、开放治疗"的工作方针，提出了药疗、工疗、娱疗及教育疗法相结合的工作方法。20 世纪 70 年代末以来，进一步建立了由卫生、民政、公安部门为骨干组成的精神病防治工作小组。1991 年卫生、民政、公安三部及中国残疾人联合会根据国务院"中国残疾人事业八五计划纲要"制定了全国精神病防治康复的"八五"实施方案。依靠初级卫生保健组织，在城乡建立了精神病三级防治网。根据不同条件建立了不同类型的社区精神卫生服务模式，其中城市三级精神卫生防治网采用上海模式；在农村精神病防治康复也涌现了烟台、沈阳及四川等地的模式。1990 年以来，在我国较为广泛地开展了社会、心理康复、家庭治疗、对患者及家属的心理教育等方面的工作。1996 年的"九五规划"提出，对 120 万重性精神疾病患者进行社会化、开放式、综合性的康复工作。社区精神卫生服务工作在广度和深度上有了进展，如进行心理保健知识教育、开设心理咨询服务、对社区康复精神疾病患者及慢性精神疾病患者，进行治疗、管理、预防复发及康复的全方位服务。2012 年十一届全国人大常委会第二十九次会议审议通过《中华人民共和国精神卫生法》，并于 2013 年 5 月 1 日正式实施，随后，北京、上海等地方性精神卫生条例相继修订和实施。精神卫生相关法律和条例的颁布与实施，对于规范精神卫生服务，预防精神障碍发生，维护精神障碍患者的合法权益，具有重要意义。

我国的社区精神卫生经过近十年的快速发展，已经形成了政府领导、多部门合作和社会组织参与的精神卫生工作体制，取得了较好的效果和较大的社会效益。然而，纵观我国目前社区精神卫生服务现状，该领域仍然存在区域发展不平衡、医疗资源紧缺、专业人才不足、社会歧视依旧存在等问题，有待我们进一步充实、深化和发展。

第二节 社区精神康复服务

一、社区精神康复概述

就精神疾病康复而言，可分为医院康复和社区康复，这是两个不可分割的组成部分。从国内外的发展趋势来看，精神疾病康复也像其他疾病和残疾一样，康复服务工作的重点正逐渐地从医院康复（hospital based rehabilitation，HBR）向社区防治康复（CBR）转移。

（一）社区精神康复的目的

通过各项康复措施，使精神疾病患者因患病丧失的家庭社会功能得以最大限度的恢复。使精神残疾程度降到最低，留存的能力得以最大的发挥。

1. **预防精神残疾的发生** 早期发现患者给予及时充分治疗和全面康复措施，采取最好的治疗效果，使多数患者达到治愈和缓解。并且加强巩固治疗措施，防止复发，防止精神残疾的发生。

2. **尽可能减轻精神残疾程度** 对难以治愈的患者，要尽可能防止其精神衰退。对已经出现精神残疾者，也应设法逐步提高其生活自理能力，以减轻精神残疾程度，从而减轻家庭负担。

3. **提高精神残疾人的社会适应能力** 康复的过程就是使患者适应及再适应社会生活的过程，同时也减少对社会的不良影响。

4. **恢复劳动能力** 通过各种康复措施训练，使患者具有代偿性生活和工作技能，使其尚存的能力得以充分发挥。争取能够达到独立做一些工作，或操持部分家务，且能自己支配安排与享受闲暇的时间。

（二）社区精神康复服务理念

随着精神医疗和人道主义思潮的发展，社区精神康复的服务的理念也逐渐从生物医学、问题视角向生物-心理-社会视角转变。在众多服务思潮中，较为新兴的便是复元理念，复元理念是"一种与个体密切相关的、独特的过程，在这个过程中个体的态度、价值观、情绪、目标、能力和角色等发生变化；是一种生活方式，这种方式下个体虽受疾病限制，但仍感到满足和充满希望，并能做出贡献；复元理念包含了超脱精神疾病的灾难性后果而不断成长，并在生命中找寻新的意义和目标"。它聚焦于精神疾病患者本身和社会等多方面，并在精神疾病患者生活的多个领域得到广泛应用，如疾病预防、工作、学习和日常生活等。其基本内容有以下10项：

1. **自主自决** 强调精神疾病患者是自己生命的享有者和决策者，相信他们能够行使他们的选择权，决定自己的康复历程，同时能承担选择的结果。

2. **个体化服务** 认为每位精神疾病患者的需求都是不同的，复元理念的开展，应该以个体的特点为基础。

3. **赋权** 精神疾病患者拥有权利，可以自主选择适合自己的康复服务，可以参与有关其康复的所有决定，可以和其他人一起生活，表达他们的愿望。

4. **整体性** 复元理念强调整体，认为精神疾病只是个体生命中的一小部分，不是全部。复元不聚焦于消除症状或稳定病情，而是着重于个体全方面参与，注重覆盖生活的不同层面，强调个体作为整体的重要性，以及个体的各个部分相互依存。

5. 起伏中成长 个体的康复不是一步一步逐渐上升的过程，而是有起伏的。在这个过程中，精神疾病患者可能遭遇挫折或病情复发，但这些困难都是个体成长所必需的。

6. 重视个体优势 强调建立和发展个人的资源、个人内在所具有的多种优势和能力；通过建立优势，重拾自信，使个体能够以新角色重新参与生活。

7. 同伴支持 精神疾病患者相互之间，不但可以分享自己的康复经验和生活技能，同伴的成功经验更可成为榜样。同伴支持鼓励，精神疾病患者之间互相效仿、互相学习，并勇于做出尝试。

8. 尊重 尊重每一位精神疾病患者的价值，尊重每一位精神疾病患者的独特性，不因其患有精神疾病而歧视。

9. 个人责任感 精神疾病患者有照顾自己、参与自己精神康复的责任，他们需要在康复过程中体验和明晰自己，并将复元理念中学到的经验赋予意义。

10. 希望 复元理念提供美好的愿景，相信精神疾病患者可以跨越困难和障碍。希望是复元的推动力，可以帮助启动整个复元过程，并使其延续。

（三）社区精神康复的内容

1. 个人生活自理能力 包括训练患者个人的衣食住行及个人基本卫生等方面能力，能够自行料理基本生活事务。

2. 家庭职能 包括训练患者个人作为家庭成员应该具备的基本职能，如作为丈夫、妻子、子女、父母的基本角色要求，以及如何正确处理家庭成员间的关系和问题。

3. 工作和社会职能 包括患者既往工作能力的恢复以及人际交往技能、解决问题技能、应对应激技能等社会功能的最大限度恢复。

4. 疾病及药物自我管理技能 包括患者对自身疾病病情、症状的认识和理解，基本的精神疾病知识及精神药理知识，学会识别自身症状、常见的药物不良反应，并能简单自我处理。学会必要时寻求医生、家属以及社会的帮助和支持，提高自身的服药依从性及治疗依从性。

（四）社区精神康复的主要形式

1. 个案管理（case management） 个案管理的服务形式用于精神卫生领域，最早是在 20 世纪 60 年代。个案管理的目的是协调各种社区服务，避免相互脱节，提高社区服务质量，以满足患者的多样需求。个案管理者是患者接触的关键人物，相当于患者的经纪人，给患者得到各种精神卫生服务并协助解决其他问题，通常由精神科医生、护士、社会工作者、心理治疗师或职业治疗师等相关专业人员担任。服务中会指定某一个人或一组人为个案管理者，确保患者获得持续性及综合性的服务。具体服务包括以下的连续过程：①识别个案对象；②评估服务需求（包括治疗和护理需求，康复训练等）；③设计个案管理服务方案；④协调与监控服务的内容和质量；⑤再评估服务方案实施质量和效益；⑥修改服务方案并重复运行。这一工作是个案管理者一个人或一个团队协同进行。有时个案管理的相关医疗服务和康复训练工作，会深入到患者的家庭中进行，并且提供 24 小时的全程性服务，其内容几乎涵盖了社区康复的所有项目。

2. 主动式社区治疗程序（the program of assertive community treatment，PACT） 该程序专门是为那些适应及功能较差的患者而设计，以利于预防复发、增强社会及职业功能。主要针对每个患者的应对技能缺陷、资源能力以及社区生活需要，采用的一种因人而异的社区治疗程序。治疗是由团队人员随时实施，提供的治疗多在患者家中、社区及工作场地。PACT 的关键在于：强调增强患者社区生活适应（而非侧重精神病理学处理），为患者的家庭、雇主、朋友、熟人及社区机构等自然支持系统提供支持及咨询，主动延伸服务以确保患者处在 PACT 治疗程序中。PACT 还强调服药的依从性，及时与精神科医生取得联系。一些对照研究表明，对于依从性较差的重性精神疾病（如精神分裂症）患者受益匮浅，而其他社会功能尚好或依从性较好的患者，则不需要这类高强度的服务。

3. 日间医院 日间医院是精神疾病的社区康复回归社区期间的过渡性"部分住院"形式，即在专业医疗机构中设立，让患者白天来医院接受各种治疗护理，晚上回家，因此，这种医院不需要设置床位。其接受的对象主要以康复期的精神疾病患者为主，在服务内容上主要包括两方面：一是继续对患者进行药物治疗和监护，二是采取综合性的康复措施。这样不仅可以减少患者与家庭成员面对面的情绪冲突，也可以让患者继续接受一些医疗护理，并且可以让医护人员对患者及其亲属进行家庭心理治疗，为回归社会做好充分准备。

4. 社区精神康复机构 社区精神康复机构是一个具有社会福利性质，对病情稳定的精神疾病患者提供日间照料、心理疏导、娱乐康复、简单劳动、社会适应能力训练等服务的机构。目前，在国内已经形成多种类型的社区精神康复机构，如上海阳光心园、北京温馨家园、长沙心翼会所等。

5. 中途宿舍 中途宿舍在欧美等发达国家几十年前就出现，是精神疾病患者在医院与家庭之间的中间站，其服务对象主要是，康复出院但家庭还没有做好接纳准备或无家可归的精神疾病患者。其工作人员会为精神疾病康复者提供个性化康复指导，模拟家居、社区和工作的环境训练，最终让他们能够从这里顺利回家甚至正常工作。

6. 职业康复 这种康复训练是为患者修复或重建职业技能，谋求或维持适当职业的过程。其宗旨在于：使患者充分发挥个人的潜能，恢复为社会做贡献的能力，以实现他们的人生价值和人格尊严。精神疾病患者的职业康复不以营利为目的，不能千篇一律地让患者长期从事机械、单调、枯燥的劳动，而应有计划、有目标地通过有针对性的、从简到繁、从易到难、循序渐进的康复训练，使患者恢复或建立一定的职业技能。在患者掌握了一些职业技能的时候，还必须考虑和解决他们的社会就业问题，这样才能真正达到职业康复的目的。目前的职业康复形式主要有庇护性就业、过渡性就业、支持性就业、公开性就业等。

7. 自助式组织

（1）治疗性自助团体：目的在于使患者及其家庭在治疗计划及实施方面扩大影响，能较少地依赖专业人员，减少对精神障碍的偏见，并致力于为治疗和研究精神障碍获得充分的支持。这类组织主要分为三种形式，每种形式都有其自己的会员、目的及宗旨。具体包括：①患者组织，是由患者自己创建的独立社团，主要目标是倡议并致力于维护患者在治疗上的选择权利，包括不做任何治疗的可能性；②治疗性自助组织，基本属于教育和认知性质的；③家属组织，多由精神分裂症患者家属组成，主要通过教育及倡议，使精神科的综合性服务有所改善。

（2）心理社会俱乐部：这种社区照顾模式的主要功能，在于积极推动患者自助和体现了反偏见价值。在俱乐部中，有专职人员负责管理及做出临床判断，同时鼓励成员自己做出决策并参与到治疗中。俱乐部的活动集中在休闲、职业及履行住所的功能。这种俱乐部模式的关键，在于是一种过渡形式，依靠俱乐部的成员，在娱乐、工作及居所监管范围内，逐渐承担越来越多的责任和权利。

二、 社区精神康复服务团队设置

社区精神卫生服务的社会性很强，许多问题并非卫生部门所能解决，因而其工作队伍除了精神科医护人员外，还需要吸收公共卫生医生、心理治疗师或咨询师、社会工作者、康复治疗师、社区精防医生、社区助残员、民警、居委干部、患者家属及志愿者等相关人员，共同组成多学科、多专业的工作团队（work group team）。采取集体负责、协同作战、多维评定、集思广益、分工明确、高效集中的工作方式，能彼此取长补短、发挥各自专长，形成工作合力，达到更好的服务效果。

提供社区精神卫生康复服务的人员，现阶段的基本任务主要包括：①健康教育，宣传和普及精神卫生知识；②培训基层卫生人员，指导具体患者的药物治疗及心理社会康复；③开展社区精神疾病和心理障碍的调查，了解疾病分布及影响因素；④协调社区各种力量，对重性精神疾病患者实行综合管理；⑤开发社区潜在资源，促进精神残疾者的社会康复；⑥提供社区心理咨询，满足社会人群心理卫生需求；⑦参与制定社区精神卫生规划，为地区卫生行政决策发挥参谋及顾问作用；⑧搜集和分析社区精神疾病资料，评估防治康复效果；⑨向各级政府机构宣传和呼吁，推动地区精神卫生工作的深入开展；⑩将社区服务与科研工作相结合，开展各项社区专题研究及理论探讨，以提高服务质量水平。

三、 社区精神卫生服务内容

社区精神卫生服务是一个不断发展和完善过程，服务的内容和服务的范围都将随着工作的深入而不断增加和扩大。我国当前重点防治的精神疾病是精神分裂症、双相障碍、儿童青少年行为障碍和老年期痴呆。目前，社区精神卫生服务的主要服务内容包括以下几个方面。

（一）为社区普通人群提供心理咨询，普及精神卫生知识

社区精神卫生服务机构，可以通过两个途径为社区普通人群提供心理咨询，普及精神卫生知识。其一，是在社区居民进行例行健康体检的过程中，有针对性地进行心理活动的评估，尤其是对于重点人群，如妇女在孕产期的情绪状态，老年人的记忆、智力活动等，以早期发现抑郁症、老年期痴呆等；其二，是通过举办科普讲座、开展咨询活动、发放科普宣传读物、制作宣传展板等形式，向社区居民普及精神卫生知识，促进其精神健康水平。

（二）开展精神疾病线索调查

对社区精神疾病患者进行线索调查，是开展社区精神卫生服务的首要任务，也是动态掌握社区精神疾病变化的重要手段。社区精神疾病的建档立卡率，应不低于社区覆盖人群的 0.6%。社区精神卫生服务机构定期组织精神科医师，对社区的精神疾病患者进行年度的免费检查。如果社区的精神疾病患者因病情复发加重，紧急住院治疗，出院后其住院治疗有关情况将被及时转入社区，以便社区卫生服务中心继续进行社区康复治疗。社区卫生服务机构将对社区精神疾病患者的疾病资料进行妥善保管，坚决维护患者的隐私权。

（三）定期随访，对重性精神疾病进行管理治疗

精神疾病，尤其是以精神分裂症为主的重性精神疾病，由于疾病自身的特点，多不承认有病，不主动治疗，因此，需要对社区的精神疾病患者给予更多的关怀和看护。社区精神卫生服务机构的个案管理员，每个月至少一次主动对建档立卡的社区精神疾病患者进行家庭随访，通过随访与患者及其家属保持密切联系，并取得患者的信任和配合。随访内容包括患者的服药情况、病情稳定情况等，并指导家属开展精神疾病的家庭护理。以此提高社区精神疾病患者的服药率，动态掌握患者的病情变化。

（四）开展社区康复治疗，促使早日回归社会

个案管理员在对社区精神疾病患者进行随访的同时，将对患者进行社区康复治疗。社区康复治疗的内容包括心理康复指导、家庭护理指导、劳动技能训练、工娱治疗和职业康复等。康复机构的形式包括工疗站、农疗基地、活动中心、托养中心、中途宿营、职业技能培训中心等。社区精神卫生服务机构将在残疾人联合会的配合下，开展"社会化、综合性、开放式"精神疾病康复工作。

（五）建立应急处置机制，避免不良事件发生

对于以精神分裂症为主的重性精神疾病，实行管理治疗的首要目的，是避免不良事件的发生。不良事件包括急性药物不良反应、自杀自伤行为和肇事肇祸行为。社区卫生服务机构与精神卫生医疗机构建立应急处置机制，制定应急处置预案，在最短的时间，最直接的渠道，以最恰当的方式做出应急处置反应，避免不良事件发生。社区卫生服务机构，将对社区精神疾病患者家属及周围人员，提供应对精神疾病突发事件的专业指导。

（六）建立双向转诊制度，提供无缝隙服务

精神卫生医疗机构负责社区精神疾病患者诊断的确定和治疗方案的拟定，社区卫生服务机构负责精神疾病患者的社区管理治疗和康复指导，共同为社区精神疾病患者提供无缝隙的服务。社区卫生服务机构与精神卫生医疗机构建立双向转诊的制度，社区中的精神疾病患者由于病情反复或加重，需提请精神卫生医疗机构会诊，如果不适宜社区管理治疗，将转入精神卫生医疗机构紧急住院治疗。在精神卫生医疗机构紧急住院治疗的精神疾病患者，在病情得到及时控制后，应及时转回社区进行管理治疗。所倡导的原则是紧急住院要果断、及时，社区康复治疗要坚持、要有耐心，要细致。

四、 社区康复的评定措施

精神疾病的社区康复是一项综合性的社会工作，从不同的目标出发，可有不同的评定方式。评定是提高社区精神卫生服务效果的重要手段。康复服务计划实施前，选定合适的效果评定指标及标准化工具，对评定人员进行规范化的培训。社区康复评定的最终目的，是促进社区精神卫生服务工作，为进一步科学研究提供可靠的依据，推动整个精神康复事业向纵深发展。

康复效果的检测及评定，应有客观的指标和可靠的工具。其标准化、可比性、实用性、便利性、效度与信度等特性，均是选择和使用时的重要原则。检测的内容应包括服务对个人的作用、服务对社区的作用、服务的时间效益比值等。具体地说，即患者或群众对服务开展后的态度和反应（近期效果）；社区环境的改善和有关社区福利政策的落实（中期效果）；一年后或更长时间内各种康复设施的覆盖率扩大、精神疾病患者复发率及住院率的减少、劳动出勤率及康复率的提高，总体残疾率及社会肇事率的降低，以及生活质量的改善等（长期效果）。其中，对个体评定的内容，以慢性精神分裂症患者为例，还可细化为：①有哪些阳性或阴性的症状；②有哪些异常行为，特别是那些社会不接受的行为，譬如秽言或冲动性行为；③日常生活的自理能力如何；④个体的职业功能及其态度和期望；⑤患者生活的具体社会环境。这些都有相应的工具可供选择，如各类症状量表、功能量表及康复状况量表等。

需要指出的是，精神疾病社区康复的评定措施和内容，远不止以上所述。我国社区康复评定工作还有很多领域尚待开拓。例如，评定手段可应用现代化的视听设备予以记录保存，对各种康复模式进

行卫生经济学方面的评定，评定资料的电脑联网后的统一处理等，手段及范围随着发展会越来越丰富。不同地区可依实际条件进行设计和创新，以使评定工作能反映社区康复服务的效果和经验。

第三节　精神疾病社区康复措施

人们逐渐认识到，大多数精神疾病患者即使在药物充分控制症状时，仍长期处于残疾状态，由此导致了精神康复领域的发展，其目标为尽可能使患者获得最大限度的功能恢复。达到该目标要通过采用一系列生物 - 心理 - 社会干预措施，加强社区支持及获得可利用的资源，与患者及其照料者共同合作，且强调功能而非症状。为了使患者获得最佳生活质量及职业能力，要促进并尽可能完善他们在社会、职业、教育及家庭角色上的执行功能。

对大多数精神疾病患者而言，进行治疗的最基本场所是社区而非医院。许多患者的疾病稳定期，存在中至重度的角色功能受损，根据需要可在社区开展下述不同类型的综合性康复措施。

一、家庭干预

家庭干预（family intervention）是近年来普遍受到重视的一项心理社会干预措施。根据学者们多年的研究探索，开展家庭干预等工作方案之前，应尽可能事先掌握患者家庭及家属关系中存在的困惑问题或"病态"缺陷，方能在制订方案与举措时切中弊害和有的放矢。以下介绍几项颇有实用的代表性干预技术。

（一）心理教育性家庭干预

大量研究显示，按精神分裂症复发预防和再住院率来衡量，采纳行为和心理教育技术的家庭干预优于传统的门诊照料或个别治疗，牵涉家庭干预的复发率接近24%，而接受常规处理的复发率为64%。心理教育的最基本点，是解释各种可能的病因和可能进行的各种治疗，其后，为更有效地处理人际之间的问题提供建议。

干预方案具有三项内容。第1项，亲属在他们家中接受教育课程，共讲授4次短课，包括病因、症状、病程及治疗。第2项，成立包括高情绪表达和低情绪表达亲属在内的亲属支持组。该组由2名专业人员指导，每2周会面1次。第3项，在家中举行患者共同参与的家庭集会，采用重实效和灵活多变的手段，一起处理家庭的动态变化。在整个干预过程中，大多数亲属接受教育课程，每月参加亲属支持小组活动1次，每个家庭举行家庭集会平均5次，至少1次。

（二）危机取向家庭干预

Goldstein 根据危机干预理论而设计的方法，主要是为解决精神疾病急性期的问题而发展的，包括患者及家属定期与医生会见，治疗者帮助家庭成员有效地识别当前存在的，和（或）将来可能发生的紧张因素，或有潜在破坏倾向的事情，并提供可行的应付手段。

治疗分四个步骤：①询问患者发病前后可能存在的紧张事件，并将这些事件与患者的发病情况联系起来；②在其中找出 2～3 个对患者影响最明显的事件；③提出避免或应对这几种紧张事件的策略，并付诸实施；④提高他们对潜在紧张事件的预见能力。家庭危机干预的主要目的：一是解决当前存在于家庭中的矛盾冲突；二是减少其他社会性紧张因素。但单纯的危机干预研究较少，已有的研究显示，危机干预模式结合其他家庭服务，是对严重精神障碍治疗的可接受的方式。

（三）行为训练的家庭干预

Falloon 和 Tarrier 等应用行为或解决问题的方法，更注重于训练整个家庭成员解决内部问题和相互交往的技能。家庭行为训练的目标是，通过定式"解决问题"的作业训练来提高家庭"解决问题"和交流技能，以达到改善家庭在保护患者避免应激方面的能力。在起初 9 个月内，所有的家庭心理教育课程都在家中进行。开始的 2 次课程中，向家庭和患者讲授有关疾病的性质及心理社会干预合并药物干预的基本原理。然后，头 3 个月内每周 1 次家庭集会，其次 3 个月为每 2 周 1 次，再次 3 个月为每月 1 次。以后，邀请各家庭到医院参加每月 1 次的多家庭集会。

在家中举行的家庭集会上，主要针对"解决问题"的训练。其步骤可大致分为：确认一个行为问题、列举各种解决方法、评价这些方法和后果、选取最佳策略、做出实施计划以及检验结果。专业人员讲授操作方法，训练家庭成员，并要求他们在家庭集会期间负责施行"解决问题"。同时，也针对交流技能的训练，即明确地鼓励家庭运用主动倾听、积极提出请求、确切表达肯定或否定感受。

二、社会技能训练

社会技能训练（social skill training，SST）或称为"社会生活技能训练"，是近 20 年逐渐发展起来的主要用于慢性精神病的康复手段，也是心理社会干预的主要内容之一。国外已有许多学者对其进行了较深入的研究，证实接受训练的患者是可以习得对药物的依从性和良好的服药态度，并能改善他们的社会技能。综合性、集中性社会技能训练，还可以改善患者的临床症状以减少其复发率。人们已经发现高度结构化、系统性的社会技能训练形式，要比单纯说教方式更为有效，且其与适宜剂量的抗精神病药物联合应用，将会减轻患者的症状损害，并能代偿与精神疾病有关的障碍和残疾。

社会技能训练的基本策略是与人类的学习原理相一致的，都是通过矫正错误的假设和消极的动机，建立正性期待。通过联合使用各种信息传递的教学方法及对角色扮演者的某一特异性行为予以鼓励的办法，而达到行为改变的目的，并称之为观察性学习。对于患者的某些基本能够接近靶行为的适宜行为，要予以阳性强化。通过家庭作业及在现实生活中练习的方式，不断使习得的技能能够从一种环境向另一种环境转化或应用，采用故意忽略患者的病态表现或教会患者其他技能等方式，以减少或消除其不适当的行为。

美国加利福尼亚大学洛杉矶分校精神分裂症和精神康复临床研究中心所设计的社会和独立生活技能训练程式，恰恰是将精神分裂症患者处置疾病和药物的能力，与社会技能训练巧妙地结合在一起，具有好的结构性和计划性，能部分改善精神分裂症患者学习中所存在的症状和认知障碍，其结果的可行性已在美国、加拿大、日本及世界上其他一些国家得到了验证。

到目前为止已经形成的程式包括药物自我处置程式、症状处置程式、娱乐消遣程式、基本交谈技巧程式、服饰和个人卫生程式及重返社区程式等。每一程式均是结构化的课程，包含一本训练者手册，主要讲述训练者在课堂上应该说和做的内容；一本患者手册，其中包括很多表格和检查表；此外还有一盘录像带，向患者展示所要学习的技能。尽管每一程式的内容不同，但大致均分为四至八个技巧部分，且每一技巧部分的讲授过程都是连续的，并都采用以下七个相同的学习步骤。

1. **技巧部分介绍**　描述所要讲授的技能及应用这些技能后可能获得的益处。训练者通过询问一些固定的问题，以了解患者对所学资料的理解情况。如果患者的回答不够完整或不正确，则要运用标准的方法如鼓励、指导、阳性强化等予以指正，若能准确的完成这一部分内容，将会使患者对下面的学习产生动力。

2. 放录像、问问题和回答问题　通过放录像的形式，播放一系列所需学习的行为。训练者要不断地停播录像，并询问患者一些准备好的问题，以鼓励他们的参与并评估他们的理解能力。同样，可以采用上述方法，纠正其错误或不全面的回答。

3. 角色扮演练习　给患者提供机会，让他们练习那些刚刚从录像中学到的技能，及如何有效地应用交流技巧。要鼓励所有患者反复进行角色扮演练习，直至他们真正将录像中所提供的技能和信息学到手。此外，还可以应用塑型和示范技能，必要时，可选择具体内容重新播放，对于正确的表演要及时给予鼓励。

4. 选择必备资源　这一步是为患者在现实生活中应用所学技能做准备的。仍然是通过提问的方式，来教会患者在生活中如何获取应用习得技能所必备的资源。

5. 新出现的问题　患者在试图应用习得技能时，可能会出现新问题。因此，一定要学会七步解决问题的方法，便于处置意外情况。这种解决问题的方法，将在每一程式的每一技巧部分中反复出现。

6. 实际练习　就是让患者在训练环境以外的情境中，练习新学到的技能。训练者可与患者同去，并给予精神支持、鼓励和反馈。

7. 家庭作业　患者在没有训练者的支持下，并在一种"真正的生活环境"中实施习得的技能。

每一学习步骤都是以过去所学到的知识为基础，并且将精神分裂症的认知特点考虑在内。如运用多种媒介帮助及视觉、听觉的输入通路，在一个程式中重复不同的方法，来帮助慢性精神残疾患者代偿其注意和记忆困难。在前三个学习步骤中，其重点是熟悉技能，并且在治疗或教室的背景下进行练习，余下的几个步骤，则是要促进患者，将在治疗环境中习得的技能应用至现实生活中，解决问题的技巧融入到第四、五步学习中。凡能够完成家庭作业的患者，则"通过"了这一程式的技能部分学习标准。

Liberman 等指出，以上七项学习活动可应用于各种模式。1 个训练小组包括 4~8 名参与者（患者）和 1 名训练者是最有效的组合。8 名以上，会减少每个参与者回答提问和参加角色扮演与练习解决问题的机会，而少于 4 名，则实际上增加举办模式训练的开支。此学习活动的课程，以每周进行 2~3 次，每次 1~1.5 小时最为适宜。1 个半小时以上，很可能使大多数参与者注意力不集中，每周少于 2 次课程，就需要过长的训练期，即超出了 4 个月疗程（每周 2 次课程）。

三、 职业康复

职业康复（vocational rehabilitation）是精神病医院康复阶段和社区康复阶段需要共同承担的一项心理社会干预的重要任务，其中对社区康复阶段的安排尤为侧重。精神疾病康复工作者，通过帮助出院后症状稳定的精神疾病患者获取和维持职业，来帮助患者训练工作和社会技能，获取收入，增强自信和自我认同，提升生活质量，较好地回归社会。职业康复不仅是一种治疗方法，它还是一种系统，是帮助残疾人就业的重要领域。在西方，大部分的研究者认为，就业是康复的重要指标。

（一）传统职业康复

传统职业康复采取的是"培训－就业"的思路，即先给予精神病患者足够的培训，然后再帮助其逐步就业，最终达到完全独立的工作状态。主要包括日间治疗（day treatment）、庇护性就业（sheltered workshop）、职业俱乐部（house model）、过渡性就业（transitional employment）等。就大多数精神疾病患者而言，安排就业或恢复工作，不可能直接在出院后就达到目标，往往要按他们的需要和能力经过一系列步骤方能完成，同时，还要根据每个患者的具体情况作个别化调整。Jacobs 1988年曾指出，精神疾病患者的职业康复步骤，可看作为一个连续的康复服务过程，其中大部分在社区进行；但并非所有患者必定通过全过程，那些严重精神残疾者，可能停顿于中间的步骤（如庇护工场），而那些具有优良技能的患者，可能一开始就进入后面的步骤。现归纳各家意见，将这个连续的康复服务过程分为 7 个步骤，可供具体实施时参考。

1. **工作能力评定**　填写职业康复咨询表，内容包括一般情况、致残时间、致残类别、治疗情况、婚姻状况、经济状况、职业情况、职业培训情况及就业欲望和日常生活能力状况等；评定病前的和目前保留的工作技能，通常根据直接观察、监护者与熟悉者的报告、患者的自我报告等综合起来加以分析。主要在医院内进行，如未住院则在社区评定。

2. **工作适应训练**　先要评定曾提及的工作适应能力。如前所述，必须训练工作适应能力，主要也在医院进行。

3. **职业技能训练**　系训练一种特定的职业、手艺或技能。这种训练可由医院提供，也可在社区过渡性就业机构、中等专业学校或正式就业场所进行。具体安排，取决于所需要的技能和可能取得的有利条件。

4. **庇护性就业**　将患者安排在庇护性就业机构，如庇护工场或工疗站内，使患者体验到模拟性就业机会。此机构设在社区内具有治疗设施的环境，也可设在医院。患者在适应工作期间可能出现的问题，将由专职人员加以监控，并使用有选择性的干预手段进行指导。这一步骤对促进工作适应能力、职业技能及社交技能也有良好效果。

5. **过渡性就业**　当患者在庇护性就业机构中取得成功，或已有确凿可靠的就业前技能时，就可进入过渡性就业。此时，患者可在专业人员的管理下，参加工业性或商业性机构的工作，获得一定的劳动报酬。一般均在社区中进行。

6. **工作安置**　首先是找到职业，而慢性精神疾病患者的就业历来是十分困难的，需要动员社会各方面力量和社区行政机构的充分支持，也要协助患者自己寻找，力争取得合理安置。

7. **职业保持**　这显然需要患者充分具备各种必要的技能和取得更多的支持。如能成功地保持职业，就已达到职业康复的中心目标，也就可能做到"真正"回归社区。

（二）支持性就业

在职业康复领域，支持性就业（supported employment，SE）是最新发展的康复技术，在帮助患者获取竞争性工作方面有较好的成效。支持性就业帮助出院后的精神疾病患者，尽可能地在竞争性市场中找到并从事他们喜欢的工作，从专业工作者那里得到所需技能的培训，和正常人一起工作并获得经济收入，并且得到长期的持续支持。在支持性就业项目中，Drake 和 Becker 提出的个体支持性就业（individual placement and support，IPS）是目前最为典型，应用最广泛的一种支持性就业方法。IPS采用了"安置 - 培训"的方式，显著地提高了精神疾病患者的求职成功率。IPS 包括 6 个原则：①将康复治疗整合到精神卫生治疗中；②治疗目的是帮助患者在正常的工作环境中获得竞争性的工作；③参与者立即参加工作，而不是经过长期的职前培训再就业；④根据患者实际的工作经历提供持续服务；⑤跟踪支持服务没有时间限制；⑥根据患者的偏好和选择，提供针对性的服务，而不是根据服务提供者的主观判断。IPS 包括 6 个步骤：引荐患者、和患者建立关系、职业测评、个体求职计划、获得工作、持续跟踪支持。

香港新生精神康复会自 1993 年起发展这项服务工作。主要方法是先安排康复对象参加短期职前培训，再在辅助与指导下接受 3 ~ 6 个月实地职业岗位的实践和训练，接着经评定后即安排在此雇用单位工作，或转介到其他同类型的岗位。这项措施也是今后开展精神疾病职业康复值得探索的途径之一。

四、 个案管理

个案管理的服务形式是社区干预中的一项关键技术，有助于患者获得和利用促进其健康的社区资源，其目标是预防性的（避免功能补偿失调、自杀和再入院治疗）和康复性的（最大限度地提升心理社会功能）。个案管理有 5 功能，即评估患者的需求、制订计划以满足上述需求、提供综合服务、监督并评定服务体系，以及随访并对患者进行评定。

社区中每个精神疾病患者都由一个个案管理员负责，个案管理员是患者接触的关键人物，相当于患者的经纪人，给患者提供帮助，帮助患者得到各种精神卫生服务并协助解决其他问题。个案管理者通常是精神科护士、社会工作者、心理治疗师或职业治疗师，他与患者、患者家庭成员及其他服务机构是一种合作的关系。根据患者的不同特点和需求，制订不同的服务计划，应用不同的康复策略。所以，个案管理中要针对不同患者做出不同的带有医疗、康复等方面的综合性的个体服务计划（individual serves plan，ISP），以达到使患者回归社会为最终目的。

一个完整的个体服务计划是一个封闭的环，包括以下 7 个步骤：现况评定→明确问题→确定改进目标→确定成功的指标→确定达到目标的策略→各环节中患者、家属和个案管理员的责任→进展检查的时间表（→进入下一圈，重新进行现况评定）。

1. **现况评定** 在患者入组时，针对患者的精神状况、躯体状况、危险行为等级、社会支持、残疾情况、经济状况等方面全方位进行评估。由于每一位患者的社会功能缺损不同，所以，有效的康复措施是针对个体的、具体而实际的功能缺损情况来进行的。通过评定，找出精神康复方面的主要问题，为日后实施康复策略提供依据，同时，采用相应的评定量表，对患者的情况进行评定。

2. **明确问题** 协助患者列出问题，确定问题的重点；排定轻重缓急和优先次序；协助患者明确他（她）想要的结果，确定主要的问题。在不同的阶段，主要问题可能不同，一般来讲，每次评定后设定的主要问题不能太多，以不超过三个为宜。例如，某个患者评定的结果是病情不稳定，家庭成员对治疗失去信心，那么主要问题就是治疗问题、家庭对疾病的态度问题。明确了主要问题，今后的服务和康复措施才有针对性。

3. **确定康复目标** 目标是患者和个案管理员共同协商的结果，应通俗易懂，与个案管理员和患者解决问题的能力一致。根据明确的问题，有针对性地进行康复。所有责任人，包括个案管理员、患者和家属，经充分讨论后，共同设定相应的可行的近期目标和远期目标。譬如，某个患者的主要问题是始动性差，生活疏懒被动，他（她）的近期目标就是主动料理个人生活，远期目标可能是参加社区活动。康复目标的制定要切实可行，患者能够做得到。

4. **确定成功指标** 根据确定的目标，制定几个细化的、切合实际且具有可操作性的客观指标，来检验康复的效果。比如对生活懒散的患者，康复成功的指标可能是按时起床，每周洗澡一次，自觉洗漱。

5. **采取的策略** 采用药物治疗与心理社会康复措施相结合的原则，制定一套适合个案具体情况的切实可行的康复措施。如药物自我管理、症状自我监控和重返社会等技能程式训练、家庭干预、心理干预、机构康复和社工介入等。

6. 设定责任 在个案管理中，患者、家属和个案管理员是一个工作团队或联盟，缺一不可。在制订个体服务计划时三者的参与、协调和明确责任是非常重要的。患者是服务对象，又是团队成员，因此，单纯的"患者身份"对他们显然不适用。他们要按照既定的计划去做，做好了可以得到奖励和表扬，做不好要受到批评或惩罚。家属要在个案管理员的指导下，监督计划的实施，调解家庭情感表达。个案管理人员要对个体服务计划的科学性、可行性负责，并提供精神病学医疗和康复服务，对计划实施进行监督和检查。

7. 进度考评和总结 由于精神疾病的特点，个体服务计划要兼顾短期和长期利益。根据患者的特点，确定检查时间表，个体计划制订后，可以数周或数月检查一次进度，评定效果。整个 ISP 的周期，一般为 3～6 个月重新修订一次。根据上一周期的完成情况，制定下一期的 ISP。

综上所述，个案管理的干预过程可概括为：识别个案对象，评定服务需求（包括治疗和护理需求、康复训练等），设计个案管理服务方案，协调与监控服务的内容和质量，再评定服务方案实施质量和效益，修改服务方案并重复运行。

第四节　主要精神疾病的康复

一、精神分裂症

精神分裂症是一种慢性、严重性、致残性脑病。它以思维过程和情感反应的解体为特征，最常见的表现为幻听、偏执、奇特的妄想或语言和思维紊乱，伴随明显的社会或职业功能障碍，通常典型症状出现在成年早期。遗传、早年成长环境、神经生物学、心理和社会影响，都是其发生的重要影响因素。

精神分裂症不是发生率和患病率最高的精神疾病，但却是最严重的一种精神疾病。近年的流行病学调查显示，精神残疾中 82.5% 是由精神分裂症所致。精神分裂症在任何国家都是重点防治的精神疾病，其干预重点在提高治疗率，降低复发率。近 20 年来，精神科医生面临这样一个问题，抗精神病药物缓解了大部分患者的精神病性症状，但药物并不能重塑患者的工作、家庭和社会生活。这些方面的恢复需要主动性的康复措施，而康复治疗的重点往往在社区和家庭，精神分裂症患者的社区康复要领，主要有以下几方面：

1. 药物治疗是关键 从目前精神医学发展的现状来看，服用精神药物仍是治疗精神疾病的主要途径。经验与实践均证实，不长期服药，病情易波动或复发，而且对于疾病的康复不利。要保证患者按时、按量服药，确保咽下后方可离开，对不好好服药的患者，要向他们讲述服药的重要性及服药后可能出现的副作用，同时，要仔细观察患者服用抗精神病药物的副反应，如常见的锥体外系反应、体位性低血压、粒细胞减少、肠麻痹、皮肤过敏等。对于上述病症出现要及时报告医师，及时处理，并且告诉患者一些注意事项。

2. 心理治疗不可少 对本病的心理治疗，主要是进行支持性心理治疗。其重点是帮助患者树立信心，改善其心理处境等，并应贯穿整个康复过程。由于慢性患者大部分呈现主动性差、意志要求缺乏及生活能力减退。目前，较多采用行为疗法中的标记奖惩法或称代币强化法，以达到激励和条件性强化，而矫正那些适应不良性行为。

3. 生活技能需训练 绝大多数精神疾病没有明显智力障碍，但由于社交、学习技能下降，可以导致智力活动下降。多数学者采用了社会技能训练措施，包括训练、行为塑造、角色装扮、技能强化和矫正反馈等几个阶段。其中"角色装扮"起到比较关键的媒介作用。其作用一方面，在于评定患者以往的社会技能；另一方面，在于训练靶目标行为。在社会技能的训练中，也应对患者的社会交往能力加以重视。在工作人员的参与下，让患者扮演各种不同的社会角色。由易到难，然后和患者一起来评定患者扮演中的成功与不足之处，鼓励患者投入到角色之中，最后潜移默化到现实之中。训练过程中，让患者扮演某一角色，反复向患者提出一些问题；治疗师不断地予以纠正和引导，对正确的部分再反复进行强化，在解决问题的过程中给患者设置某些障碍，鼓励患者主动采取有效的方法给予克服。

4. 健康教育是保证 社区医务工作者应注意做好健康教育，积极取得患者及家属的充分信任和合作，针对患者及家属的错误认知，加强精神卫生科普知识宣传和教育，让他们认识到自己所患疾病的性质，药物治疗的重要性和必要性，用药过程中可能出现的不良反应和应对措施，定期到医院复诊，及时反馈用药情况，提高患者对治疗的依从性。在教育实施过程中，要注意以下几点：①要从患者家属的实际情况出发，他们迫切需要了解的内容要重点讲，有选择地提供知识，如何识别和对待病态行为，如何提高患者对治疗的依从等，必要时还应重复讲授；②要重视患者家属的介入和参与，家庭心理教育不是被动灌输，要鼓励患者家属提问、讨论和发表意见；③要注意教育内容的可接受性和可理解性，许多患者家属年龄偏高、文化程度较低，讲解内容应简明扼要、多举实例、采用视听结合的形式，方能提高讲课效果。

5. 职业康复是目标 这是精神残疾康复的一个重要内容和目标，也是一项艰巨而又必须尽力完成的任务。社区的职业康复，主要是采用工作疗法。要根据社区的条件，尽可能地创造一些工疗设施，如机械加工车间、木工车间、工艺品制造、园艺劳动及养殖等；并尽可能由职业治疗师对患者进行指导和帮助。这些训练的目的，主要是提高患者的职业功能和与其他人的社交能力，调整患者心态，为重新就业做好准备。

6. 定期随访不可少 社区医务工作者对患者尤其是慢性患者要定期寻访，同时患者也要定期复诊，患者定期去医院门诊不仅是为了取药，精神科医生还会根据患者及其所处环境的具体情况，对患者的康复进行诸多的指导。

二、双相情感障碍

双相情感障碍是指既有躁狂或轻躁狂发作，又有抑郁发作的一类心境障碍。躁狂发作时，表现为情感高涨、言语增多、活动增多；而抑郁发作时，则出现情绪低落、思维缓慢、活动减少等症状。双相情感障碍一般呈发作性病程，躁狂和抑郁常反复循环或交替出现，但也可以混合方式存在，每次发作症状往往持续相当时间（躁狂发作持续1周以上，抑郁发作持续2周以上），并对患者的日常生活及社会功能等产生不良影响。

20世纪50年代以来，随着抗精神病药和抗抑郁剂应用于精神科临床治疗，特别是20世纪60年代以后，以锂盐为代表的心境稳定剂的广泛应用，双相情感障碍的防治水平有了长足的进步。尽管现在越来越多的文献倾向支持双相情感障碍是一种"生物学的疾病"，需要生物学的治疗，即精神药物治疗为主，但心理社会治疗在实际工作中，仍是重要的有效辅助治疗手段之一，其中，包括心理健康教育、传统的各种心理治疗方法，以及社会环境改变等。

1. 心理健康教育　心理教育干预主要针对患者及其家属，内容包括双相情感障碍的相关知识、治疗选择，以及如何识别复发的早期征象等，旨在症状加重或疾病复发前，可以得到及时诊断与治疗。另外，家属学习应对策略和问题解决技术，可以帮助其更有效地帮助及处理患者的病情。心理教育治疗策略着重于以下一个或几个方面。

（1）提高药物依从性：帮助患者理解遵嘱用药可以改善症状、延长缓解期，以及减轻情感症状。另外，心理教育还包括分析讨论患者中断药物和其他治疗的原因，以及中断治疗可能会导致的后果。

（2）了解复发的危险因素：让患者了解促使病情复发的关键事件和情境，如中断药物治疗、显著应激性生活事件（如搬家），可以在早期症状出现时识别并主动应对。

（3）识别复发的预兆征象：学会识别患者自身的那些预示发作的早期征象，如某些患者或家属可能会发现，若每晚睡眠超过 10 小时或少于 4 小时，可能预示着新的一次抑郁发作。

（4）应对应激性生活事件：帮助患者识别显著应激性生活事件，以及制订更好的应对策略（如体育锻炼、朋友支持、改变思考方式等）。

（5）保护性因素：学会识别有助治疗和改善症状的生活中的保护性因素（如每天与家人联系或参与朋友的交往，获得支持）。

心理教育的形式是多种多样的，可以是简单、直接的，如患者与治疗医师讨论某种治疗新药，也可以是比较复杂的、涉及多个方面内容，如编制一个心理教育"包"，其中包括有关疾病和治疗的一系列书面、录像和医患互动教育资料等。

2. 认知行为治疗（cognitive behavioral therapy，CBT）　认知行为治疗理论认为，功能低下或慢性强烈的情绪状态，源于歪曲的不理智的想法，而这些想法往往早已潜移默化，并不被患者意识到，但却影响着其行为和社会应对的方式。因此，个体对生活事件的认识、观念或态度可影响其情绪和行为，产生相关的情绪和行为等问题，同时，还会可能加重双相情感障碍患者的精神症状，并影响疗效。

虽然 CBT 目前已广泛用于治疗多种心理问题和精神障碍，但在治疗双相情感障碍时，其治疗的侧重点与治疗技术的使用，与单相抑郁症的治疗不完全一样，有其特殊性。

CBT 的程序是：

（1）帮助制订每日活动计划表：每日活动计划表，就是为了促使患者活动起来，原则是循序渐进、从易到难、逐渐增加患者的作业活动量和复杂性。

（2）促进愉快体验：让患者在每天晚上对当天的活动内容的愉快体验程度做出评定。如患者根据计划表行动，其动机就会增加，而促使成功自信心及愉快感觉也将随之而增加。

（3）进行转换法处理：即换一种方式来解释自己的体验，或通过讨论而使患者发现自己能够解决原来不能解决的问题。

（4）采用认知重评法：由医生和患者共同进行评价，主要是找出认知与沮丧及自暴自弃的关系，从而矫正这些认知障碍。

3. 人际和社会节律治疗（interpersonal and social rhythm therapy，IPSRT）　这是一种着重此时此地、围绕目前问题的短期心理治疗的方法，源于治疗抑郁症的人际心理社会治疗。传统的人际治疗理论基础是，有双相情感障碍遗传易感性的个体，在遭遇应激性人际关系事件时，触发了情感症状的发作，尤其是抑郁症状。因此，针对这些常见的人际关系情境，帮助患者学习辨别和认识到其不恰当的社交方式与其抑郁症状有密切联系，从而改善患者的人际交往技能。

双相情感障碍的人际和社会节律治疗与人际心理治疗不完全一样，更强调和关注生活事件在患者的社会和生理节律中所起的作用。其基本的理论假设为：症状是由作息惯例的改变、社会刺激的变化，以及神经递质的失调所导致的。患者应该学会监测日常生活规律、作息节律、社会刺激水平等与情绪之间的内部联系和相互影响。例如，患者可能会发现当睡眠不规则或每昼夜不足 8 小时睡眠，就会出现轻躁狂症状等。针对这个现象，可以帮助患者制订各种相关的应对策略，包括药物、睡前洗个热水澡、或其他能保证每夜 8 小时睡眠的措施。在治疗的后期，帮助患者学习调节日常生活规律，作息节律、并寻求这些因素之间的最佳平衡。

总之，以药物治疗为基础，综合应用心理社会治疗，有助于提高双相情感障碍患者对治疗的依从性、改善对应激性生活事件的应对策略、预防复发，以及全面改善社会功能和提高生活质量。

三、 老年期痴呆

老年期痴呆是老年人脑功能障碍导致的以认知、行为和人格变化为特征的一种综合征。它是一种获得性的持续性智能损害。老年期痴呆包含如下几类疾病：①老年性痴呆，或称 Alzheimer 型痴呆（Alzheimer's disease，AD）；②血管性痴呆（vascular dementia，VD），主要为多发性脑梗死性痴呆；③其他原因所致的痴呆。

Alzheimer 型痴呆起病缓慢，早期以近记忆力障碍为最常见的表现；其次以猜疑为其最先出现的症状；病情进一步发展时，计算能力减退，还可有认知障碍，逐渐发展到对日常生活和常识的理解、判断也发生障碍；晚期患者完全卧床，生活全靠别人照顾，病程维持在 5～10 年左右而死亡。

血管性痴呆起病较迅速，病史中有反复、多次的小卒中发作，多见于 60 岁左右，半数患者有高血压病史。经反复发作后，痴呆呈阶梯样进展，即每发作一次卒中痴呆症状加重一次，至晚期痴呆可达严重程度。发病期常可查到局灶性神经体征。

早期老年期痴呆的患者，应及早给予关怀，以企盼延缓痴呆的进展。由于痴呆发生在老年期，大多数患者也已退休，但往往还承担着不同程度的家务工作，应鼓励患者在家属帮助下，继续做些力所能及的简单劳动，以保持一定的精神活力。

痴呆患者的认知功能训练近年来颇受重视，其目的是通过反复给予定向和记忆强化，以提高患者的认知能力。具体包括以下几种方法：

1. 记忆训练 训练记忆力被称为脑细胞的"体操运动"。经常做这种"体操"，可以防止脑的老化，是健脑的良方。对于老年性痴呆患者进行记忆力训练，应该关注训练的过程，而不是训练的结果。即并不一定要让患者记住多少东西，而在于让患者参加了训练，动了脑筋。

记忆训练过程注意事项包括：①应根据患者的实际情况，选择训练的难度；②图片类别的选择，应根据患者记忆障碍的类型进行针对训练：如对于人物记忆有障碍的，就应该选择人物类图片进行记忆康复训练；如果患者对于日常用品具有记忆障碍，就应该选择日常用品图片进行记忆的康复训练；③应该根据患者的记忆障碍的程度，选择图片的类型与难度。记忆力损害不是很严重的患者，可以选择一些风景类、动物类的图片；记忆力受损比较严重的患者，应该选择一些"日常用品"类的物品图片；记忆力受损严重的患者，应该选择本系统提供的"亲人图像记忆"功能，训练患者对亲人相貌的记忆能力；④在记忆训练的图片选择上，应将老年人熟悉的图片与不熟悉的图片混合在一起进行记忆训练，既能保证记忆训练的效果，又能保证患者参加治疗的信心与积极性。

2. 智力训练 智力训练与记忆训练是紧密结合在一起的。智力训练效果好，会促进记忆功能的改进，而记忆功能的改善，又会进一步推动老年痴呆患者智力的恢复。智力训练是老年痴呆患者康复训练一个非常重要的一部分，对治疗老年痴呆有重要作用。智力训练分为观察力、自然事物分类能力、数字与数学计算能力、视觉空间辨识能力与想象力5个方面。

3. 右脑训练 据国外资料分析1500例老年性痴呆患者表明，发现其中90%为老化失用性痴呆。这种患者在年轻时期，因左脑接受刺激较多，右脑接受刺激较少，引起右脑相对发育不全；患者对音乐、绘画、游戏不感兴趣，失去生活目标，意欲低下。使用一些右脑功能训练游戏，使患者能够进行脑活性化训练，对右脑后半部意欲中枢进行感性刺激，使脑功能得到明显改善，如麻将、五子连珠、象棋、跳棋。

医疗的重要方面，是要保持患者的躯体健康。这不仅是延长患者的生命，更主要的是保证残存脑功能的充分使用，以延缓痴呆的发展。要注意患者的饮食，保持足够的营养，补充维生素。要积极诊治躯体疾病，防止并发症，有效处理高血压。应鼓励患者作适宜的体力活动，进行躯体功能的训练。对生活不能自理的住院患者，护理关怀和照顾处于绝对重要的位置。

四、 儿童孤独症

儿童孤独症（childhood autism），在日本及中国香港、台湾地区又称自闭症，是广泛性发育障碍的一种亚型。本病以男孩多见，一般在出生后30～36个月（即2周岁半至3岁）内发病。多数患者在婴儿期即已出现早期症状，至12～30个月症状明朗化。

儿童孤独症的症状涵盖面极其广泛，涉及认知、情感、社交、交流、自主神经功能、整合功能及适应行为等诸多方面。其基本临床表现为三大类症状（即所谓Kanner三联征）：①社会交往障碍；②言语发育障碍；③兴趣范围狭窄及刻板、僵硬的行为模式；④感知觉异常；⑤认知和智力缺陷。前三类症状有诊断价值，而后两类症状则特征性不强。

儿童孤独症的治疗应是综合性治疗，采用以教育和训练为主、药物为辅的办法。在教育或训练过程中有三个原则：①对孩子行为宽容和理解；②异常行为的改变和变更；③特别能力的发现、培养和转化。训练应该以家庭为中心，在对患儿训练的同时，也向家长传播有关知识。目前，孤独症教育和治疗的主要措施如下。

1. 教育训练 目前，在没有药物能够治愈儿童孤独症的情况下，教育训练显得非常重要。只有充分的教育训练，才能够最大限度地促进患儿各方面能力的发展，最大限度地促进患儿的社会适应，改善患儿的生活质量，减少家庭的负担。

（1）结构化教育：结构化教育是由美国北卡罗来纳大学建立的一套专门针对孤独症儿童的教育方法，是在欧美国家获得最高评价的孤独症训练课程。该方法主要针对孤独症儿童在语言、交流以及感知觉运动等方面所存在的缺陷，有针对性地对孤独症儿童进行教育。核心是增进孤独症儿童对环境、对教育和训练内容的理解和服从。该课程根据孤独症儿童能力和行为的特点，设计个体化的训练内容，训练内容包含儿童模仿、粗细运动、知觉能力、认知、手眼协调、语言理解和表达、生活自理、社交以及情绪情感等各个方面。强调训练场地或家庭家具地特别布置、玩具及其有关物品的特别摆放；注重训练程序的安排和所谓的视觉提示；在教学方法上，充分运用语言、身体姿势、提示、标签、图表、文字等各种方法，增进儿童对训练内容的理解和掌握；同时，运用行为强化原理和其他行为矫正技术，帮助儿童克服异常行为，增加良好行为。课程可以在有关机构开展，也可在家庭中开展。

（2）应用行为分析疗法（applied behavior analysis，ABA）：该疗法采用行为塑造原理，以正性强化为主，促进孤独症儿童各项能力发展。其核心部分是任务分解技术（discrete trial therapy，DTT），所谓 DTT 包括：①任务分解；②分解任务强化训练，在一定的时间内，只进行某分解任务的训练；③奖励（正性强化）任务的完成，每完成一个分解任务都必须给予强化（reinforce），强化物主要是食品、玩具和口头或身体姿势表扬，强化随着进步逐渐隐退；④提示（prompt）和提示渐隐（fade），根据儿童的发展情况，给予不同程度的提示或帮助，随着所学内容的熟练又逐渐减少提示和帮助；⑤间歇（inter-trial interval），在两个分解任务训练之间，需要短暂的休息。训练要求个体化、系统化、严格性、一致性、科学性。要保证治疗应该具有一定的强度，每周 20 ~ 40 小时。每天 1 ~ 3 次，每次 3 小时，在 3 小时内要求完成规定的任务。

2. 感觉统合训练 该治疗是由美国的爱尔丝创立，目前主要运用于儿童多动症和儿童学习障碍的治疗，也广泛运用于儿童孤独症的治疗。该疗法已经形成了一套特殊的器材：滑板、滑梯、布袋、平衡台、摆荡平衡木、独脚椅、蹦蹦床、脚步器皮球（趴地推球）、羊角球、吊缆插棍、旋转吊缆等，用于对感觉统合失调的儿童进行临床治疗和行为矫治。感觉统合训练，不仅可以改善孤独症患儿感觉方面的异常和感觉统合的失调，还可减少患儿的过度活动，提高患儿对周围环境的兴趣，增强注意力，并促进患儿言语、社会交往能力的发展。感觉统合训练现在适用于 4 ~ 12 岁的自闭症儿童，每次 1 小时，每个星期 2 ~ 3 次。

运用感觉统合疗法对患者进行干预的时间越早，效果越好。此外，类似于感觉统合的疗法还包括音乐治疗、捏脊治疗、挤压疗法、拥抱治疗、触摸治疗等。感觉统合治疗可以在机构接受治疗，也可在家庭中创造条件进行。

3. 听觉统合训练 听觉统合训练（auditory integration training，AIT）是由法国医师布拉德发明，用于因听觉问题而引起的一些疾病的治疗和康复的一种方法。它是通过让受试者聆听经过调制的音乐，来矫正听觉系统对声音处理的失调，并刺激脑部活动，从而达到改善语言障碍、交往障碍、情绪失调和行为紊乱的目的。其治疗步骤如下：①检查外耳道，清除耵聍，这一步是很重要的；②患儿要接受 18 ~ 20 次的听力训练，每次 30 分钟。多数情况下，10 天一个疗程，每天 2 次，可以连续进行，也可在中间休息 1 ~ 2 天。一般情况下，必须遵照规定执行；③患者所到的是经过加工的音乐，所谓加工音乐，指随机删除了低频和高频的 CD 音乐；④音量不要超过 85 分贝，根据患者的舒适度，尽量用较低的音量或者中等度音量；同时，应该强调的是，患者对声音强度的知觉还取决于音调，因此，调整音调也很重要；⑤在治疗前、治疗中、治疗后都需要获得听力图。用治疗前和中期的听力图，来调节听力治疗仪的声音滤过器，滤过器被用来选择患者听后感觉愉快的音频；⑥ AIT 涉及听力学、行为分析和处理、教育问题、患者及家庭治疗后的咨询。最满意的结果的取得，需要多学科团队共同参与，包括听力学、心理学、特殊教育、语言言语治疗学。

4. 游戏训练 游戏疗法（play therapy）是对于心因论的一种心理治疗方式。它起源于精神分析学派，此后，各种心理学派根据本身的理论不停发展，形成了本身的游戏疗法。1982 年国际游戏疗法协会成立，标志着游戏疗法作为一种独立的心理治疗方法得到认同。游戏治疗中，治疗师训练并指导父母，通过特殊的以儿童为中心的游戏治疗程序，帮助父母为他们的孩子营造出一种易接受的、安全的环境，使儿童能充分表达他们的感受，并建立起对自己和父母的信心。该治疗过程可简单概括如下：①治疗师向父母解释基本理念与方法；②治疗师演示游戏治疗的过程；③治疗师训练父母掌握最基本的游戏治疗技能；④父母在治疗师的引导下，与自己的孩子进行游戏活动；⑤父母独立在家里开展游戏治疗，并将这种技能扩展到日常的生活中。

游戏治疗是一种低成本、高效、且便于推广的心理治疗方法，但是国内外在这方面的相关文献并不很多。目前的文献报道中，多见于针对社交退缩儿童和遭受躯体虐待或性虐待的儿童。但毫无疑问，如果应用到针对孤独症儿童中，效果也必然是明显的。

5. **药物治疗** 由于有关孤独症的病因学和生化异常改变没有完全阐明，到目前为止，孤独症没有特效药物，尤其对于核心的语言和交流障碍缺乏有效药物，但在其他的行为控制方面抗精神病药、抗抑郁药以及中枢兴奋剂等药物有一定效果。

（蔡　军）

第八章
智力残疾的社区康复

第一节　概述

　　智力残疾是指人的智力明显低于一般人的水平，并显示适应行为障碍。智力残疾包括在智力发育期间，由于各种原因导致的智力低下；智力发育成熟以后，由于各种原因引起的智力损伤和老年期的智力明显衰退导致的痴呆。智力落后有各种名称，精神病学称为精神发育迟缓、精神发育不全、精神缺陷；教育、心理学称为智力落后、智力缺陷；儿科学称为智力低下、智能迟缓、智力发育障碍，特殊教育学校称为弱智、智力残疾。根据第六次全国人口普查我国总人口数，及第二次全国残疾人抽样调查，我国智力残疾人口 568 万人。

一、智力残疾的病因

　　智力残疾病因包括生物医学因素和社会心理文化因素。前者指脑在发育过程中接受到的各种不利因素，它们可使脑的发育不能达到应有水平，最终影响智力。后者指文化剥夺、教养不当、感觉剥夺等因素，可使后天信息输入不足或不适当，从而影响智力水平。造成智力残疾的病因是多种多样的，而且至今仍有许多病因不明。

二、智力残疾的评定

　　首先，应根据智商和适应行为及发病年龄判定有无精神发育迟滞（mental retardation，MR），再进一步寻找引起 MR 的原因。在诊断过程中，应详细收集患者的病史，全面进行体格和神经精神检查，判定其智力水平和适应能力，做出临床判断。同时，配合适宜的智力测验方法，即可做出诊断并确定 MR 的严重程度。

（一）病史收集

　　1. **家族史**　应了解父母是否为近亲婚配，家族中有无盲、哑、癫痫、脑性瘫痪、先天畸形、MR 和精神病患者。

　　2. **母亲妊娠史**　询问母亲妊娠早期有无病毒感染、流产、出血、损伤，是否服用化学药物、接触毒物、射线，是否患有甲状腺功能低下，糖尿病及严重营养不良，有无多胎、羊水过多、胎盘功能不全、母婴血型不合等。

　　3. **出生史**　是否为早产或过期产，生产方式有无异常，出生体重是否为低体重儿，生后有无窒息、产伤、颅内出血、重度黄疸及先天畸形。

4. 过去和现在疾病史 有无颅脑外伤、出血、中枢神经系统感染、全身严重感染、惊厥发作等。

5. 智力行为表现 了解患者日常生活、语言功能等的智力行为表现。

（二）体格检查

对智力残疾的患者体格检查，包括一般检查，即体温、血压、皮肤和浅表淋巴结检查。头颈部检查、胸部检查、腹部检查、脊柱、四肢及关节检查。

（三）实验室检查

实验室检查，包括血、尿、脑、脊液生化检查、头颅 X 线及 CT 检查、脑血管造影、脑电图、诱发电位、听力测定、染色体分析、垂体、甲状腺、性腺、肾上腺功能测定、病毒（如巨细胞病毒、风疹病毒）、原虫（如弓形体）及抗体检查等。

（四）智力测验

轻度 MR 多用智力测验，重度以上 MR 采用智力测验方法往往有困难，必须依靠行为评定量表，而评定量表对鉴别轻度 MR 时，又不及智力测验可靠。因此，两种方法应配合使用，对检查结果必须综合分析。

1. 筛查性测验 测试的内容大多是从各种经典的智力测验方法中选出。测验时仅需较短的时间，可以初步筛查出可疑病例。筛查结果只能作为是否需要进一步检查的依据，不能据此而做出诊断。目前，国内常用的筛查方法有以下几种。

（1）丹佛智力发育筛查法（Denver developmental screening test，DDST）：适用于初生至 6 岁小儿，方法操作简便，花费时间少，工具简单，信度和效度均好，此法已被世界各地广泛采用。我国于 20 世纪 80 年代初开始应用此法，上海、北京等地根据我国社会、经济、语言、文化、教育方法和地理环境的特点，将 DDST 进行了标准化处理，并绘制了小儿智力发育筛查量表。

（2）绘人测验：根据画出的人形进行评分，判断智力发育水平，适用于 5 ~ 12 岁儿童智力筛查。年龄较小的孩子有得分偏高，而年龄较大小儿有得分偏低的趋势。测验与其他智力量表测验所得的 IQ 有明显的相关性。

（3）图片词汇测试（peabody picture vocabulary test，PPVT）：供 2 ~ 18 岁儿童使用。测试时，由测试老师说一个词汇，测试者指出一幅与词相符的图，与答案相符就得 1 分。此方法可通过听觉词汇来测试语言智能。由于测试时不需要测试者说话，所以对各种原因而丧失说话能力，或说话表达能力薄弱（如口吃、智能低下、胆怯孤僻等）的儿童特别适合。目前，所使用的图片测试方法是参考原版 PPVT 所提供的 300 个英语词汇和图片，新华字典及小学 1、2 年级语文课文中选择一定数量的词汇，经过多次预测和修订，然后在上海市十个区随机抽样测查，进行了标准化，制定了智龄量表、智商和百分位数量表。

2. 诊断测验

（1）格塞尔发展量表（Gesell developmental schedules）：适用 4 周至 3 岁婴幼儿，从大运动、精细动作、个人 - 社会、语言和适应性行为五个方面测试。

（2）贝利婴幼儿发展量表（Bayley scales of infant development，BSID）：适用 2 ~ 30 个月婴幼儿，包括精神发育量表、运动量表和婴儿行为记录。

（3）韦氏智力测验（Wechsler adult intelligence scale，WAIS）：共有 3 套，分成人（WAIS）、儿

童（WISC）、幼儿（WPPSI）。韦氏成人智力量表包括 11 个分量表（言语量表 6 个，常识、理解、算术、相似、背数、词汇；操作量表 5 个，填图、积木、图法排列数字符号、图形拼凑、迷津）。韦氏儿童智力量表包括 12 个分量表，包括语言类 6 个和操作类 6 个。

3. **婴幼儿智力残疾早期筛查** 如果婴幼儿出现以下多项行为表现，应及早到专业机构做智力残疾筛查：

（1）出生 10～16 周后仍不出现社会性微笑（对抚育者表现出的交往性微笑），对声音缺乏反应，不注意别人说话。

（2）吸吮能力差，咀嚼晚，喂养困难，吃固体食物时容易出现吞咽障碍和呕吐。

（3）哭声尖锐，或呈尖叫、哭声无力，缺乏音调变化。

（4）视觉功能发育不佳，不注意注视周围人和事物，缺乏双眼追视物体的活动。

（5）8 个月后仍持续关注自己手的动作。

（6）1 岁半后还经常淌口水。

（7）2 岁后还故意把东西往地上扔。

（8）2～3 岁还经常把玩具或手边物品放进嘴里。

（9）四肢协调能力弱，2～3 岁后走路两脚依然相互乱碰。

（10）清醒时有磨牙动作。

（11）对周围事物和玩具缺乏兴趣或兴趣短暂、精神不集中、反应迟钝。

（12）多睡，睡眠不宁，入睡难或易醒。

（13）过度激惹、惊跳，无目的地多动。

（14）肢体自主活动少，动作僵硬。

（15）运动或动作发育明显落后于同龄儿。

三、智力残疾的分级

根据世界卫生组织（WHO）和美国智力低下协会（American association on mental deficiency，AAMD）的智力残疾的分级标准，按其智力商数（IQ）及社会适应行为，来划分智力残疾的等级。

（一）一级智力残疾（极重度）

IQ 值在 20 或 25 以下。适应行为极差，面容明显呆滞；终生生活需全部由他人照料；运动感觉功能极差，如通过训练，只在下肢、手及颌的运动方面有所反应。

（二）二级智力残疾（重度）

IQ 值在 20～35 或 25～40 之间。适应行为差；生活能力即使经过训练也很难达到自理，仍需要他人照料；运动、语言发育差，与人交往能力也差。

（三）三级智力残疾（中度）

IQ 值在 30～50 或 40～55 之间。适应行为不完全；实用技能不完全，如生活能部分自理，能做简单的家务劳动；具有初步的卫生和安全常识，但阅读和计算能力很差；对周围环境辨别能力差，能以简单方式与人交往。

（四）四级智力残疾（轻度）

IQ 值在 50～70 或 55～75 之间。适应行为低于一般人的水平；具有相当的实用技能，如能自理生活，能承担一般的家务劳动或工作，但缺乏技巧和创造性；一般在指导下能适应社会；经过特别教育，可以获得一定的阅读和计算能力；对周围环境有较好的辨别能力，能比较恰当地与人交往。

第二节　康复训练

一、训练计划制订

智力残疾的治疗强调早期治疗，需要应用医学、社会教育、职业训练等综合措施进行康复。康复训练人员、智力残疾人及其亲友、志愿工作者等人员，应依据初次评估结果，结合机构、社区和家庭康复训练条件，共同制订切实可行的训练计划。训练计划包括针对训练对象主要障碍和困难所确定的训练项目、训练场所以及预期实现的康复目标等。

（一）个体康复训练计划

个体计划是教育训练的精华，目的是保证患者能成功参与同年龄相符的活动和日常生活。由社区康复指导员牵头，各专业团队人员和相关职能部门共同制订障碍儿的个体康复训练计划，在团队的讨论下，根据每个患者在认知、社会、日常生活、娱乐等方面的能力，制订具体训练的内容。在执行个体康复训练计划时，不局限某一专业，而是按需共同参与，并且把课堂教学和自然环境的学习整合起来。如果个体教育计划在实施过程中，患者并无进步，则团队再对该计划重新评价，做出必要的调整。一个完整的个别康复训练计划，包括个案资料整理、康复训练评估项目、评分依据和效果判定四项内容。

（二）社区康复训练计划

社区康复训练计划，是指为安置在康复机构的智力残疾患者制订的康复训练计划。该计划以个别康复训练计划为依据，设计如何在社区中有效地实施康复训练。计划中应考虑康复训练机构的条件和训练方式。社区康复训练的主要形式有单元活动、学科活动、个别补救训练等，同时，应该有一个比较详细的一日活动安排，来指导每天的活动。对于需进行社区康复的智力残疾患者，教育、卫生、民政、劳动保障、残疾人联合会等有关部门密切配合，各司其职，协同工作，依托特殊教育学校、社区服务机构、福利企事业单位等，开展智力残疾综合康复服务。在有条件地区兴建集康复、教育、文娱、劳动等内容为一体的智力残疾托养机构、庇护就业机构，为智力残疾人提供系统化、终身性康复服务。

（三）家庭康复训练计划

家庭是患者接受社会生活、人际交往的最佳场所之一，家庭能给患者提供关心的方式多种多样，

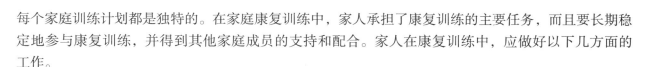

每个家庭训练计划都是独特的。在家庭康复训练中，家人承担了康复训练的主要任务，而且要长期稳定地参与康复训练，并得到其他家庭成员的支持和配合。家人在康复训练中，应做好以下几方面的工作。

1. 建立正确的态度，建立良好的家庭康复训练环境 树立信心，尊重患者，有意识地培养和保护患者的自尊心和自信心；坚持有计划、有测评的原则；充分利用生活情景进行训练，不断重复地训练。

2. 制订训练计划 通过能够提供帮助的各种社区机构的发展，家庭训练计划将所有智力残疾患者融入家庭日常生活所需要的训练列出清单。家庭训练计划的制订是非常重要的，计划的制订要根据患者的实际能力，目标过高达不到，容易产生挫败感，过低，起不到应有的效果，也耽误了康复时间。家庭的康复训练活动，一是个别训练活动，需要在固定时间中进行。家长将针对在个别训练时间的目标进行分析，设想用什么活动去完成。家庭康复随时随地，尽可能利用家庭现成的一些玩教具和生活用品。条件允许的家庭，可以创造一个比较丰富的游戏、娱乐环境，并有目的地购置、制作教具；条件有限的家庭，因地制宜，自行制作。二是情境训练活动，是家庭康复的主要训练方式，如起床、如厕、盥洗、吃饭、购物和社区活动等生活情境，按照康复计划，在一定的阶段有意识地安排必须达到的目标。情境训练看似随意，但特别需要有目标的引导。在情境训练中，要注意安排休闲娱乐活动、户外活动和人际交往方面的情景。智力残疾的康复训练是一项长期、艰苦的工作，需要家人有充足的康复知识、百折不挠的决心和信心，康复训练始终如一，不要等医治无效后再开始康复，错过早期康复的最佳时机。

二、 常用训练方法

智力残疾康复训练的主要领域有运动、感知、认知、语言、生活自理、社会适应等六大领域。智力残疾康复训练方法要因人而异，重要的是及时给予强化和适当提示，使之建立信心。这里只简要介绍运动、感知、认知、日常生活能力四个方面的训练方法。

（一）运动能力训练

智力残疾的运动发展比正常人迟缓，平衡能力、协调能力都相对差些。因此，就要对他们进行科学、系统的运动康复训练，最大限度地改善其运动能力，为其智力发展和适应能力的提高打下基础。主要内容包括翻身、坐、爬、站、步行、上下台阶、跑、伸手取物、捏取、拧盖、系扣子、穿珠子、折纸等。

1. 翻身 包括由仰卧位翻到侧卧位、由侧卧位翻到俯卧位、由俯卧位翻到仰卧位三个目标。训练器具是垫子、训练床。具体方法如下：

（1）训练者在患者头部的前方，两手掌放在其两颊，使患者的头从仰卧向侧方轻轻转动（根据具体情况做），随着头部的转动，患者的身体也随之转动。

（2）取仰卧位，训练者在其左侧，辅助他将右下肢搭过左下肢，用言语诱导完成动作，同时在其臀部给予辅助力。辅助力要恰到好处，目的是让患者主动做。

（3）观察独立翻身，再根据完成的情况，给予指导。

2. 坐 包括辅助或不用辅助下的端坐位和长坐位两个目标。训练器具是垫子、墙。训练长坐位具体方法如下：

（1）患者背靠墙或其他物体，双膝伸展，髋关节屈曲（90°～100°）完成长坐位。

（2）不用背靠物体做长坐位，在辅助下保持平衡。

（3）在没有任何辅助下，完成长坐位并保持平衡。

3. **爬** 包括能用双手、双膝支撑身体、能手膝并用四肢爬和俯爬两个目标。训练器具是垫子、护膝。具体方法如下：

（1）在语言提示下，模仿训练者正在做的爬行动作。

（2）在辅助下做爬行动作：①在患者前后分别有一名训练者，一个辅助上肢动作，一个辅助下肢动作；②训练者站在患者身旁，用手抓住患者的腰部衣服，使其四肢着地，然后带动其向前爬行。

4. **站** 包括扶物站立、独立站立两个目标。训练器具是墙、床、椅子、双杠。具体方法如下：

（1）训练者扶着患者站立（手拉手，扶躯干）。

（2）患者扶着物体（床、墙、桌子等）自己站立。

（3）患者独立站立，不借助于任何帮助。

5. **步行** 包括维持支撑期、维持摆动期两个目标。训练器具是双杠。具体方法如下：

（1）两人辅助，一人拉住患者的双臂保持其平衡，另一人蹲下提推其小腿，迫使患者向前迈步。

（2）一人辅助，训练者站在患者身后，两手扶住其两侧手臂，然后用下肢迫使患者向前迈步。

（3）训练者示范走的动作或口头提示，让患者模仿。

6. **上下台阶** 包括上台阶与下台阶两个目标。训练器具是楼梯、牵引物（绳、棍等）。具体方法如下：

（1）训练者站在患者身后，两手扶其双臂，用膝盖顶住患者的腘窝上部，迫使其抬下肢。

（2）训练者用手或横棍拉住患者，同时用语言配合，拉着患者上下台阶。

（3）用语言提示使患者上下台阶。

7. **跑** 包括在辅助下跑、独立跑两个目标。训练器具是跑步机、平整的地面。具体方法如下：

（1）两名训练者每人握住患者的一只胳膊，架（拉）着患者跑。

（2）训练者站在患者左侧，用右手拇指掐在患者的衣领里，另外四指伸直起到推动作用，同时也可防止患者跌倒。

（3）训练者示范并口头提示，让患者自己跑。

8. **伸手取物** 包括有意识地伸手、五指抓握物体两个目标。训练器具是食品、玩具等。具体方法如下：

（1）训练者用患者最喜欢的物品吸引其注意力，使患者有伸手去取的愿望。

（2）让患者张开五指抓到物体并取回来，及时给予强化。

9. **捏取** 包括两指张开、捏住物品、取回物品三个目标。训练器具是细小的物品。具体方法如下：

（1）训练者辅助患者利用示指、中指与大拇指捏取细小物品。

（2）训练者示范或口头提示，让患者自己捏取物品。

10. **拧盖** 包括握住瓶盖、腕部旋转两个目标。训练器具是带盖的饮料、带螺丝扣的器皿。具体方法如下：

（1）训练者握着患者的手，反复做拧盖的动作。

（2）训练者示范或口头提示，让患者自己拧盖，直至独立完成。

11. **系扣子** 包括看准扣眼儿、两手配合扣好扣子两个目标。训练器具是带扣的上衣、系扣子练习器。具体方法如下：

（1）训练者协助，扣子要和扣眼相应对准，用两手的拇指和示指相互配合扣好扣子。

（2）从大扣到小扣按照从易到难的顺序练习，逐渐熟练。

12. 穿珠子 包括一手拿珠一手拿线、把线穿过珠子、双手配合撂珠三个目标。训练器具是大小不等、形状不一的珠子。具体方法如下：

（1）一手拿珠，一手拿线，把线从珠子的孔中穿出。

（2）抓住线头把珠子撂下。

13. 折纸 包括把纸抚平、将纸对折、沿直线抹平纸三个目标。训练器具是纸。具体方法如下：

（1）拿起纸，平放在桌上，把纸抚平，一手将纸折起，另一手辅助将纸边对齐。

（2）用手将纸抹平。

（二）感知能力训练

智力残疾感知能力训练即感官知觉的训练，主要内容包括听觉、视觉、触觉等内容，每项内容还包括灵敏度、注意广度、协调能力和分辨能力几个方面。

1. 注视物体 包括注视固定物体、向不同方位集中视力（上、下、左、右）两个目标。训练器具是小食品或患者很喜欢的物品、容器。具体方法如下：

（1）训练者把几种小食品放在干净的桌上，然后坐在孩子身边提示他"去拿饼干"。拿正确后，给孩子吃；如不正确，先示范一遍；如果还不正确，再带着他做一遍。

（2）让患者注意训练者手中的食品，然后用容器盖住，让孩子自己找出吃掉。

（3）把几样物品分别放在房间里易于见到的地方，以便让患者看到，然后让患者坐在一个固定位置上，要求患者指出物品的位置。

（4）让患者把掉在地上的物品找到并捡到容器中。

2. 追视移动的物体 包括追视无规律移动的物体、追视有规律移动的物体两个目标。训练器具是皮球、气球、吹泡泡用具、手电筒。具体方法如下：

（1）训练者与患者面对面坐在地板上。将皮球滚向患者并让他接住，渐渐地变换球的方向，让患者必须注意看才能接住。

（2）训练者将泡泡吹到空中，让患者用手将其碰破。

（3）训练者和患者一起把气球拍上去，等它掉下来再拍上去。

（4）在一间较暗的房间，训练者和患者坐在一起，把手电筒打开，让患者追视光线所到的地方，电筒光的运动要有规律。

3. 智力残疾患者分辨生活中常见的声音 包括寻找声音的来源、理解声音的作用，并了解即将发生的事情两个目标。训练器具是玩具牛、狗、猫、铃、哨、电话、铃声、哨声、音乐以及生活中各种声音。具体方法如下：

（1）训练者把玩具牛放在桌子上，发出"哞"的声音，然后让患者把玩具牛收起来，当其明白之后，再教患者认识其他两种动物的发声。

（2）当患者做活动时，训练者在患者的身后摇铃、吹哨或使电话发声让患者停止活动，并寻找声源。

（3）多次训练患者，使患者认识到，某一声音之后，接下来总是一个特定的行动。如铃声之后大家排队外出；哨声之后大家解散休息等。

（4）教患者听到一个声音后就做一件简单的事情。如听到敲门声就去打开门；听到电话铃声就去接电话。

4. 味觉分辨 包括分辨各种常见味道，而让患者的味觉与词语建立联系。通过辨别味道，而让患者来分辨物品两个目标。训练器具是甜、酸、苦、辣等味道单一的食品，冷热不同的食品。具体方法如下：

（1）让患者尝一口糖，告诉他："这是甜的"；让患者尝一口山楂，告诉他"这是酸的，不是甜的"；再将各种食品分别让患者尝一口，问"这是甜的吗？"将以上三种东西摆在桌上，判断哪个是甜的。

（2）训练者吃一口冰激凌，做出夸张表情："好凉！"让患者也吃一口，体验凉的感觉。

（3）训练者桌上放着糖、醋、辣酱等食品，让患者通过品尝说出哪个是甜的，哪个是酸的，哪个是辣的。

（4）蒙上患者的眼睛，让患者说出吃到的东西是什么。

5. 分辨气味 包括分辨各种常见气味并建立气味的概念、表达闻到的气味两个目标。训练器具是与生活中的真实情境相联系的物品。具体方法如下：

（1）家里炒菜时，做出夸张的动作："菜真香！"让患者模仿。

（2）拿来有香味的水果或食品，训练者说："真香！"让患者模仿。

（3）上厕所时训练者说："真臭！"让患者模仿。

（4）训练者深深地吸气，表示闻到的气味特别"香"。

（5）训练者用手在鼻前摆动，表示闻到的气味特别"臭"。

6. 智力残疾患者触觉分辨 包括分辨各种感觉（冷暖、凉热、粗细、糙滑、软硬、干湿等）、分类物品的质地两个目标。训练器具是各种可凭触觉感受的常见材料（冷热水、干湿毛巾、沙石等）和乳液、刷子、布、纸、金属等生活中常见的物品。具体方法如下：

（1）训练者将一冷一热两杯水放到桌面上，让孩子用手触摸，分辨冷热这两种不同的感觉。

（2）让患者玩橡皮泥，体会"软"的感觉，将豆类压入橡皮泥里，体会软硬这两种不同的感觉。

（3）训练者将乳液轻涂于患者的腿、脚以及身体其他部位，让患者体会湿的感觉。

（4）训练者将刷子、布、纸等物品放在桌上，让患者去摸，感觉一下，然后蒙上患者的眼睛，让患者凭触觉判断是什么物品。

（5）"百宝箱"游戏：依训练需要在箱内放入几种物品，训练者让患者按要求拿（摸）出。

（三）认知能力训练

智力残疾的认知是一种心理活动，包括知识的获得、储存、转化和使用，是与感知活动几乎同步进行的心理活动，是其他心理活动的基础。训练内容主要包括物体恒存在、模仿、记忆、接受、配对、分类、推理、解决问题和概念理解。

1. 认识物体的存在 包括找到藏起来的东西、理解图片的意义两个目标。训练器具是患者熟悉的环境、患者喜欢的物品；几组内容连续的图片（如一张侧面盆花图和一张正面盆花图）。

（1）训练者将一个被患者喜欢的物品呈现在面前，然后当着患者的面把它藏到一个地方，让患者找。

（2）方法同上，藏的速度更快，地方更隐秘，训练者边做边叙述："××哪去了？把它藏起来。"

（3）把两张图片呈现在患者面前，问患者是否是同一个物体（从不同角度看的内容不同）。

（4）观察图片1（小兔在筐外）问："图上有什么？"

（5）观察图片2（小兔在筐里）问："小兔哪里去了，还有吗？"

（6）给患者讲解："小兔还有，不过是跑到筐里了。"

2. 物品分类 包括将物品分成两组、将物品分类和按相关功用把物品分类三个目标。训练器具

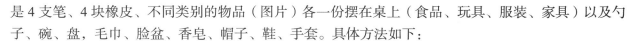

是 4 支笔、4 块橡皮、不同类别的物品（图片）各一份摆在桌上（食品、玩具、服装、家具）以及勺子、碗、盘，毛巾、脸盆、香皂、帽子、鞋、手套。具体方法如下：

（1）将两个小盘放到桌子上，把一支笔放到盘子里，把一块橡皮放到另一个盘子里，每次给患者一支笔。

（2）指着放笔的盘子："请你把笔放进去"，逐渐减少指导，直至患者自己能放，然后依次放橡皮。

（3）让患者把相同类别的物品放在一起，每次给一张图片，帮他分析，逐渐减少指导，以建立类别概念。

（4）把每一组物品放在一起，一边放一边说出物品的名称和用途，然后每次递给患者一件物品，让他放到适当的位置。

3. **认识物体间常见的关系**　包括分辨大小、长短、高矮三个目标。训练器具是带刻度的长尺与短尺、大球与小球。具体方法如下：

（1）用长、短尺进行比较，用大、小球进行比较。

（2）找两位高矮不同的朋友，让他们站在一起进行比较。

4. **认识颜色**　包括建立颜色概念、将颜色配对、把颜色分类三个目标。训练器具是多种不同物品，其中 4～6 个颜色相同（目标颜色），一个小盘；彩色纸与彩色玩具（纯色）；不同颜色的小插片或小珠子、小盘。具体方法如下：

（1）把小盘放在桌上，把一个目标色放入小盘并告诉："这是红色的"，待患者重复后，再做一遍。

（2）然后递给患者一个物品，让他重复刚才的动作，递给患者两种颜色的物品，教其把红色物品放入小盘，非红色物品放在桌上。多次重复，直至患者建立起红色的概念。

（3）把不同颜色的玩具摆放在桌上，给患者一张彩纸，要求把彩纸放到相同颜色的玩具上，如果放错了，就及时指导一下。最初只用两种颜色，熟练后再逐渐增加。

（4）把一堆插片按颜色放在相应的小盘中，每次都说出插片的颜色。

5. **认识方位**　包括认识前后、左右、上下等目标。训练器具是玩具、图片。具体方法如下：

（1）以一个玩具为参照物，将另外两个玩具分别放在第一个玩具的前后位置，认识前后位置。

（2）以患者为参照物，将玩具分别放在患者的身前或身后，判断前后方位。

（3）当患者会判断实物后，练习通过图片判断。例如："朋友的前面是什么，后面有什么？""小刚的前面一个朋友拿着气球，后面的朋友穿一条裙子，指出哪个是小刚。"

6. **认识形状**　包括建立形状的概念、进行形状配对与形状分类等目标。训练器具是几种常见形状及图片、镶嵌板、小盘等。具体方法如下：

（1）呈现图形，告诉："这是圆形"，让患者用手摸一摸并且复述，再次呈现大小、颜色都不同的圆形，同样让孩子感受，直到建立圆的概念后，再出示两种不同的形状，让患者从中拿出圆形。

（2）示范将圆形板放入圆洞中，让患者边模仿边说出形状名称。

（3）将小盘放在桌上，指导患者将相同形状的板放在同一个盘子里，边放边说出形状的名称，熟练后，让患者自己做分类练习。

7. **分辨有无**　包括分辨实物的有无、分辨图片的有无两个目标。训练器具是患者喜欢的物品或小食品。具体方法如下：

（1）将物品呈现在患者面前，告诉他："有玩具"，然后藏起，拍手说："没了"，让患者复述。

（2）两手伸在患者面前，一只手里有食品，一只手里没有，告诉："这只手里没有饼干，这只手里有"，让患者指认哪边有、哪边没有。

（3）给患者看一组图片，让患者比较两张图片的不同，指导："这张图片上的花盆里有花，这张图片上的花盆里没有花"。

8. 认识水果、蔬菜等食品　包括建立概念、有效利用概念两个目标。训练器具是实物及彩色图片、线条简笔画图片、生活实际环境。具体方法如下：

（1）在平日生活中注意有意强调一些经常接触的物品。例如："现在我们来吃苹果"，"看，我在洗西红柿"。

（2）将一个水果放在桌上，告诉"这是桃子"，让他复述，然后指令"把桃子递给我"。如果不能准确地做，就手把手指导，直到他能完成。

（3）认识水果图片，步骤同方法（2）。

（4）随机教学："帮我拿一根香蕉。""这些食品里你最喜欢吃什么？"

（5）配对把茶叶放到茶杯里，把蔬菜放到菜盆里，把水果放到果盘里。

9. 认识时间　包括建立大的时间段概念（年、月、日、白天、黑夜、上午、下午等）、认识电子表显示的时间、认识钟表的时间三个目标。训练器具是相关图片、钟表模型。具体方法如下：

（1）利用现实生活任一时机告诉："现在是上午，我们要……；现在是晚上……"。

（2）通过观察图片，让患者巩固时间概念，如太阳升起来时是早晨等。

（3）是白天还是晚上，让患者判断。

（4）给患者出示电子表，告诉其用途，并教其读法。平时可用模型练习。

（5）认识钟表，知其用途。

（6）认识长短针及其含义。

（7）能看懂指针意义并正确读出时针所指的时间。

（8）懂得基本换算。

（9）能对"马上、一会儿、立刻"有适当反应；知道年月日的说法；知道小时、分钟的说法。

10. 认识钱币　包括知道钱币的用途、认识硬币面值、认识常用钱币、保护人民币四个目标。训练器具是1、2、5、10元人民币和数字卡片；元、角、分文字卡片及壹分、贰分、伍分、壹角、伍角，壹元硬币；各种面值的人民币。

（四）日常生活能力训练

1. 排便训练方法　在患者吃完早饭的几分钟内就让他上厕所，一边用手扶着他的背和胳肢窝，一边做诱使排便的动作和声音，如"嗯"、"用劲"等，就可引起便意。如果患者确实没有大便，也可十分钟后再让他上厕所。如果早饭后能排出大便，患者会产生一种排便后的快感，心情变好，同时要及时鼓励和表扬，这样就会使患者在早饭后形成排便习惯。

2. 进食训练法　先让患者在饭桌前坐端正，然后教给他正确用手拿勺子的方式。开始可把饭或菜放到勺子里，用手去拿患者的手帮他把饭送到嘴边，渐渐地让患者自己用勺挖饭或舀菜，自己把饭菜送到嘴里。对于能力较好的患者，可训练用筷子去夹菜吃饭。这也需要教给正确的用筷姿势和用手握筷的方式。一开始用筷患者会感觉到手指不听使唤，感觉到筷子很重不如勺子灵活，往往用筷子在碗里夹半天也夹不上一点菜，甚至好不容易夹住一点往嘴里放时又掉到地上，洒菜较多。对此不要斥责他。而每当患者能用筷子夹住菜送到嘴里后，父母要马上给予鼓励，增强患者的自信心。要训练患者养成一日三餐或四餐的好习惯，这样可以提高饮食的质和量。同时训练患者用餐时，要让他坐到桌边专心致志地吃饭，不能边吃边玩或边吃边嬉笑打闹。还要养成细嚼慢咽的好习惯，这既利于消化、吸收，又锻炼了患者的咀嚼功能，提高咀嚼力，有助于言语的发展。

3. 穿脱衣服的训练法 穿衣服的训练可分为三步：第一步，对于能力较差的患者，训练他能主动配合把衣服穿好，如能在言语指导下，按要求伸出左右手，抬起双腿加以配合。对于能力较好的患者，要及时予以鼓励、表扬；对于那些四肢活动能力软弱的患者，应更有耐心、循循善诱。第二步，训练在他人的简单帮助下把衣服穿好。当患者穿衣服时，治疗者可待在一边看他穿，当出现困难的时候给以适当帮助。如帮着他先穿上褂子的右袖，然后再穿上左袖，最后系上纽扣或把拉链拉好。在训练中，要教患者认识身体的左右，使患者能辨别褂子的左右袖或裤子的左右腿，以及衣服的前身后身，以免把衣服穿错。第三步，对于能力较好的患者要在第二步的基础上，训练初步具备独自穿衣服的能力。当遇到什么困难，迫使他自己想办法去解决。久而久之，会慢慢摆脱穿衣服时对他人的依赖心理，基本养成独自穿衣服的好习惯。脱衣服的训练：对患者进行脱衣服训练的程序，也如同穿衣服训练一样，可分为三步。只不过在训练时，要注意使患者避免一种不按程序地往下乱撕、乱拽的现象。对此情况不要盲目地指责，要仔细分析出现这种情况的原因，如是否因为拉链不知何时坏掉拉不动，或者扣子太紧解不开，或者是患者忘掉了脱褂子的方法等。查明原因后，教育患者切不可用力乱扯、乱蹬，把衣服撕坏。在训练患者穿脱衣服时，可准备一些专供训练的衣服，让患者练习，如带纽扣的褂子、带拉链的褂子、带子母扣的褂子等。也可拿一根皮带（腰带）专供患者练习时用。等学会了系纽扣、开拉链、扎腰带后，再让患者在自己身上做练习。

4. 穿脱鞋的训练 对患者来说，穿鞋和脱鞋训练的关键在于，使患者知道左脚和右脚该穿哪一只鞋子，即知道哪只鞋穿在左脚上、哪只鞋穿在右脚上。同时教患者学会系鞋带也是一大难点。对于能力较差的患者，要给他们买搭襻鞋，不必穿带有鞋带的鞋。但对于能力较好的患者，就应该提倡让患者穿带有鞋带的鞋。因为，患者在系鞋带的过程中，既锻炼了手指的灵活性、手和眼的协调性，锻炼了上肢的力量，同时，也开发了智力，对身心发展极为有利。

5. 洗漱训练法 洗手洗脸的训练可分成三步。第一步，教会患者能伸出手和脸来配合完成洗手、洗脸的过程。有些患者不喜欢洗脸、害怕洗脸，一个原因是在给患者洗手、脸时用力过猛，使其感到不舒服、有痛觉；二是因为水太凉，特别是冬天更不愿意洗脸，因此就无法主动来配合了。对此，一方面要耐心教育说服患者，使其明确洗手、洗脸的目的、意义，明白手、脸如果脏了不洗就会沾有许多细菌，如果吃到肚子里就会生病的道理。另一方面给患者洗手、脸时水不要太凉，用力不要过猛，轻轻地、慢慢地洗。对主动配合应及时给予鼓励。第二步，在帮助下，训练患者尽量自己洗手、洗脸，自己用毛巾擦干净。和患者一起来洗漱间，给患者兑好水，找好洗脸、手用的香皂、毛巾，并帮助他把袖子挽起、把帽子摘下，然后给他擦上香皂，除此之外，其他的搓洗擦的过程让其自己去完成。在洗脸时，要让患者闭上眼睛和嘴巴，以免让香皂水流入眼中和嘴巴中，伤害眼睛，引起恐惧感，产生对洗手、洗脸的厌恶。第三步，让患者自己去洗手、洗脸，仅为患者准备好香皂、水和毛巾，其他基本由自己去完成，如挽袖、脱帽、打香皂、揉搓、擦等。每当患者较好完成后，要及时给以鼓励。在这一步，鼓励是很关键的、不可缺少的重要内容，目的主要在于培养他的自信心。刷牙的训练也可分成三步。第一步，训练正确地拿牙刷的方式和姿势。有的患者由于受拿筷子的影响，在拿握牙刷时也如同拿筷子一样，这样刷起牙来往往比较用力，也易感到累，并且手指活动起来也不够灵活，容易刷伤口腔、牙齿。因此，必须纠正不正确的拿牙刷方式。这是很关键的一步。第二步，让患者拿没有挤上牙膏的牙刷，做练习刷牙的样子，并教给他刷牙的顺序。第三步，让患者拿带有牙膏的牙刷去刷牙，并要求按照原先练习过的刷牙顺序来进行。所用牙膏不要太多，也不要太少，以沾满牙刷的一半为宜。刷牙所用的时间，以 2 ~ 3 分钟为宜。刷完后要用水漱口。

三、智力残疾的职业教育

适合智力残疾患者选择的职业范围大体如下。服务业：如清洁工、商店店员、餐厅服务员、货物运输工等；农业：如种植粮食、蔬菜、果树林木，饲养家禽、鱼类等；工业：如钳工、木工、缝纫工、编织工、印刷工、油漆工、建筑工等。我国智力残疾学生职业教育的内容涵盖了烹饪类、园艺类、服务类、缝纫、编织类、计算机初级应用、美工、金木工等专业领域。

（一）加强对义务教育段高年级智力残疾学生的职业教育

发展智力残疾人职业教育，对其将来更好地生活自理、谋职就业，顺利地融入并适应社会的意义重大。已有研究表明，对大龄智力残疾学生进行职业教育，能明显提高残疾学生的生活能力与就业能力。目前，智力残疾学生的职业教育现状不容乐观，在专门的智力残疾学生职业教育学校尚未设立之前，在特殊教育学校开设职业教育课程，对高年级智力残疾学生加强职业教育培训则显得意义更加重大。

一是补充职业教育专项经费，保障智力残疾学生职业教育顺利进行。在普通职业教育发展过程中，面临着经费投入不足，缺少培养学生职业技能的必要设施和设备等问题，智力残疾学生的职业教育也是如此。

二是配备专用教室，开设职教课程，提高智力残疾学生生活与就业能力。已有研究发现，在专门招收智力残疾学生的职业教育学校，一般都结合智力残疾学生的特点与当地实际情况，因地制宜，开设专业。其中，南北方共有的典型专业是烹饪类专业，同时，学校还会开设具有地方特色的专业与课程。已有部分学校为智力残疾学生开设了职业教育课程，探索了一些职业教育经验。要更好地发展职业教育，可以从开设职教课程和配备专用教室做起，其中，从生活能力提高和方便就业的角度看，烹饪课程、手工类课程、种植类课程、家具家政类课程比较适合智力残疾学生。至于各所学校具体开设哪几类课程可以因地制宜，至于课时数可以参照《培智学校课程设置实验方案》所规定的"培智学校课程计划表"中高年级"劳动技能"课程的课时，一周3～4节，同时九年级、十年级应适当增加课时数。

三是配备专职教师，加强师资培养与培训，发展智力残疾学生职业教育师资队伍。要改变特殊教育落后的状况，提高特殊教育质量，高素质、相对稳定的师资队伍是重要的保证。在职业教育机构中，掌握残疾人教育手段的师资缺乏，导致开展残疾人职业教育培训存在一定困难。从事智力残疾人职业教育培训的师资数量缺乏，兼职教师居多，能力薄弱，尤其是缺乏"至少具备一门与职教课程相关的专业技术，并能从事相关的课程教学"的能力与"职业培训课程开发、整合、实施及评价能力"。

（二）试点建立智力残疾学生初级职业培训学校

采取多种形式，扩大高中阶段教育资源，大力发展以职业教育为主的残疾人高中阶段教育。大中城市和经济发达地区，要满足残疾人接受高中阶段教育的需要。其他地区高中阶段教育也应有一定发展。广西目前已开设专门招收智力残疾学生的职业高中或者初级职业培训学校，许多残疾儿童接受九年义务教育之后，没有合适的学校去接受专门的职业教育。因此，要进一步提高智力残疾学生的就业能力，除了尝试在普通职业学校进行随班就读外，可以在大龄智力残疾学生相对集中、具有一定的培智教育经验的地区，建立智力残疾学生初级职业培训试点学校。建立这样的试点学校，一方面可以满足一部分大龄智力残疾学生进一步接受初级职业教育的需求，也可以集中学校的人力、物力和财力，探讨总结智力残疾人初级职业教育的经验与规律，开发适合当地的职业教育课程，并发挥辐射作用，指导本地区培智学校义务教育高年级段职业培训工作的开展。

四、 智力残疾的预防

（一）一级预防

采取措施积极防止或减少智力障碍的发生。例如：普及婚前检查，进行计划生育宣传，提倡优生优育，反对近亲结婚，缺碘地区的重点人群及时补碘、科学接生等，可以有效预防智力障碍的发生。

（二）二级预防

采取措施阻止一些致病因素导致的智力障碍。例如，已经发现一个儿童有苯丙酮尿症，就可以为该儿童制定严格的食谱，减少或基本不让他进食带有苯丙酮酸的食物，这样做可以有效地阻止体内大量积累苯丙酮，从而避免影响大脑发育。同时，对一些可能出现智力障碍但尚无明显障碍表现的儿童（称为"高危儿童"）提供医学、教育和社会等全面帮助，可以有效减少高危儿童出现智力障碍的情况。

（三）三级预防

旨在减轻智力障碍造成的消极后果。对智力障碍儿童和高危儿童进行早期康复训练是最重要的三级预防措施，可以有效地限制障碍带来的功能缺失，让智力障碍儿童保持较好的生活状态。

第三节　转介服务

一、 转介服务对象和流程

城市社区卫生服务中心和乡镇卫生院等基层卫生服务机构，负责开展0～6岁残疾儿童早期筛查工作，将发现的疑似残疾儿童在县（市、区）妇幼保健机构备案，并转介至市（地）定点医疗机构进行确诊。定点医疗机构负责对疑似残疾儿童进行确诊，建立残疾儿童信息数据库，将有医疗需求的残疾儿童转介至相关医疗机构进行诊治，将有康复需求的残疾儿童信息转介至残疾人联合会。残疾人联合会负责将有康复需求的残疾儿童转介至相应康复机构接受早期康复，促进功能改善，减轻残疾程度，进行康复安置。

建立卫生和残疾人联合会相互协作残疾儿童数据库，通过儿童保健网络对残疾儿童进行筛查，将可疑残疾儿童相关数据录入数据库，残疾诊断机构将残疾儿童的诊断情况录入数据库，残疾治疗和康复机构将接受治疗或康复的儿童情况录入数据库，实现对儿童残疾的常规监测。

二、 转介服务项目

（一）提供智残者咨询信息及咨询服务

设置转介专线，由专业的社区人员按照智残者的实际情况、家庭情况与需求，接受咨询并提供相关服务。

（二）评估智残儿童的发育水平、提供康复治疗及教育训练讯息

帮助安排或转介智残儿童到医院去接受发育评估，给家长提供诊断结果及建议，协助家长了解孩子的实际发展状况，使需要接受训练的智残儿童，可以就近获得康复的机会。

（三）提供智残者及家庭管理服务

面对多重问题、多重需求的智残者及家庭，协助安排进入早期疗育与家庭管理服务系统，通过社会资源的整合与管理员的介入，使智残儿童及家庭获得更适合的个体化服务。

（四）召开家长培训班及互助团体

通过与相关团体的合作，举办家长培训班及互助团体，借此协助提升家长、主要照顾者的护理及教育技巧，建立个人与其他家长的互动支持网络。

（五）智残儿童早期疗育的宣教工作

帮助社会大众正确认识智力残疾及早期疗育，通过简单的评定工具，了解学前儿童的行为表现是否与其年龄相符，经过初步的筛查，发现疑似智残儿童，做到早期发现、早期疗育。

（六）举办早期疗育相关专业人员培训课程

开办一系列早期疗育相关专业人员培训班，使致力于早期疗育服务的个人或团体，能有充分地专业学习机会，建立一个默契合作的专业团体。

（吕　洋）

第九章
言语 - 语言障碍的社区康复

第一节　概述

言语（speech）和语言（Language）都是人类所特有的交流思想、传递文化的工具。言语和语言是不同的信息沟通工具，但二者存在密切关系。在日常生活中或一些专业图书中，常常将言语和语言混用，彼此不分。但是，在言语语言康复领域，它们之间是有严格区分的。

言语是人们运用语法规则，将语言材料通过口头形式表达出来的过程，是通过呼吸系统（肺）、发声系统（声带）和构音系统（声道）等三个系统的协调运动来实现的。言语活动是人类普遍的交际形式，也是最重要的交流方式，它具有更明显的个体特征和个性风格。语言是整个社会群体所共同使用的一种符号系统，如汉语、英语、法语或俄语，更强调全民性和共同性。通俗讲，言语是有声语言（口语）形成的机械过程，而语言就是人类社会中约定俗成的符号系统，人们通过应用这些符号达到交流的目的，是同代际或不同代际的人类间交流、沟通的工具。因此，语言不依赖于个体，可以一直持续下去，而言语是需要个体参与的行为，它会随着个体的消亡而消亡。

言语障碍主要有三类：构音障碍、口吃和嗓音障碍，其临床表现为呼吸、发声、共鸣、构音和语音功能的异常。语言障碍主要有两类，失语症和语言发育迟缓。语言发育迟缓可分为语言符号障碍、语言表达障碍、语言水平落后于同龄儿童、理解语言符号但不能表达、语言交流态度障碍。

言语语言障碍是脑瘫、失语症、听障、帕金森病等患者的常见伴随障碍之一，其不仅阻碍患者与他人的正常交流，还可能影响其心理健康状态，并可能给其未来带来持续的负面影响。上述患者的言语语言康复训练，需参照普通人言语、语言发展的一般规律，同时，要充分考虑不同类型患者自身言语语言障碍的特点，来选择恰当的方法进行有效的干预。在对患者进行言语语言康复的过程中，除了需要言语语言治疗师的参与外，社区治疗师、患者家属、特殊教育教师等相关专业人员，也可以辅助对患者进行言语语言康复训练，这将有利于患者言语语言能力的改善和恢复。

严格来说，吞咽障碍并不属于言语语言障碍的范畴，但是各期吞咽障碍都需要接受言语语言治疗师的评定和训练，所以，在此我们还将对吞咽障碍康复的相关内容进行简要介绍。

第二节　脑瘫儿童的言语语言康复

脑瘫儿童由于诸多生理、环境等因素，限制其言语语言的正常发育。70%～75%的脑瘫儿童存在言语语言障碍，其中，最常见的言语障碍是构音障碍，语言障碍是语言发育迟缓。

一、 常见类型及其临床表现

脑瘫儿童常见的言语语言障碍，有构音障碍和语言发育迟缓。与此相关，脑瘫儿童往往伴有吞咽、进食问题，虽然它们并不属于言语语言障碍，但因直接影响到此类儿童的生活质量，在此也将一并简单介绍。

（一）构音障碍

构音障碍（articulatory disorder）是指由于下颌、唇、舌、软腭等构音器官的运动异常或协调运动异常，导致在发出有意义言语时，出现发音不清的现象，从而影响言语的可懂度。它是脑瘫儿童最常见的言语障碍。痉挛型四肢瘫、徐动型和共济失调型脑瘫儿童构音障碍的发生率几乎为100%，且脑瘫程度越重，构音障碍程度也越重。根据病因的不同，构音障碍可分为神经性构音障碍、器质性构音障碍（如腭裂）和功能性构音障碍。神经性构音障碍是由于神经肌肉病变，引起构音器官的运动障碍，而出现发音不清等症状，脑瘫儿童的构音障碍多属此类。但不同类型脑瘫儿童其构音障碍的具体表现不同。

1. **痉挛型脑瘫儿童** 多因舌、唇运动差，软腭上抬困难，而表现出说话缓慢、费力，鼻音较重，语音语调异常。

2. **共济失调型脑瘫儿童** 多由构音肌群运动控制能力差，舌抬高和交替运动不能或欠佳而引起。表现为发音不清、含糊、重音过度或无重音，言语速度慢等特征。

3. **手足徐动型脑瘫** 多因说话时舌运动不恰当引起。表现为语调差，语速快，伴有颤音。

4. **混合型脑瘫** 其表现因病变部位不同而不同。

（二）语言发育迟缓

语言发育迟缓，也称为语言发展障碍，是指处于语言发展期的儿童因视觉、听觉、情绪障碍、脑伤、智力落后及环境因素等众多因素所致的，在预计的时期内无法像正常儿童一样，用语言符号进行语言理解与表达，与他人的日常生活语言交流也不能像正常儿童那样进行。一些研究者认为，从三个指标可以认定儿童存在语言发展迟缓，分别是语言发展起步的年龄较晚、发展的速度较慢、发展的程度较正常儿童低。

脑瘫儿童语言发育迟缓也体现出这几个特点。具体表现为：开始说话的时间比较晚、词汇量少，词汇飞跃出现的时间晚，甚至没有；抽象词和功能词等复杂词的运用能力获得迟，组句能力获得迟，读、写能力均存在不同程度的问题；理解和表达能力均低下，对词语的内涵理解很困难，但理解能力比表达能力要好一些。研究者对特殊学校脑瘫学生调查后发现，不同类型的脑瘫学生语言发育迟缓的发生率不同。痉挛型四肢瘫儿童的发生率最高，语言理解和表达迟缓分别达70%和90%；痉挛型双瘫儿童的语言发育迟缓率为45.95%；徐动型脑瘫学生语言发育迟缓发生率为64.7%；80%的共济失调型脑瘫学生语言理解和表达落后。

（三）呼吸问题、进食吞咽问题

脑瘫儿童常伴有呼吸和吞咽功能问题，而呼吸和吞咽功能的改善，有利于儿童言语语言能力的发展。故在此将二者一并介绍。这两类障碍会不同程度地在脑瘫儿童身上有所表现，但并非都达到"障碍"的程度，所以，此处用呼吸问题和吞咽问题来代替"呼吸障碍"和"吞咽障碍"。呼吸问题、吞咽问题在婴幼儿期表现尤其明显，重度脑瘫儿童可能会一直存在这两方面的问题。

1. 呼吸问题 呼吸问题对言语有直接的影响，主要表现为：呼吸不规则、呼吸表浅致发音动力不足，进而出现声音响度低；呼吸调节困难呈硬起音或起音困难；反相呼吸，以及呼吸肌群有不随意运动，导致发音无力、发音短促等；生理呼吸向言语呼吸过渡时，因呼吸调节过度、呼气保持困难，而致发音困难；不随意运动导致声带调节困难，声门关闭不全，进而出现发音困难、说话中途突然中断等现象。

2. 进食吞咽问题 几乎所有的徐动型、共济失调型及痉挛型脑瘫儿童都存在进食吞咽问题。一方面，是由于脑瘫儿童残留的原始反射妨碍其随意运动，使头颈部、躯干运动控制不良，稳定性较差，手眼协调性差，手抓握物品差等多种原因，导致进食困难；另一方面，则是由于口腔诸器官的协调运动功能障碍，而导致咀嚼、吞咽困难。

进食吞咽问题表现为：进食时，舌突然不自主地伸吐、回缩或侧向运动；下颌运动稳定性低，咬颌反射残存，咬肌强力收缩，牙关紧闭；口腔敏感，觅食反射残存，呕吐反射过于敏感；无效的、不协调的吞咽和缺乏口唇关闭的吞咽动作；软腭运动功能低下，易发生呛咳；颈部过度后伸、前屈或侧伸，甚至扭转等。

二、 康复评定

评定的目的并不是为儿童贴上标签，而是发现其优势，分析其存在的潜能，同时找准劣势，以便训练中能够利用优势补偿劣势，提高康复训练效果。所以，家长和言语治疗师应高度重视评定工作，并配合开展科学、全面的评定。除了训练前的评定，在训练中和训练后，也要对儿童的言语语言能力进行定期或者不定期的评定，这可以对训练方案和效果进行监控，以促进及时修正，并便于制定下一步的训练目标和方案。

评定前一般先进行筛查，筛查是采用简单易行的言语语言测试工具，判断脑瘫儿童是否需要进一步做障碍鉴定。若有需要，应该由言语治疗师对此类患儿进行全面的评定诊断。以下主要介绍两类在社区可以开展的评定项目。

（一）言语障碍的评定

1. 言语器官检查 言语器官检查是通过对发音器官的结构形态，及运动的肌力、速度、范围等进行观察，确定是否存在结构异常和运动障碍。评定范围主要包括呼吸、硬腭、舌、面部、口部、下颌等。另外，还需进行口腔反射检查及进食检查。具体检查项目主要有：

（1）呼吸器官形态功能检查：主要检查胸腹部发育情况、呼吸状况（呼吸类型及节律）、口鼻呼吸分离状况、随意性呼吸的情况。

（2）发音器官形态功能检查：主要检查脑瘫儿童静止时发音器官的形态是否异常，下颌、口唇、舌、软腭的运动功能是否受损。

（3）发音功能检查与评定：主要检查生理性发音、反射性发音、主动发音，发音持续时间，发音吸气情况，随意性发音停顿。

（4）口腔反射检查：包括吸吮反射、咬合反射、呕吐反射、觅食反射。

（5）进食检查：需在观察吸吮、咬合、咀嚼、吞咽四种功能的基础上，把进食功能分为哺乳期、断乳期、幼儿期3个阶段进行评定，还要对现在进食的食物种类、使用的食具种类、进食的姿势、协助者的姿势等进行观察和评定。

2. **构音检查** 目前，主要采用的是中国康复研究中心的构音障碍检查法和华东师范大学的《汉语构音能力测验词表》，如表9-1。

中国康复研究中心的构音障碍检查法，包括单词检查、音节复述检查、文章水平检查、构音类型运动检查、结果分析、总结6个部分，这一测试在医学领域运用相对较广。黄昭鸣、韩知娟等以音位对比为基础，设计的《汉语构音能力测验词表》（又称华师大黄昭鸣、韩知娟词表），用于考察儿童对每个音位和音位对的掌握情况。该词表由50个单音节词组成，不仅可用于评定21个声母的构音能力（即声母音位习得），而且首次通过18项音位对比、37个最小语音对的构音情况，来评估儿童构音的音位对比能力（即音位对比）。音位对比在测量言语障碍儿童的言语错误方面具有较高的效度，为诊断构音障碍的病因和制订矫治方案提供了科学依据，同时，对构音能力的评定提供了一套更科学、更全面、更具有操作性的评定方法。该测试方法目前广泛运用于各大康复中心、特教学校、医院等机构。《汉语构音能力测验词表》评定过程分为两步：首先是获得儿童的语音资料，并通过录音设备记录下来；然后，对语音进行分析。获得儿童语音的诱导方式主要有三种：提问、提示和模仿。模仿是指让儿童看示范者的口形，而后重复。就构音能力而言，只要能模仿，任务则完成了。一般来说，为了保证分析结果的准确性，要求儿童每个字发音3遍，每个音的发音时间以及音与音之间的间隔时间均为1~2秒。在获得儿童的构音音位后，应对构音音位进行分析。这既可通过主观分析的方法进行，也可通过客观分析的方法进行。主观分析法主要是通过评定者的听觉感知，来判断构音运动的正误。记录时主要分为四种情况：正确"√"，扭曲"⊗"，遗漏"⊖"，替代（所发音的拼音）。50个词的分析结果记录在表9-1（构音功能评估表），然后，根据分析结果进一步分析音位对比的情况，最后，通过儿童所能正确发出的语音对所占的百分比计算整体构音清晰度。

表 9-1 汉语构音能力测验表（听觉感知分析记录表）

序号	词	目标音	序号	词	目标音	序号	词	目标音	序号	词	目标音
S1	桌 zhūo	zh √	12	鸡 jī	j	25	菇 gū	g	38	拔 bá	a
S2	象 xiàng	iang	13	七 qī	q	26	哭 kū	k	39	鹅 é	e
1	包 bāo	b	14	吸 xī	x	27	壳 ké	k	40	一 yī	i
2	抛 pāo	p	15	猪 zhū	zh	28	纸 zhǐ	zh	41	家 jiā	ia
3	猫 māo	m	16	出 chū	ch	29	室 shì	sh	42	浇 jiāo	iao
4	飞 fēi	f	17	书 shū	sh	30	自 zì	z	43	乌 wū	u
5	刀 dāo	d	18	肉 ròu	r	31	刺 cì	c	44	雨 yǔ	ü

续表

序号	词	目标音	序号	词	目标音	序号	词	目标音	序号	词	目标音
6	套 tào	t	19	紫 zǐ	z	32	蓝 Lán	an	45	椅 yǐ	i
7	闹 nào	n	20	粗 cū	c	33	狼 láng	ang	46	鼻 bí	i
8	鹿 lù	l	21	四 sì	s	34	心 xīn	in	47	蛙 wā	1
9	高 gāo	g	22	杯 bēi	b	35	星 xīng	ing	48	娃 wá	2
10	铐 kào	k	23	泡 pào	p	36	船 chuán	uan	49	瓦 wǎ	3
11	河 hé	h	24	稻 dào	d	37	床 chuáng	uang	50	袜 wà	4

（二）语言障碍的评定

语言发育迟缓检查的主要目的，是明确儿童是否存在发育迟缓，以及迟缓的类型和程度等，评定的结果将作为儿童语言训练的重要依据。

常用评定工具有：皮博迪图片词汇检查（peabody picture vocabulary test，PPVT）适用范围2.5～18岁、伊利诺斯心理语言能力测试（Illinois test of psycholinguistic abilities，ITPA）适用范围3～10岁等。1991年，中国康复研究中心以日本 S-S 语言发育迟缓检查法为依据，按汉语的语言特点和文化习惯研制出汉语版 S-S 评定法，评定汉语儿童的语言发育迟缓。它原则上适用于 1～6 岁的儿童。如果语言发育迟缓儿童的语言能力未超过 6 岁普通儿童的水平，那么该工具也适用 6 岁以上的此类儿童。

上述评定方法都是运用评定工具对儿童进行直接测查，评定人员需注意家长这一评定的重要信息源。另外，评定人员还需对儿童进行生态观察，以获得儿童言语语言能力全面的、重要的信息。若评定对象为 1 岁以内脑瘫儿童或重度脑瘫儿童，评定人员可通过观察儿童的哭、笑、咀嚼、流涎、吞咽前后有无哽噎，进食时间和食物性状（液体、固体等），评定儿童的言语功能。如若儿童能够笑出声，说明其声带功能可，若儿童笑声尖利，说明存在声带痉挛的可能。

三、康复治疗

脑瘫儿童言语语言训练目的是提高儿童的言语语言能力，帮助儿童建立和发展交流意愿。训练内容因儿童的运动能力、认知能力及言语语言障碍的类型、程度不同而有差别。但无论是在专业语训机构、社区医院还是在家中，言语语言训练都需在适合的环境里进行，保证训练强度，通过科学的训练，达到最终的训练目的。以下将介绍一些能在社区和家庭中开展的训练项目及方法。

（一）言语功能训练

1. 构音训练 构音器官由下颌、唇、舌、软腭、口腔、鼻腔及咽腔等器官组成，其中下颌、唇、舌、软腭等器官的运动功能，是影响构音的最主要因素。因此，针对构音功能的训练，包括下颌、唇、舌等构音器官的运动训练和构音语音训练两个部分。

（1）下颌、唇、舌的训练：在充分放松的基础上，对脑瘫儿童进行构音器官训练，应首先集中训练运动力量、范围和运动准确性，随后再进行速度、重复和交替运动训练，这些运动对产生准确的、清晰的发音是非常重要的。

1）下颌的训练：治疗师可用手拍打儿童下颌中央部位和颞颌关节附近的皮肤，诱发下颌反射，不仅可防止下颌前伸，还可促进双唇闭合。若脑瘫儿童程度严重，可用手法帮助其下颌上抬。即治疗师左手放在儿童颌下，右手放在儿童头部，左手协助下颌进行上举和下拉运动，逐步使双唇闭合。

2）唇的训练：主要是训练双唇闭合和双唇力量，不仅能促进发音，还将改善流涎。能理解指令的儿童，可用语言提示和动作示范，令其做张闭嘴、咧嘴、圆唇、碰唇、鼓腮等动作，每个动作重复5次，反复训练到熟练为止。还可让儿童吮吸吸管、奶嘴，吸食勺中食物，吹气泡、羽毛等增加口唇力量。若儿童可暂时性口唇闭合，治疗师应及时进行视觉反馈，让儿童用镜子看到自己唇的动作和状态。对不能理解指令或能力较差无法配合的儿童，可采取如下方法：①压舌板刺激法：将压舌板伸入儿童口腔内稍加压力后拉出，此时儿童可反射性地出现闭唇动作；②冰块刺激法：用冰块在口唇及其周围进行摩擦，刺激促进口唇闭合；③毛刷刺激法：用软毛刷在儿童口唇及其周围快速扫刷（5次/秒），促进口唇闭合。

3）舌的训练：此训练的目的，是增强舌的肌力、运动范围、灵活性和协调性。可采取如下方法：①舌运动练习：包括口腔内舌的上下、左右、前后运动、沿齿内和齿外的环转运动，以及口腔外的上下、左右运动和沿唇的环转运动。对理解能力较好且视觉正常的儿童，可通过模范和视觉反馈来练习动作，直到熟练为止。②食物引导：将食物放在儿童口唇上方、下方，诱导其伸舌舔物或将蜂蜜、糖、海苔等涂、粘在儿童口周，鼓励其伸舌舔食，通过调整食物的位置，增加舔食难度。儿童可对镜训练，也可由治疗师用语言提示或手指等，帮助儿童确认食物的位置。此外，可将体积较小的糖块等放入儿童口中，让其通过舌的活动，将糖块左右、前后、上下运动。③对舌运动极差的儿童，可进行被动训练。如治疗师用洗净的双手用纱布包住儿童舌尖往外拉，或用棉棒、压舌板、茶勺凸面压迫舌背用力向前推动。也可用指腹按住儿童舌根部，用力向前上方推动舌前伸，然后让儿童向收缩舌。若儿童侧伸不能，可用棉棒刺激舌两侧肌肉。

4）软腭抬高训练：软腭运动无力或运动不协调，运动速度和范围不够，易导致鼻音过重，训练方法如下：①用力叹气：促进软腭抬高的训练，可通过用力叹气；②重复发音：儿童重复发爆破音与开元音构成的 /pa/、/da/，擦音与闭元音构成的 /si/、/shu/ 等；③鼻音 / 边音刺激。通过交替发鼻音和边音，以帮助患者提高软腭的上抬能力。

另外，口鼻呼吸分离训练、用堵住一端的吸管进行吸吮运动，也可促进软腭抬高。

5）交替运动：交替运动主要是唇舌的运动，是早期发音训练的主要部分。下颌的交替运动为下颌的开、闭运动，唇的交替运动为唇的圆、展运动。舌的交替运动包括舌尖、舌中、舌根等部位的交替运动。起初进行交替运动时，可先不发音，只做动作，之后再配合发音：/u/-/i/、/pa/-/ta/、/pa/-/ka/、/ka/-/ta/、/pa/-/ta/-/ka/ 等。

（2）构音语音训练：构音训练应由易到难，先发元音，再发辅音，按单音节→词→句子→短文的顺序训练。声母、韵母的构音矫治训练，是构音训练的主要内容。其中，因脑瘫儿童声母构音问题比较严重，而声母构音的正确性直接影响言语的可懂度和清晰度。所以，声母的构音训练是难点和重点。

治疗师了解每个韵母、声母的音位特征以及发音要领。对理解能力好、视觉功能正常的儿童，可通过准确示范或画图、视频、照镜子，让其看清发音的部位和方式，然后引导其发音。对理解能力较差的儿童，需治疗师以正确的发音特征为基础，结合口部运动治疗法，帮助其找到正确的发音部位，并掌握正确的发音方法。

2. 呼吸训练 呼吸是言语产生的动力源，分为生理呼吸和言语呼吸。两种呼吸轻松自如，才能形成自然的言语声音。以下将简述几种便于在社区和家庭中使用的方法。

呼吸训练前，儿童要充分放松，调整好坐姿。若儿童年龄小又不能坐稳，可取抱姿或将儿童放入坐姿椅，四周用毛巾垫好，使儿童躯干、头部保持直立。

（1）呼吸方式异常的训练：根据参与呼吸肌群的不同，可有腹式、胸式和胸腹联动等三种呼吸方式。对言语活动来说，腹式呼吸最符合呼吸的生理规律，偶尔出现胸腹联动式呼吸也属正常现象。腹式呼吸方式是一种比较理想的呼吸方式，此种呼吸方式能吸入大量的气体，从而也就为提供充足的言语呼吸支持提供了重要的保证。而相对于腹式呼吸，在胸式呼吸方式下进入肺内的气体量就相对较小，进而对言语所提供的呼吸支持也较小。生理呼吸训练的主要目的是帮助儿童建立正确的生理腹式呼吸方式，使儿童能充分利用呼出的气流有效发音。

1）主动训练：对有一定理解能力，年龄较大的儿童，治疗师对患儿进行"生理腹式呼吸训练"。"生理腹式呼吸训练"是指通过不同的体位让儿童体验呼吸中"呼"和"吸"的过程，帮助儿童建立正确、自然、舒适的生理腹式呼吸方式，为言语呼吸奠定基础，其主要适用于呼吸方式异常的儿童。生理呼吸训练共分四节九个步骤：第一节为仰卧位训练，包括四个步骤，即闭目静心、腹部感觉、胸腹同感、口腹同感；第二节为侧卧位训练；第三节为坐位训练；第四节为站位训练，包括基本的站位训练、同步训练和交替训练。

另外，可以采用拟声法，对脑瘫儿童的进行生理腹式呼吸向言语腹式呼吸过渡的训练。进行拟声训练时，要求儿童发声时保持气息和响度均匀，并尽可能长时间地持续发声。治疗师可根据儿童的认知能力、发声能力、兴趣，选择拟声训练内容；后通过图片、视频等，向儿童展示拟声的动物、物体的形象和声音，让儿童看着这些形象、听着声音进行模仿。治疗师需实时纠正、支持和鼓励。也可通过游戏方式，要求儿童拟声。如玩骑马游戏的同时发 /da/-/da/-/da/ 的声音，玩开火车时发出 /u——/ 的声音。

2）被动训练：主要是对理解能力较差，无法进行主动训练的脑瘫儿童开展的，方法具体举例如下。

方法一：将儿童口鼻同时堵住，迫使其屏住呼吸；保持一定时间后迅速放开，促使儿童深呼吸。可先让儿童屏住呼吸 3 秒，后逐渐延长至 5 秒、8 秒、10 秒，时间长短依儿童能力而定。

方法二：儿童取仰卧位，髋、膝关节同时屈曲，治疗师通过向下按压屈曲的下肢来挤压儿童腹部，后迅速停止按压，使儿童腹部的压迫迅速解除，促进其深呼吸。

方法三：若儿童呼气短且弱，治疗师可帮助儿童进行外展双臂运动、扩胸运动，或将自己的双手放在儿童两侧肋弓稍上方的位置，在儿童呼气结束时给胸部压力或向前下方轻轻按压腹部，以延长呼气的时间、增加呼气的力量。

（2）改善胸腹部呼吸不协调的训练：在儿童呼气或发声的同时，治疗师用双手压迫儿童胸廓，或用腹带系住儿童肋弓处，限制其胸部运动，促进腹部运动，此方法尤其适用于幼儿期骨骼发育尚未成熟的儿童。

（3）调节呼吸速度、节律的训练：儿童取仰卧位，手臂在胸前交叉。治疗师按相应年龄的正常儿童的呼吸节律按压儿童手臂，以改善其安静呼吸时的速度、节律。若儿童年龄偏小，拒绝一直用此姿势训练。治疗师可通过游戏让儿童坐立，从后面顺其自然姿势将两手放在儿童肋骨上进行节律按压。

（4）口、鼻呼吸分离训练：此训练要求儿童紧闭嘴巴用鼻吸气，再捏住鼻子用嘴呼气，将口、鼻呼吸分离。呼气前要稍停顿，以免过度换气。呼气时间要逐步延长，并在呼气时尽可能长时间的发 /s/、/f/ 等擦音，但要注意保持声带不振动。数周训练后，可在呼气的同时配合发音，并坚持 10 秒。治疗师还可采用可视性训练提高儿童兴趣。将薄纸撕成条状，放于儿童口鼻前面，儿童口、鼻的气流运动将会使薄纸条运动。对听不懂指令或不听指令的儿童，治疗师可捏住其双唇，迫使其用鼻吸气。后捏其鼻子，使其用口呼气，这样交替做 2～3 分钟。

（二）语言能力训练

语言能力训练是针对脑瘫儿童的语言发育迟缓开展的。训练以手势符号导入，进行口语的理解和表达训练，最后提高儿童的交流能力。这个长期的训练过程中，治疗师要善用游戏这种训练方式，家长要积极参与训练。

1. 口语的理解和表达训练　口语的理解和表达训练，是脑瘫儿童语言训练的重点。训练内容包括词汇量增加训练、词句训练、语法训练。理解训练与表达训练相互渗透，游戏是训练的常用形式。

（1）词汇获得和增加训练：脑瘫儿童获得词汇缓慢，是其语言发育的重要特点。训练具体内容和方法如下。

1）名词：开始学习的名词使用率高、形象、贴近儿童日常生活需要。治疗师可借助实物、图片、模型、视频等，吸引儿童关注此物，并告知其对应的口语词汇。治疗师需设计情境，通过选择、匹配、提问等方式，强化物与词汇间的指示关系，并练习词汇的表达。

2）动词：开始学习的动词都是围绕儿童身体的动作，如拍、捏、握、哭、笑等。动词最好能在动作中学习，脑瘫儿童往往无法体会。此时治疗师可示范动作，让儿童尽量模仿。若儿童无法主动完成，可在治疗师适当的支持下被动完成，让儿童能体会目标动作，建立和深化动词与动作间的联系，并学会表达。治疗师示范时动作要简洁、准确，避免无关动作。

3）形容词：开始学的形容词与儿童生活密切相关，如大 - 小、冷 - 热等。可用实物、图片、视频等，让儿童有直观感受，感知和对比的同时，为儿童提供相应的语言符号刺激。

4）词汇：词汇学习也应双向扩展。横向扩展是形成种属概念，此类概念较抽象，需要一定的词汇积累，更需要在训练及日常生活中不断强化。随着儿童对事物了解的加深和感知能力的不断发展，可训练儿童掌握同义词、反义词。纵向扩展即儿童将词组合起来更精确地说明物体，如白米饭、黄色小鸟等，向短句逐渐过渡，选择、匹配和提问是重要的训练方法。

（2）句子训练：句子有单句和复句两类，治疗师可以通过有序地增加目标内容的句长和复杂程度，来增加患儿言语表达的复杂性。如可在已掌握的命名基础上，将其逐步扩展成在沟通交往中有功能和作用的句子。

2. 交流训练　交流，又称为沟通。交流是言语语言训练的最终目标。训练内容可根据儿童的兴趣、交流意图和治疗师创设的情景选择，交流方式可以是任何能够交流的方式，训练形式可以是个别的，也可以集体的形式进行。

（1）治疗师的交流训练方法：可通过游戏、问答等方式，由易到难地与儿童开展交流，具体训练方法如下。

1）未掌握语言符号的儿童：儿童未掌握语言符号，则可用体态、手势、碰触、表情、眼神进行交流。治疗师、家长可通过与儿童亲密接触的游戏，增加儿童对他人的注视，感受他人用眼神传递的信息，同时，在游戏中用目光去注意、追视他人，并表达自己的意愿或用手势符号交流。

2）已掌握语言符号的儿童：治疗师需设计一定的情景，促成儿童与他人之间的交流。如"你说我拿"。即为儿童提供若干常见物品，如蛋糕、苹果、书、遥控器之类的，要求一人发出指令，另一人按指令完成任务。游戏中，若治疗师发现儿童使用眼神、表情、手势等达到交流目的，不应制止，也不应该刻意提出。

（2）日常生活中的交流：治疗室中设计的场景，无法替代自然环境中的交流。儿童提高交流能力、语言应用能力，还应在日常生活中"实战"，应用并扩展治疗室中的训练内容，需要家长的积极支持。

1）不因运动障碍限制儿童的交流：家长应尽最大可能发挥儿童的主动性，促进他的主动运动、主动交流。如儿童要拿玩具，家长应该让儿童尽量自己去够，待儿童向家长求助，家长再提供适当的支持，将玩具稍微靠近儿童，但不是直接送到他的手中。

2）鼓励儿童参加家庭和社会活动：让儿童接触不同的环境及环境中的人和物，认识他生存的和将要融入的社会，能提高儿童的认知能力和交流意愿。参加活动时，不应限制儿童的交流意愿、方式、对象。

3）在自然情景中教给儿童与人交流的规则：与人交流要遵循一定的社会规则，这与儿童的认知能力、交流经验密切相关。对语言发育迟缓的脑瘫儿童，除了在治疗室，家长应在自然的情景中，告知儿童应如何回应，需要遵循什么规则，帮助儿童控制自己的行为，用恰当的方式表达自己的意愿。

（三）代偿性交流手段

言语训练、语言训练、中医治疗等综合康复训练后，部分伴随有中、重度言语语言障碍的脑瘫儿童，仍无法使用手势、语言符号交流。所以，需让儿童使用适合的代偿性沟通手段。常用的有沟通板、沟通手册、电子沟通装置等。这些辅助手段，将儿童生活中常用的字、句子、表情、图片等集中成册，在某个情景下儿童要表达某种意思与人交流时，可用手指、头棒（固定在重度脑瘫儿童头部的棒状物，头部运动带动头棒运动，一定程度上代替手的功能）或特殊开关等，来指或翻动沟通板、沟通册或电子沟通装置，实现表达和沟通。家长可根据自己与人沟通的经验和儿童将要面对的情景，为儿童设计、制作。

第三节　失语症的言语语言康复

一、　常见类型及其临床表现

失语症（aphasia）是一种由各种大脑神经系统损伤引起神经性语言障碍，常见于脑血管疾病、脑外伤、脑部肿瘤的患者。根据患者病变部位和临床表现的不同，可将失语症分为：非流畅性、流畅性和皮质下失语三大类型。这三大类型失语症的主要特点，如表9-2。

表 9-2　不同类型失语症简要对比表

失语症分类	主要特点	主要类型
非流畅性失语症	言语费力、语速缓慢、语法错乱、韵律异常等	Broca 失语、经皮质运动性失语、混合性经皮质失语、完全性失语
流畅性失语症	言语流畅性相对较好，通常连贯、丰富、易于启动、构音和语言韵律良好，句长正常，但言语缺乏意义，甚至是无意义	Wernicke 失语、经皮质感觉性失语、传导性失语、命名性失语
皮质下失语症	由广泛的皮质下损伤引起	基底节性失语、丘脑性失语

二、康复评定

对失语症患者进行评定的目的，主要是判断患者是否存在失语症，明确其所患失语症的类型及严重程度。对于失语症的评定，主要是围绕言语语言、阅读、书写、认知能力等方面开展的，以下将简要介绍几种国内外常用的失语症评定方法。

（一）国内常用失语症检查法

1. **汉语失语症成套测验**　汉语失语症成套测验（aphasia battery of Chinese，ABC），是北京大学医学部神经心理研究室参考西方失语症成套测验（the western aphasia battery，WAB）结合我国国情编制而成，ABC 由会话、理解、复述、命名、阅读、书写、结构与视空间、运用与计算、失语症总结等 10 大项目组成，主要用于失语症的诊断和分类。

2. **汉语标准失语症检查**　汉语标准失语症检查，是中国康复研究中心听力语言科以日本的标准失语症检查（standard language test of aphasia，SLTA）为基础，借鉴国内外有影响的失语症评定量表的优点，按照汉语语言特点和我国文化习惯编制而成，又称中国康复研究中心失语症检查法（China rehabilitation research center aphasia examination，CRRCAE）。

3. **汉语波士顿失语症检查法**　汉语波士顿失语症检查法，是由河北省人民医院康复中心参照波士顿诊断性失语症检查（Boston diagnostic aphasia examination，BDAE），按照汉语特点编制而成。

（二）国际常用失语症检查法

1. **波士顿诊断性失语症检查（BDAE）**　BDAE 是目前英语国家常用的标准失语症检查方法。该检查法主要从患者的构音、流畅性、找词、复述、连续言语（serial speech）、语法、语言错乱（paraphasias）、听理解、朗读、阅读理解、书写和音乐技能等方面进行评定，主要用于失语症的诊断和分类。

2. **西方失语症成套测验（WAB）**　WAB 主要从言语内容、流畅性、听理解、复述、命名、阅读、书写、计算、绘画、非语言思维和积木图案（block design）等方面进行评价，该检查也主要用于失语症的诊断和分类。

3. **明尼苏达失语症鉴别诊断测试**　明尼苏达失语症鉴别诊断测试（The Minnesota test for differential diagnosis of aphasia，MTDDA）主要评价患者的 5 个表现，主要包括听觉障碍、视觉和阅读障碍、言语和语言障碍、视觉运动和书写障碍、数字和算术障碍。

三、康复治疗

失语症治疗的目的是通过各种方法帮助改善患者的语言和交流能力，使其听、说、读、写能力最大限度地接近或达到正常水平。以下将从不同功能通道的角度，介绍几种常用的失语症治疗方法。

（一）听理解的治疗

如果患者的损伤局限在颞上后叶（the posterior superior temporal lobe，PST），其听理解的预后要好于损伤部位在上述区域以外的患者。在临床给失语症患者进行听理解治疗时，可以按照以下顺序进行：

1. **词语的听理解**　名词和动词的理解，如要求患者指出治疗师所说的目标物品、身体部位、或者动作卡片。

2. **句子的听理解**　问句理解，如治疗师可给出是非题和开放性问题，要求患者作答。在此期间，治疗师可通过将句子与对应图片相匹配的形式，对问句进行一定程度的解释和说明，帮助患者理解。

3. **短文理解**　理解故事和问句，如要求患者复述治疗师刚才所讲的故事、要求患者回答一些相对私人的问题，比如"你喜欢看排球赛吗？"等。

（二）口语表达治疗——命名

命名是最常用的口语表达能力之一，它是形成语法正确、有交流功能句子的基础。在进行命名治疗时，应该注意选择能反映患者个体特点的（如家人的名字、患者的爱好等）、有功能的（如生活交流中常出现的）词汇，这一点非常重要。另外，有许多特殊的提示可用于命名治疗，它们可以帮助激发出目标反应，具体如下所述：

1. **补完句子**　如治疗师提示说："我们平常都用____写字"，以帮助患者掌握"笔"的命名。

2. **语音提示**　如治疗师提示说："这个字的第一个音是'd'"，以帮助患者掌握"蛋"的命名。

3. **音节提示**　如治疗师提示说："这个词语的第一个字是'面'"，以帮助患者掌握"面包"的命名。

4. **语音口型提示**　如：治疗师给患者呈现"m"的发音口型，以帮助患者掌握"猫"的命名。

5. **个性化口语提示**　结合患者的家庭、工作等个别化的特点，给予提示。如患者发病前是一名司机，那么在教患者"汽车"的命名时，就可以不需要提示这一名词的语音或音节等，转而代替的是可以问"你以前天天开的东西是什么？"

6. **物体功能的描述**　如治疗师提示患者说："这个东西是我们洗头发的时候要用的"，以帮助患者掌握"洗发水"的命名。

7. **动作的描述和说明**　如治疗师为了帮助患者掌握"篮球"的命名，可以直接给患者示范打篮球、投篮等动作。

8. **患者自己描述目标物**　如治疗师为了帮助患者掌握"橡皮"的命名，可以对患者说"请告诉我怎么用这个东西，然后说出这个东西的名字"。

9. **患者自己展示目标物功能**　如治疗师为了帮助患者掌握"剪刀"的命名，可以对患者说"请示范一下怎么用这个东西，然后说出这个东西的名字"。

10. **将目标实物或实物卡片与相应的文字匹配**　如治疗师向患者同时出示实物苹果和文字"苹果"，然后问患者"这是什么？"

11. **患者书写目标物所对应的文字**　如治疗师对患者说："请写出这个东西的名字"，以帮助患者掌握"杯子"的命名。

12. **以相关的声音作为刺激**　如治疗师对患者说"什么东西会'汪汪叫'？"以帮助患者掌握"狗"的命名。

13. **采用近义词、反义词、同类词或上位概念作为刺激**　如用"寓所"诱导"房子"，用"白色"诱导"黑色"，用"男人"诱导"丈夫"，用"蔬菜"诱导"黄瓜"。

（三）口语表达治疗——长句

1. **扩展言语表达的内容**　治疗师可以通过有序地增加目标内容的句长和复杂程度，来增加患者言语表达的复杂性。如可在已掌握的命名基础上，将其逐步扩展成在沟通交往中有功能和作用的短语与句子。

2. **动作图卡和故事**　治疗师可以采用动作图卡和故事，帮助教授患者讲故事和进行对话。如治疗师按顺序出示图卡，可以帮助激发患者按时间顺序讲故事。

3. **对话训练**　治疗师可以围绕与患者有关或者患者感兴趣的话题，与其展开对话。如可以聊聊日常的生活情境（做饭等），也可以聊聊一些特别的事情（组织家庭旅游等），以此来激发和提高患者与人进行对话的能力。

（四）阅读技能治疗

阅读技能治疗目标的确定，取决于患者发病前的阅读水平和对阅读的需求现状。在临床上进行阅读技能治疗时，可参照以下顺序进行：

1. 阅读生活常用材料，如菜单、地图、银行账单等。
2. 阅读报纸、书籍和信件等。
3. 阅读并理解书面文字。
4. 阅读并理解短语和句子。
5. 阅读并理解短文和其他更为复杂的材料。

（五）书写技能治疗

书写技能治疗目标的确定，取决于患者发病前的书写水平和对书写的需求现状。在临床上进行功能性书写技能治疗时，可参照以下顺序进行：

1. 功能词的书写，如自己的名字、家庭成员的名字等。
2. 功能清单的书写，如购物清单等。
3. 留言、便条、地址等内容的书写。
4. 填写表格。
5. 写书信。

根据患者现有书写技能水平的不同，治疗师可以采用以下治疗方法，进行书写技能的治疗：

1. 指出治疗师所说的文字。
2. 指出治疗师所说的词语和短语。
3. 说出书面文字的发音。

4. 说出书面词语的发音。

5. 描摹书面文字。

6. 抄写词语和短语。

7. 正确说出文字的笔画、偏旁、部首等。

8. 听写。

9. 自发性书写短语和句子。

10. 自发性、拓展性书写，如写一份购物清单、给自己的配偶写一个便条，给朋友写封书信等。

第四节　听力障碍儿童的言语语言康复

听力障碍儿童（即人们习惯上所称的聋儿）是指那些由于先天或后天因疾病、外伤等原因，导致双耳听力丧失或听觉障碍，听不到或听不清周围环境的声音，以致难以同普通人一样进行正常的语言学习和交往的儿童。

一、常见类型及其临床表现

在语言交际中，听和说是非常重要的两个环节。听觉器官的反馈作用使我们可以监听自己或感知他人的声音，从而在一个交流的环境中不断调整、纠正、学习新的语言内容。一旦这种反馈不能够正常发挥作用，就会极大地影响人的语言发展，尤其是语音的发展。听障儿童由于听力的损失（即使佩戴了助听器，植入了人工耳蜗），不能够清晰全面地捕捉语音信息，同时，由于听反馈不能正常地发挥作用，导致其容易产生嗓音、构音、语言等方面的障碍。以下将简要介绍听障儿童在上述三个方面的主要临床表现。

（一）嗓音障碍

听力障碍儿童嗓音障碍的严重程度，取决于其听力损失的程度和接受相关康复的数量和质量。大部分听力障碍儿童都会存在以下嗓音障碍：

1. **鼻音功能亢进（hypernasality）**　患儿在发非鼻音时，其音质听起来却让人感觉鼻腔共鸣很丰富。

2. **鼻音功能低下（hyponasality）**　患儿在发鼻音时，其音质听起来却没有明显的鼻腔共鸣。

3. 说话时，断句和节奏异常。

4. 音调单一（monopitch）伴随语调（intonation）异常。

5. 重音类型（stress pattern）异常，包括音调变化过大。

6. 音调变化受限。

7. 音调过高。

8. 语速过快或过慢。

9. 呼吸支持不足。

10. 音质异常，包括嘶哑声、粗糙声和气息声。

（二）构音障碍

听力障碍儿童由于听力方面的缺损，致使其不能很好地听清楚言语声，最终影响其声母和韵母构音能力的发展。相关研究已发现，听力障碍儿童常常出现语音（包括声母和韵母）的遗漏、替代和歪曲等现象，又以声母构音障碍最为明显。

2009年张磊发现，可以将听障儿童21个声母大致分成四个难度等级，第一难度等级：/b、d、m、p、h/，正确率为75%～100%，较易习得；第二难度等级：/t、n、k、x、g/，正确率为50%～75%，相对容易习得，但略有难度；第三难度等级：/f、l、j、q/，正确率为25%～50%，难习得；第四难度等级：/z、zh、sh、c、s、r、ch/，正确率为5%～25%，分值都相当低，很难习得。然后，按照发音部位分析听障儿童声母的正确率，将不同发音部位声母的正确率进行排序，可以发现听障儿童声母的正确率：双唇 > 舌尖 - 齿龈 > 后舌面 - 软腭 > 唇齿 > 前舌面 - 硬腭前部 > 舌尖 - 上下齿背 > 舌尖 - 硬腭前部，提示在汉语声母的发音部位中，要属双唇和舌尖 - 齿龈这两个发音部位最简单，因为这两个部位最容易观察到，而舌尖 - 上下齿背和舌尖 - 硬腭前部这两个发音部位最难，主要是因为这两个部位的可视性较差。最后，按照发音方式分析听障儿童声母的正确率，将各发音方式的正确率进行排序，可以发现听障儿童声母的正确率：不送气塞音 > 鼻音 > 送气塞音 > 边音 > 擦音 > 不送气塞擦音 > 送气塞擦音，提示在汉语声母的发音方式中，塞音和鼻音的发音方式较为简单，擦音和塞擦音是所有发音方式中最复杂的，且不送气音的难度要小于送气音的难度。

（三）语言障碍

听力障碍儿童由于听损的原因，不但会使其出现嗓音和构音方面的障碍，亦会导致此类患儿出现语言障碍。需要指出的是，语前聋的患儿相比于语后聋的患儿，其更容易出现语言障碍。在临床上，听力障碍儿童的语言障碍主要表现在以下几个方面：

1. 句型有限、句长短且简单。

2. 对并列句等复杂句的理解和表达均存在困难。

3. 在与人进行口语交流时，听力障碍儿童给对方提供的背景信息不足，导致对方不能很好地理解其所表达的内容，或者偶尔会出现离题的现象。

4. 日常生活中，口语交流有限，缺乏对某一事物或事情的详细阐述，甚至不愿意说话。

5. 对谚语、比喻句和其他比较精炼的句子的理解存在困难。

6. 阅读理解能力不佳。

7. 书面表达也会出现口语表达所存在的问题，如语法错误、句型有限等。

二、 康复评定

对听力障碍儿童进行言语语言障碍评定的目的，主要是判断其是否存在言语语言障碍，明确其言语语言障碍的类型及严重程度。对于此类患者，社区医院可以从以下几个方面开展评定。

（一）评价嗓音障碍

1. 评价呼吸情况

（1）观察患者分别在平静和言语状态下的呼吸习惯，注意其是否存在胸式呼吸、硬起音、句长短等现象。

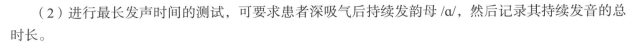

（2）进行最长发声时间的测试，可要求患者深吸气后持续发韵母 /ɑ/，然后记录其持续发音的总时长。

2. 评价发声情况

（1）记录患者的音调情况，是否存在音调过高、或音调变化过大等情况。

（2）记录患者的响度情况，是否存在响度过低、响度变化单一或过大等情况。

（3）评定患者的嗓音音质，包括嘶哑声、粗糙声和气息声，记录是否存在紧张性嗓音等情况。

3. 评定共鸣情况

（1）记录患者鼻腔共鸣的情况，判断患者是否存在鼻音功能亢进或低下等情况。

（2）记录患者口腔共鸣的情况，判断患者是否存在发音时舌位靠后的后位聚焦等情况。

（二）评定构音障碍

主要是评定声、韵母的构音情况，记录是否存在音位遗漏、歪曲、替代等现象。可利用《汉语构音能力测验词表》、中国康复研究中心的构音障碍检查法等标准化测试工具，来评定患者的构音水平。

（三）评定语言障碍

可参照本章第二节中脑瘫儿童语言障碍的评定方法进行。

三、 康复治疗

针对听力障碍儿童的言语语言康复训练，应该遵循早期干预的原则，恰当的医学和听力学处理、患儿及其父母学会如何恰当处理听力设备，是必不可少的重要前提。在对听力障碍儿童进行言语语言康复训练之前，有一点必须明确，听力的损失会影响患儿各个方面的功能，因此，必须对其进行听觉训练，以帮助其能辨识和理解环境声、言语声、音位对或词对、短语和句子等。以此为基础，还需要对此类患儿进行以下训练。

（一）嗓音、构音训练

1. 在进行构音训练时，治疗师应该为患儿提供大量的视觉提示，如发音部位有关的图表、图片等，帮助其更形象地体会目标音的构音技巧。

2. 在进行构音训练时，治疗师应更多地关注塞擦音、擦音和塞音的训练，因为这些音对于听障患儿来讲，构音难度比较大。

3. 治疗师必须注意并干预患儿的任何嗓音异常，如嘶哑声、粗糙声、高音调、音调单一等。而且应教授患者采用腹式呼吸方式和适当的言语响度说话，特别是要注意避免采用过大的响度说话，否则容易因此而出现嗓音的误用、滥用，进而出现功能性嗓音障碍。

4. 对于鼻音功能亢进或低下等问题，也必须给予足够的重视，治疗师可以采用张嘴法、口腔共鸣训练、鼻腔共鸣训练等方法帮助患儿平衡口、鼻腔的共鸣。

5. 对于嗓音障碍的患者，还可以考虑使用视听反馈技术等，进行嗓音、共鸣障碍的矫治。

（二）口语表达训练——基本原则

1. 应尽早对听力障碍患儿进行口语表达训练，并在听力学家、言语语言治疗师、聋教育教师和家长的共同参与下完成。

2. 患儿家长应该尽可能多地跟自己的孩子讲话，特别是可以跟患儿说说其日常环境中常常出现的事物，并可以对这些事物贴上标签，以帮助患儿理解和表达。

3. 在训练初期，治疗师应教授患儿一些日常生活中常用的功能词，如吃饭、睡觉等，然后，在此基础上，可以教授患儿一些相关的短语和句子等更加复杂的结构，如"我要吃面包"等，以帮助患儿更加全面地表达自己的想法和需求。

4. 患儿家长可以通过同时呈现视觉和听觉刺激，来帮助患儿更好地理解并表达目标内容，如为了让患儿正确的理解并表达"踢球"，家长可以在向患儿出示"踢球"卡片的同时发 /tī qiú/ 音，并且展示踢球的动作。

5. 治疗师还应该注意教授一些听障患儿很容易混淆的结构和概念，如反义词（上—下等）、近义词（方便的—便捷的）、抽象词汇（开心的—郁闷的）、谚语（白米饭好吃，五谷田难种）。

6. 听力障碍儿童在语用方面存在一定的困难，因此，治疗师应训练患儿一些语用方面的技能，如轮流表达的规则、话题启动、话题持续和眼神接触等。

7. 另外，在训练的过程中，应该注意使用视觉提示来带出听觉输入的不足，如手势、面部表情、图片、文字、书籍等。

第五节　帕金森病的言语语言康复

一、常见类型及其临床表现

帕金森病患者常见的言语语言障碍，是运动功能减退性构音障碍（hypokinetic dysarthria），主要表现为以下几个方面。

（一）发声障碍

发声障碍（phonatory disorders）包括音调单一（monopitch）、低音调（low pitch）、响度单一（monoloudness）、粗糙声（harsh voice）和持续性的气息声（continuously breathy voice）。

（二）韵律障碍

韵律障碍包括重音减少，不恰当的无声停顿，言语的间歇性波动，字、词、短语的语速多变且增加。

（三）共鸣构音障碍

共鸣构音障碍（resonance-articulation disorders）包括轻度鼻音功能亢进、构音错误、重复音位等。

（四）呼吸障碍

呼吸障碍包括肺活量减少、呼吸不规则、呼吸频率加快等。

（五）吞咽功能下降

口水囤积在口内，甚至出现流涎，严重时可以有吞咽困难。

二、 康复评定

对帕金森病患者进行言语语言障碍评定的目的，主要是判断患者是否存在言语语言障碍，明确其言语语言障碍的类型及严重程度。对于帕金森病言语语言障碍的评定，主要可以从以下几个方面开展。

（一）日常言语的记录

录下患者日常与人对话时和朗读文字材料时的声音，以便日后分析之用。

（二）各种言语活动测试

如模仿进行字、词、短语、句子的发音；持续发声（韵母等）。

（三）评定运动切换速度

如可以测试口腔轮替运动速率（diadochokinetic rate）、变换动作速率（alternating motion rates，AMRs）、连续动作速率（sequential motion rates，SMRs）。

（四）评定言语状态下言语产生系统的功能

1. 观察面部的对称性、肌张力、下垂状况等
2. 观察患者在鼓腮、圆展唇、轻咬下唇时的面部运动。
3. 观察患者的面部表情。
4. 记录在运动状态下，下颌的运动和偏移情况，观察舌的运动。
5. 观察腭咽部的机制及其运动。
6. 将一面镜子置于患者鼻孔下方，与此同时要求患者发长音 /i/，此时治疗师观察患者鼻部气流状况。
7. 观察患者主动咳嗽的动作，如果咳嗽声音弱，则提示患者声带闭合不全，呼吸支持不足。

（五）评定平静和言语状态下的呼吸情况

1. 观察患者分别在平静和言语状态下的姿势和呼吸习惯，注意其是否存在呼吸快、浅或费力的情况，是否有气短或呼吸不规则等现象。
2. 进行最长发声时间的测试，可要求患者深吸气后持续发韵母 /ɑ/，然后记录其持续发音的总时长。

（六）评定发声障碍

1. 记录患者的音调情况，是否存在破音、复音、音调突然变化或音调单一的情况。
2. 记录患者是否存在嗓音震颤的情况，评定音和响度的情况。
3. 评定者的嗓音音质，包括哑声、粗糙声和气息声，记录是否存在嗓音紧张或费力的情况，或

者嗓音突然中断的情况。

（七）评定共鸣障碍

通过主观和客观的方法，判断患者是否存在鼻音功能亢进或低下的情况，或者是否存在鼻漏气的情况。

（八）评定构音障碍

主要评定、韵母的构音情况，记录是否存在音位重复、歪曲、替代等现象，声母的口腔压力是否充足等。

（九）评定韵律障碍

评定者的语速、句长、重音类型、言语中断和言语间歇性波动的出现等。

（十）评定言语可懂度和言语清晰度

言语可懂度（speech intelligibility）和言语清晰度（speech clarity）可利用《汉语构音能力测验词表》、中国康复研究中心的构音障碍检查法等标准化测试工具评定。

三、 康复治疗

由于帕金森病患者在呼吸、发声、共鸣、构音、韵律等方面，存在不同程度的障碍，因此，在对此类患者进行治疗时，其治疗目标和内容需囊括上述各个部分。从整体上来说，针对此类患者言语语言障碍的治疗目的是改善呼吸、发声、共鸣、构音、韵律障碍，提高沟通的效率、效力和自然性，提高言语的生理支持，教授患者进行自我纠正、自我评价和自我监控的技能，教会患者使用必要的代偿性动作和辅助沟通系统（augmentative and alternative communication system，AAC）。

治疗过程，包括集中、系统、大量的练习，说明，示范，模式化，调整，促进，去模式化，进一步强化和其他行为治疗的方法。在有必要的情况下，还应该教授患者不同声母的发音部位等知识；条件许可的情况下，还可以采用现代化技术进行实时反馈或者生物反馈治疗。此外，在临床上，治疗师还可以采用以下一些方法对患者进行治疗。

（一）调整呼吸

1. **提高声门下压的训练**　可在气压计或压力传感器的辅助下，进行持续提高声门下压的训练。

2. **进行最长声时的训练。**

3. **进行逐字增加句长的训练。**

4. **进行呼气控制训练**　对于呼吸支持显著不足的患者，可以训练患者控制呼吸，最终实现在呼气开始的同时就能进行言语表达，这一模式能在很大程度上帮助减少言语过程中呼吸支持的浪费。

5. **进行负重言语训练**　训练患者在推、拉、用力下压等动作辅助下，进行言语和非言语活动。

6. **进行腹部施压训练**　患者言语过程中，治疗师用手持续给患者腹部施压，以提高其呼吸支持和言语响度。

7. **调整患者姿势，提高呼吸支持**　可采用颈托或躯干固定器，帮助患者调整姿势，以帮助提高呼吸支持。

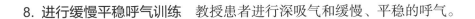

8. **进行缓慢平稳呼气训练**　教授患者进行深吸气和缓慢、平稳的呼气。

（二）调整发声

1. **进行改变响度训练**　可以采用响度梯度训练法、用力搬椅法、张嘴法、掩蔽法、视听反馈等技术，进行提高、降低等改变响度的训练。对于言语响度过低的患者，还可以考虑佩戴便携式扩音器，以帮助患者更好地进行言语沟通。

2. **进行改变音调训练**　可以采用音调梯度训练法、乐调匹配法、手指按压法、视听反馈技术等，进行提高、降低等改变音调的训练。

3. **进行替代性发声训练**　对于部分存在失声症（aphonia）的患者，可以考虑使用人工喉或电子喉，替代患者的呼吸和发声系统，进行日常的言语沟通。

（三）调整共鸣

1. **进行增加口腔共鸣训练**　对于存在鼻腔共鸣功能亢进的患者，可以采用张嘴法和口腔共鸣训练等方法，帮助增加患者口腔开合度，提高口腔共鸣和言语响度。

2. **进行减少鼻腔共鸣训练**　对于存在鼻腔共鸣功能亢进的患者，可以在患者鼻孔处放置镜子或者使用鼻内镜、鼻部气流传感器等方式，帮助患者在认识鼻腔气流和鼻腔共鸣的基础上，减少鼻腔共鸣。

（四）调整构音

1. **调整患者的姿势**　帕金森病患者的头部和躯干会不自主地呈屈曲状，而这种姿势体位，不但会对言语过程中呼吸道的通畅度产生负面影响，也会影响各构音器官的运动。因此，在对此类患者进行构音训练之前，应调整患者头部和躯干的姿势至正常水平。

2. **进行下颌控制训练**　可采用下颌训练器，进行提高下颌控制和力量的训练，以提高患者言语过程中的下颌开合度。

3. **进行构音训练**　采用发音部位图、最小音位对等方法，通过治疗师的说明和示范，辅以缓慢的语速，帮助患者掌握正确的构音和自我监控的技能。对于构音器官运动显著不足的患者，治疗师应考虑教授患者采用相近发音部位，来代替正常、精细的发音部位进行发音，即代偿性构音技巧。

（五）调整韵律

通过使用听觉延迟反馈技术（delayed auditory feedback，DAF）、节拍器或者轻敲手指等方式，帮助患者控制语速。在患者语速减慢的基础上，配合使用重读训练，可以使其在言语表达过程中正确地使用重音。

第六节　吞咽障碍的康复

吞咽（swallowing）是指从外部摄取的食物和水分，通过口腔、咽和食管进入到胃的过程。它不仅是维持生命活动必不可少的基本生物学功能，还与人们的生活质量密切相关。吞咽障碍（dysphagia）

是指正常吞咽过程中，口腔期、咽腔期和食管期出现的问题。吞咽障碍是一种症状，多见于脑卒中、脑外伤、肿瘤、唇腭裂等患者，其中脑卒中是最常见的引发吞咽障碍的疾病。急性发病期大约会有超过半数的脑卒中患者合并吞咽障碍，这其中又有半数左右患者会出现隐性误吸，而37%存在误吸的急性卒中患者会出现误吸性肺炎。

一、常见类型及其临床表现

吞咽障碍可以发生在吞咽过程中的不同时期，这包括咀嚼期、口腔准备期、口腔期、咽腔期和食管期。以下将简要介绍不同时期的吞咽及其障碍的主要临床表现。

（一）咀嚼期及其障碍（mastication and its disorders）

咀嚼期是在启动吞咽之前，将固体或半固体嚼碎的过程。咀嚼期障碍主要表现为咀嚼食物出现困难。而这主要是由于舌的左右和上下运动幅度减小、下颌的左右运动幅度减小、颊部肌张力下降，以及上、下颌咬合异常等原因所致。

（二）口腔准备期及其障碍（oral preparatory phase and its disorders）

在口腔准备期，嚼碎的食物会被加工成食团以备吞咽。口腔准备期障碍主要表现为形成和控制食团困难、异常的食团控制、食物残留于口腔前庭，以及由于唇部闭合无力、舌运动幅度减小、舌和颊部肌张力不足等原因，造成吞咽之前出现的误吸。

（三）口腔期及其障碍（oral phase and its disorders）

口腔期开始时，舌后部运动将食团推向后方，当食团通过腭舌弓诱导出吞咽反射时，口腔期结束。口腔期障碍主要表现为：

1. 舌运动异常，用舌前部运动来替代舌后部运动或无力的舌运动。
2. 食物残留在不同的位置，如口腔前庭或口底部。
3. 失用症导致的过早吞咽（premature swallow）和吞咽之前出现误吸。
4. 舌部猛推（tongue thrust）。
5. 唇部、颊部和舌部肌张力和肌力低下。
6. 舌运动幅度减小。

（四）咽腔期及其障碍（pharyngeal phase and its disorders）

咽腔期由吞咽反射运动组成。当食物接触到腭舌弓，诱导出吞咽反射。在咽腔期时，腭咽部闭合、喉部上抬关闭喉腔，以保护气道，环咽肌反射性舒张而让食团进入咽腔，咽缩肌反射性收缩，推动食团向下运动至食管。咽腔期障碍主要表现为：

1. 推动食团经由咽腔进入食管上括约肌存在困难。
2. 吞咽反射延迟或缺失。
3. 食物进入鼻腔或气道。
4. 食物附着在咽壁上。
5. 食物残留在会厌谷、气道上方、梨状窝和整个咽腔。
6. 吞咽之前和之后出现误吸。

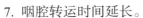

7. 咽腔转运时间延长。

8. 咽腔蠕动减少。

9. 咽腔麻痹。

10. 舌根运动减少。

11. 喉部运动减少。

12. 气道关闭不充分。

13. 环咽肌功能失调。

（五）食管期及其障碍（esophageal phase and its disorders）

在食管期，食管的蠕动属于不随意运动。当食物进入食管上方入口时，食管期就开始了。在食管蠕动和食团自身重力的作用下，食团经由食管进入胃部。食团进入食管后，呼吸恢复正常，喉和软腭下降。食管期障碍通常是由于环咽肌肌力不足所致，临床主要表现为：

1. 将食团推入环咽肌并越过第 7 颈椎平面存在困难。

2. 食物从食管反流入咽腔。

3. 手术、神经损伤或放疗导致食管收缩不足。

4. 出现气管 - 食管瘘。

5. 食管阻塞（通常由肿瘤所致）。

二、康复评定

严格来说，吞咽障碍的评定应该包括详细病史的采集，对患者及其家属的问诊也都是必须的。除此之外，吞咽障碍的评定主要可以从以下几个方面开展。

（一）言语、嗓音、语言和书写技能的记录

记录患者构音错误、嗓音音质、音调和响度的特征，以及是否存在鼻腔共鸣功能低下或亢进的情况。

（二）形象语言和抽象语言理解能力的筛查

通过让患者执行简单的口头指令，或者说出常用谚语或成语的意思，来筛查其对形象语言和抽象语言的理解能力。有必要的话，也可以记录患者在语言使用过程中的错误。

（三）喉部检查

1. 使用间接喉镜或喉内镜，检查舌根、会厌谷、会厌、梨状窝、声带和室带的结构及其功能状况。

2. 如果患者的嗓音有气息声，应怀疑患者存在声门闭合不全的问题。可以要求患者深吸气后，分别持续发 /s/ 音（英文）和 /z/ 音（英文），如果 /s/ 音的持续时间明显长于 /z/ 音，说明存在声门闭合不全的可能。

3. 此外，可以让患者用力咳嗽和清嗓子，如果患者的咳嗽软弱无力，那么当患者误吸的时候，就很难将误吸的食物咳出来。

（四）检查唇的运动能力

1. 观察患者吞咽唾液时，能否紧闭双唇。

2. 通过要求患者展开双唇发"i"音、嘬起双唇发"u"音和快速交替发"i-u"音10次的方式，来检查患者唇部的协调能力。

3. 要求患者张嘴，观察患者的张口情况，有些神经系统受损的患者，会有张口困难，需要治疗师通过按摩咀嚼肌和下压下颌来帮助其张口。当患者张开口后，治疗师需要用医用纱布在舌上找到对味觉、质地和温度最敏感的区域。如果患者有言语失用症，直接将装有食物的小勺交给患者，不要给患者吞咽的指令。

（五）检查舌前部和舌后部的运动功能

1. 要求患者尽量向前伸、后缩舌头，然后快速交替舔左、右嘴角，用舌清理两侧面颊的侧沟。
2. 要求患者张嘴并用舌尖上舔硬腭，快速进行舌尖的上下交替运动。
3. 要求患者张嘴，上抬舌后部并连续发"ke"的音。

（六）检查咀嚼功能

用医用纱布蘸取果汁少许并挤出多余的水分后，要求患者用舌头把纱布运送到牙齿的位置，咀嚼后用舌头把纱布运送到另一侧的牙齿，继续咀嚼。

（七）检查软腭和咽壁功能

1. 要求患者持续发"a"音，观察软腭的运动情况。
2. 要求患者快速、多次、重复发"a"音，正常情况下，软腭应该快速地抬起和回落。
3. 当喉镜接触舌后部或者咽后壁的时候，会触发呕吐反射。在发生呕吐反射的时候，应注意观察软腭两侧和咽后壁的收缩是否对称。如果不能引发患者出现呕吐反射，其软腭和咽后壁的功能也可能是正常的，因为，有部分正常人群不存在呕吐反射。

（八）检查口腔灵敏度

患者闭上眼睛，治疗师用一根棉签轻轻触碰口腔和舌的不同位置，让患者告知治疗师其是否能感觉到触碰。根据患者的回答，治疗师就能够发现患者的口腔敏感带。该项检查应该包括以下部位：从舌前部到舌后部、两侧颊部、腭舌弓及其周围组织、咽后壁等。在临床进行吞咽检查时，应将食物放在患者口腔内最敏感的部位。

（九）观察患者的进食

1. 观察患者对食物的反应、推动食团和咀嚼能力、在进食时是否有咳嗽和清嗓子的情况、进食的时间和总量、协调吞咽和呼吸的能力。

2. 在患者进食的时候，治疗师可采用四指法来估计口腔期时长和咽腔期是否存在延迟。治疗师将一手手指分开，并分别放在患者下颌下区的不同位置：示指放在下颌，中指放在舌骨，无名指放在甲状软骨上缘，小指放在甲状软骨下缘。如果发现食团从示指到其他3指的时间间隔长于1秒，提示患者存在咽腔期延迟的情况。

3. 在进食结束后，让患者持续发"a"音。如果听到湿音，则怀疑患者出现了误吸。可以让患者喘息几秒钟后，再持续发"a"音、把头转向两侧后发"a"音，或者抬高下巴后发"a"音，在整个过程中如果患者咳嗽、吐痰、发略略音，应怀疑患者有误吸。大约有 50% 的患者会是安静误吸，误吸时没有任何外显症状。

（十）改良吞钡试验

改良吞钡试验（modified barium swallow）是一种 X 线检查，它能帮助治疗师发现吞咽障碍异常的原因。该检查运用定量的液体、糊状液体和固态对比钡剂，通过正位和侧位动态成像，观察口、咽和食管的活动，并测量一些参数。治疗师通过这些信息，对患者吞咽不同量和不同黏度的食物进行评定，确定采用何种治疗方法。

（十一）压力计检查

压力计检查是将压力计导管经鼻放入咽部，同时记录口咽、喉入口、食管上段和下段的压力。

（十二）表面肌电检查

表面肌电检查可以提供吞咽过程中兴奋肌群实时收缩的肌电图波形及肌电活动振幅。肌电图检查可用于吞咽障碍的筛查和早期诊断，例如，老年患者的肌电图会显示在吞咽过程中吞咽肌群缺乏协同收缩能力；存在吞咽障碍的儿童，在吞咽时肌肉活动程度明显低于成人。

三、 康复治疗

吞咽障碍的治疗可分为直接治疗、间接治疗和临床医学干预等三大类。直接治疗是指直接做吞咽动作，改善吞咽的病理生理状况。如果患者的吞咽障碍较严重，可以首先采用间接治疗方法，当患者的吞咽功能改善后，再进行直接训练，直接训练的同时仍可并用间接策略。临床医学干预主要是指通过外科手术的方式来解决吞咽障碍。言语语言治疗师主要负责实施直接和间接两类治疗，以下将简要介绍该两类治疗的内容。

此外，有一点需要提醒各位治疗师，在临床治疗吞咽障碍时，要重视了解患者所处的文化背景，因为，不同患者会有不同的宗教信仰和食物偏好，而这些会影响到对其进行治疗时，如何选择合适的食物类型和进食时间。

（一）直接治疗

直接治疗时，将食物或液体放在患者的口中，来诱导其进行吞咽。直接治疗主要用来减少不同时期明显的吞咽障碍。

1. 咀嚼期障碍 需要教会患者怎样更好地将食物控制在口中，具体地可以有如下步骤：

（1）教会患者能用舌抵住硬腭。

（2）教会患者将食物控制在舌运动更灵活或者口部力量更强的一侧。

（3）用手轻轻抵住患侧脸颊，以增加该侧脸颊的肌张力。

（4）教会患者将头偏向口部力量较大的一侧，这样可以帮助将食物控制在该侧。

2. 口腔准备期障碍 需要教会患者前倾头部，以将食物控制在口腔前部，在做好吞咽准备后，再将头部向后仰，以诱发吞咽。

3. 口腔期障碍 可以进行以下操作：

（1）教会患者将舌贴着牙龈摆放，然后向后、上方运动来诱发吞咽反射。

（2）教会患者将食物放在舌后部，来进行代偿舌运动的不足，然后诱发吞咽反射。

（3）如果患者存在舌上抬的问题，则可以教患者用以下方式进行代偿。将食物放在口腔后部、将吸管置于接近腭舌弓的位置，以帮助患者吞咽液体，然后患者将头部后仰，在重力的作用下将食物从口腔推入咽腔。

4. 咽腔期障碍　可以进行以下操作：

（1）教会患者在吞咽的时候前倾头部，以代偿其咽腔期延迟或吞咽反射缺失的问题；

（2）教会患者交替进行吞咽液体和半固体，这样在吞咽液体的时候可以冲刷咽腔由于蠕动较少所致的食物残留。

（3）如果患者存在单侧舌或咽腔麻痹的话，则要教会患者将头向健侧倾斜。

（4）教会患者在吞咽时头部要前倾，或者用手推患侧甲状软骨，以帮助增加喉部闭合。

（二）间接治疗

间接治疗时，不需要用到食物，而是需要不同的训练，来增加患者肌肉的力量。

1. 口部运动控制训练（oral-motor control exercise）　有很多，但每一种训练都是用来减少某一个特定问题的。

（1）增加舌运动的幅度：如上抬舌体、保持舌体在高位、交替上抬和下降舌体。

（2）增加颊部肌张力：如用力拉伸唇部并持续发"i"音、用力圆唇并持续发"u"音、快速交替发"i-u"音。

（3）增加下颌左右运动的幅度：如张大嘴，然后左右运动下颌。

（4）增加舌进行抗阻运动的幅度：如用压舌板给舌体施压，要求舌体进行对抗。

（5）加强唇闭合：如让患者用力噘唇或闭合唇部。

2. 刺激吞咽反射的训练

（1）将冰冻棉棒蘸少许水，轻轻刺激软腭、腭舌弓、舌根和咽后壁，然后嘱患者做吞咽动作，用冰冻的棉棒一边快速刺激软腭，一边发"啊"音，刺激的方向为向上、向外。

（2）上述刺激结束后，要求患者练习吞咽液体。

（3）逐渐增加食物的黏稠度，并要求患者在接受上述刺激后进行吞咽。

3. 促进气道上方组织关闭

（1）咳嗽训练：用于咳嗽无力的患者，强化咳嗽有利于排出吸入或误吸的食物，促进声门闭合。患者深吸一口气，治疗师一手按压患者"天突"穴（胸骨上窝正中），一手按压腹部，让患者快速用力咳嗽。

（2）声门上吞咽训练：也称屏气吞咽，要求患者在吞咽前和吞咽过程中自主屏住呼吸，然后关闭真声带进行空吞咽，吞咽后立即咳嗽。这一方法的原理是屏住呼吸使声门闭合，声门气压加大，吞咽时食团不易进入气管，吞咽后咳嗽，可以清除滞留在咽喉部的食物残渣。

（万　勤）

第十章
残疾儿童的筛查与社区康复

第一节　概述

　　儿童期是每个儿童逐步掌握生活中的重要技巧的学习过程，正常的发育领域包括体格发育，视力、听力等感知觉发育，运动发育，语言言语发育，认知智力发育，社交与情绪发育等。受到各种先天固有（遗传基因等）和后天获得（疾病创伤等）因素的影响，儿童出现并发展为各类残疾，致使各类功能的发育出现迟缓或受到阻碍，影响其正常参与各类社会生活，包括在家庭中和家人之间的互动，在社区中和正常儿童伙伴的玩耍游戏，在早教中心、幼儿园和学校中接受教育和学习等。儿童期残疾一般分为：视力障碍（如中枢性视觉障碍）、听力障碍（如先天性感音性耳聋）、肢体残疾（如脑性瘫痪）、智力残疾（如21-三体综合征）、精神残疾（如儿童孤独症）和多重残疾（如脑瘫伴随听力障碍）。

　　残疾儿童早期筛查和早期康复工作的有效衔接和紧密配合，将最大限度地减轻残疾程度，利于挖掘出儿童期最大可能的康复潜力，促使残疾儿童融入社会并成长为一个自理、自立并有益于社会的人。

一、残疾儿童的筛查

（一）社区残疾儿童筛查的工作内容

　　以二级预防为总目标，早期发现和治疗，阻止疾病的发展。各级医疗卫生部门和社区残疾人工作等部门，以及家长一起确保社区的儿童获得及时的早期诊断，并及时转介，使残疾儿童获得适宜的早期康复。

（二）社区残疾儿童筛查的工作方法

　　1. 医疗卫生部门的工作　我国完善的妇幼保健网络，将承担主要的协调和组织管理任务。区县妇幼保健所依托所管辖的各社区卫生服务中心的儿童保健部门，组织实施残疾儿童筛查工作，此过程中社区残疾人联合会、计划生育委员会、教育等部门予以配合，在筛查技术质量控制方面，尽量获得市级专科医疗部门的支持。区县妇幼保健所和各社区卫生服务中心的儿童保健部门，具有开展筛查工作的场地和基本设备，各级儿童保健人员掌握针对不同残疾类别的筛查技术，难度较高的技术，由区县级儿童保健人员掌握和实施，基层儿保人员予以及时转诊。

　　我国妇幼保健网络中的儿童保健部门，对于视力残疾、听力残疾和智力残疾的筛查工作已经开展多年，针对所有新生儿的听力筛查已经越来越普及，有效地控制和干预了听力残疾的发生。近年来，脑瘫等肢体残疾和儿童孤独症，已经成为儿童康复工作的重点。目前，脑瘫和孤独症的早期诊断，主要由区县级以上的专科医疗人员实施完成，如何将这些诊断技术转化为能在社区层面成功应用的筛查技术，从而满足日益增长的大众对于儿童康复的需求，已经成为社区儿童保健工作的新挑战。区县妇幼保健所应根据区域特点和资源，积极协调资源，组织辖区的社区儿童保健人员，尽快学习掌握康复筛查新技术的相应知识，同时针对各类残疾高危儿童的家长，开展及时的健康宣教，促使残疾儿童进入筛查环节。

2. 提升家长的健康管理能力　社区残疾儿童是否可以获得及时有效的筛查，同样取决于家长是否拥有良好的健康管理能力，因家长"讳疾忌医"而不参与残疾筛查，导致了许多残疾儿童无法获得宝贵的早期康复，同样因家长"过度焦虑"而使一些健康的儿童接受了过度干预和不必要的治疗。

良好的健康管理能力，要求家长和医务人员保持良好的关系，在知情情况下，家长为儿童的健康做出适宜选择，并且主动执行可以维持和改善儿童健康的计划。通过和医务人员定期和有效的沟通、获得并理解健康相关信息、主动参与健康决策和计划过程、遵循并执行和医务人员一起制订的方案等，从而家长可以良好地控制和改善儿童的健康状况。

在残疾儿童筛查开展过程中，应积极开展社区层面的、可广泛覆盖社区家长的各类宣教活动，努力提升家长的健康管理能力，促使社区家长积极参与各类残疾的筛查活动。

3. 社区各方资源的配合　促使残疾儿童获得筛查服务的过程中，除了妇幼保健工作人员提供服务，家长积极参与以外，社区其他部门应予以积极配合，除了积极宣传以外，计划生育部门应及时通报社区孕产信息，教育部门在实施社区儿童早教指导过程中，对于残疾疑似儿童应及时发现并予以转介；残疾人联合会部门的社区康复工作人员及时将各项支持性政策宣传到位，对贫困困难家庭的儿童予以关注等。

二、残疾儿童的康复

（一）社区残疾儿童康复的工作内容

与社区残疾儿童筛查部门有效配合，在社区水平建立、支持和实施残疾儿童康复服务，并协助转介获得更为专业的残疾儿童康复服务。

（二）社区残疾儿童康复的工作方法

1. 医疗卫生部门的工作　2011年，WHO发布的《世界残疾报告》指出："康复应该在尽可能接近人们生活的地方提供服务，将康复整合到初级卫生保健中，改善其可获得性、扩大康复服务范围、改善质量和可支付性。"近年来，我国对于残疾儿童的康复工作日益受到重视，很多发达地区已经建立了儿童专科康复机构（由儿童医院、妇幼保健院、中医医院、综合医院儿科、残疾人联合会中心等担任），在此基础上，以儿童专科康复机构为资源中心，通过联动社区卫生服务中心或社区康复点建立社区残疾儿童康复网络，将成为进一步促进残疾儿童康复工作的方向之一。建议残疾儿童康复网络中的社区康复基地的规模、设备和技术等应达到以下要求。

（1）基地规模：至少可收治30名以上患儿，使用面积不少于70m²，具备康复诊断、康复评估、康复治疗等功能，至少设有康复门诊室、评估室、运动治疗室、作业治疗室，有条件可设物理因子治疗室、言语语言治疗室、感觉统合训练室、传统医学康复等部门，至少配备1名专职康复医师和3~4名专职康复治疗师（士）。

（2）设备配置：运动治疗室应配备软垫、楔形垫、滚筒、大龙球、站立架、助行架、拐杖、平行杠、训练阶梯、沙袋、哑铃、力量训练带、关节量角器、相关评估量表和工具，还可配备平板跑步机、功率自行车、股四头肌训练器、训练用轮椅、肌力测定器械等。作业治疗室应配备软垫、专用桌椅、上肢和手功能训练辅具（插件、螺栓、拼板、积木、训练泥、书写用具、沙袋、哑铃、上肢关节活动度训练器、墙拉力器等）、日常生活活动能力训练用具、手指和上肢矫形器或支具、关节量角器、相关评估量表和工具。物理因子治疗室应配备低频、中频治疗仪、红外线，还可配备磁疗、激光、超声、熏蒸、水疗等治疗设备。言语语言治疗室应配备实物、挂图、认知训练卡片、口腔功能训练辅具、非语言交流沟通用具、录音机、相关评估量表和工具等。感觉统合训练室应配备相应的训练器械、相关评估量表和工具，还可配备多感官训练系统等。传统医学康复室应配备针灸用具，推拿按摩器具及用品等。应配备常用急救药品和器材等急救备用品。

（3）基本技术：掌握儿童康复基本诊断、评定和治疗技术，进入康复治疗前，应与患者监护人签订知情同意书，并纳入病案管理。开展康复治疗前，必须对康复儿童进行评定，每治疗 3～6 个月需进行复评。在技术管理方面，可以和作为资源中心的儿童专科康复机构进行有效的衔接。

2. 提升家庭康复能力　家庭是各类残疾儿童生活的主要场所，家长需要养成积极的心态，需要学习获得有效的、正确的关于儿童康复服务的各类信息（地点、效果、费用、转介等），需要学习和专业康复人员保持长期的良好沟通，需要和社区残疾人联合会等相关人员保持互动，以获得各类扶持政策的援助。家长自助小组的建设，是提升家庭康复能力的重要渠道，儿童专科康复机构和社区康复基地的康复专业人员，以及社区其他工作人员，应尽可能提供各类资源，促使家长自助小组的形成和开展活动。

3. 社区各方资源的支持　为了促使残疾儿童获得有效、便捷和经济的康复服务，需要社区其他部门的积极配合，除了医疗康复外，需要在康复之初就重视教育康复的跟进。社区早教机构、学前幼儿园机构、特殊教育机构，应该积极接纳残疾儿童，残疾人联合会部门的社区康复工作人员，应及时将支持性政策（如康复费用补助）宣传到位、对于贫困困难家庭的儿童予以特殊补助，积极建设社区无障碍环境（如轮椅坡道），培育社区其他成员对于残疾儿童和家庭的包容性支持态度。

我国仍属于发展中国家，面临数量众多的残疾儿童，在有限的专业人员资源的条件下，如何让最大数量的儿童获得更多的高质量的专业康复服务，如何主动争取并整合社区中的有利资源服务于残疾儿童和家庭，提高儿童康复服务的可获得性，是康复医师、治疗师面临的和其他医学学科所不同的迫切任务。

第二节　听力障碍儿童的早期筛查和康复

一、概述

听力障碍是常见致残性疾病之一，已成为全球关注的重大公共卫生问题。正常新生儿中，双侧先天性听力障碍的发病率约为 3‰，远远高于苯丙酮尿症、甲状腺功能低下等的发病率，居目前可筛查的出生缺陷疾病之首。在我国如按每年出生 1900 万人口计算，平均每年大约要新增 5 万先天性听力损失的患儿。此外，在儿童成长的过程中，还有约 3‰为迟发性永久性听力损失，加上继发性的听力损失，调查资料显示，听力损失在学龄儿童的发生率为 5.4% ~ 14.9%。如果不能早期发现这些听力损失的儿童，就不可能对其提供早期诊断和早期干预的服务，他们就可能因听力损失致残。因此，儿童的听力问题备受关注，国内外已有的实践证明，新生儿听力筛查使发现婴幼儿耳聋平均确诊年龄大幅度地提前，被认为是降低先天性耳聋致残的最有效措施。而学龄前儿童听力筛查，是避免儿童因耳聋致残的关键。

二、 婴幼儿听力损失的早期症状

1 ~ 3 个月：对于突然而来的巨响（如关门声、鞭炮、耳边拍手）等毫无反应。

3 ~ 6 个月：有声音时不会张望寻找声源。

6 ~ 9 个月：不会望向讲话时被提及的人或物体。

9 ~ 12 个月：无法听从动作指示做出反应，如"把球给我"。

12 ~ 15 个月：还未能说出第一个单字，如爸、妈、灯、车。

15 ~ 18 个月：对隔壁房间或距离较远的呼唤声无动于衷。

18 ~ 24 个月：还未能运用两个字的词句。

24 ~ 30 个月：能说出的字少于 100 个。

30 ~ 36 个月：未能运用 4 ~ 5 个字的词句。

三、 儿童听力障碍的筛查方法

儿童听力筛查目前包括两大部分，出生时的新生儿听力普遍筛查和儿童听力筛查（包括入托前的儿童听力保健筛查和学龄前的周期性听力筛查）。社区康复在整个项目实施的过程中，可以起着重要的桥梁作用，如建立好新生儿听力筛查的社区档案，敦促初筛未通过者按时复筛，对复筛未通过者及早进行听力诊断，确诊存在有听力损失的儿童，做好干预的康复指导工作。对社区内儿童定期进行听力问卷调查和随访工作。

未通过筛查的儿童，应尽早被转介至专业的听力中心，接受诊断性听力医学检查。

（一）新生儿听力筛查

新生儿听力筛查原始的概念是采用电生理技术，将有可能存在听力障碍的新生儿在出生后 1 周内筛选出来。目前，所指的含义是指以新生儿听力筛查为基本的系统工程项目，包括筛查前的科普宣教和筛查告知、筛查环节（含初筛和复筛）、筛查结果告知和解释及其随后的听力测试、诊断评估、干预康复和随访等诸多环节。

（二）儿童听力筛查

儿童听力筛查是对儿童听力追踪的最有效途径，可及时发现儿童听力的异常表现。社区可以根据自身的条件，选择适合本社区的方法进行，以下是常见的筛查方法。

1. **家长问卷调查** 设计一份有关不同年龄儿童在日常生活中的听力性行为的言语发育水平的问卷，发放给家长，从中了解儿童的听力问题。一般可以筛查出 50% 以上的儿童听力问题。

2. **发声玩具** 选择 3 ~ 4 个发不同声音（低中高频声，如响板、木鱼、三角铁等）的玩具，发声

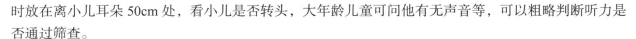

时放在离小儿耳朵 50cm 处，看小儿是否转头，大年龄儿童可问他有无声音等，可以粗略判断听力是否通过筛查。

3. **儿童筛查式听力计**　能够发出 3 ~ 4 个发不同声音（低中高频声，如 0.5kHz、1kHz、2kHz 和 4kHz 等）的一种手持设备，发声时放在离小儿耳朵 50cm 处，看小儿是否转头，大年龄儿童可问他有无声音等，以判断听力是否通过筛查。目前，妇幼保健系统的儿童保健科主要采用此种方法。

4. **耳声发射**　用于 0 ~ 3 岁的婴幼儿，用来实施新生儿住院期间的听力普遍筛查，首次测试日龄为 3 ~ 7 天，可疑者在生后 42 天接受复筛。

5. **电耳镜检查**　在儿童常规保健时，可用来观察小儿的外耳道和鼓膜情况，只能筛查外耳道问题和部分中耳炎的儿童。

6. **声阻抗**　在儿童常规保健时，可用来了解小儿的外耳道和鼓膜及中耳的情况，可筛查全部的中耳炎儿童。但对感音神经性耳聋会出现遗漏。

四、　儿童听觉言语康复原则

听觉言语康复是指对于听力障碍儿童采用助听器验配或人工耳蜗植入等各种声学放大技术手段，帮助听力障碍儿童最大限度地利用残留听力或重建听力，在其助听效果优化的状态下，进行有声语言的学习，获得言语交往的能力，学会运用听觉言语这一重要的信号系统进行学习，促进身体和心理的健康发展，达到适应社会学习生活的目的，康复方法详见第九章第四节。有研究表明，对于听力障碍儿童干预得越早，康复效果越好，能够明确地改善他们的认知和听觉语言发展水平。为更全面了解聋儿在生活中是否充分发挥助听设备的功能，可定期随访，询问家长或采用问卷调查，通过得分判断助听设备的使用情况，制订下一步训练计划和目标。

五、　儿童听力障碍的预防

引起听力障碍（耳聋）的原因主要是耳毒性药物（例如庆大霉素、卡那霉素、链霉素等），其次为病毒感染（如流行性感冒和高热）、传染性疾病（如腮腺炎等），再次为家族性遗传病等。这些因素都可导致耳蜗毛细胞受损、退化、死亡，从而造成永久性听力损失。预防听力障碍的发生要特别关注以下情况：

1. 从婚检开始，孕期注意避免使用有损胎儿听力的药物及食物，保持营养均衡；

2. 儿童要尽量避免使用耳毒性药物，如链霉素、庆大霉素等。若病情需要必须使用时，则避免使用针剂。

3. **预防中耳炎**　几乎每个幼童和学龄前儿童，在某一阶段都会染上分泌性中耳炎，在美国每年约有 200 万名儿童被诊断出该病。母亲要避免小儿平躺着喂奶的做法，因为这样奶水容易呛入孩子中耳腔，导致中耳炎的发生。感冒及感冒时用力擤鼻涕、乘飞机、游泳、洗澡，也易导致中耳炎的发生。

4. 病毒性感染治疗期间和之后，要特别关注儿童的听力是否出现问题。

5. **避免强噪声**　避免接触过多、过强的噪声，如放鞭炮、迪厅和 KTV 停留时间过长、过度使用 M 耳机等。

6. **培养好的卫生习惯**　如不随意掏耳朵，尤其是家长不要为小孩乱挖耵聍（俗称"耳屎"）。耵聍有保护外耳道的作用，一般会随着口腔的运动向外自行脱落，无需特别处理。

第三节 视力障碍儿童的早期筛查和康复

一、 概述

据世界卫生组织（WHO）估计，低视力人群总数为 2.7 亿左右，流行病学研究表明，盲人数和低视力患者数在全球分别以每年 700 万、2100 万左右的速度递增，到 2020 年全世界盲和低视力患者数将翻一番，约为 4 亿。我国是世界上盲人数量最多的国家之一，约有盲人 670 万，占世界盲人总数的 18%。病因为先天遗传性疾病、屈光不正/弱视、角膜病和视神经病变等，随着围产医学的进步，早产儿视网膜病和脑损伤后中枢性视觉障碍，也成为导致儿童视力障碍的病因。早产儿视网膜病是一种未成熟视网膜的血管增生性病变，主要累及 28 孕周前出生的早产儿。中枢性视觉障碍包括视敏度降低、视野缩窄、眼动功能异常、斜视、选择性视觉注意障碍、扫视速度减慢或扫视幅度异常、皮质盲、视觉信息加工障碍等。

人类从外界获得的感觉信息中，70% 以上是通过视觉获得的。视觉功能缺陷会引起进食障碍、穿衣功能障碍、阅读功能障碍、书写、驾驶等一系列障碍。视力障碍儿童所经历的残疾年数比成人后才变盲的人要多很多，婴幼儿视觉障碍将影响到运动功能和模式的发育、认知和社会适应功能的发展、受教育的程度和就业等问题。

儿童视力障碍的预防、早期发现和早期康复，将尽可能减少对儿童认知、运动等整体功能发育的影响，使其能够最大限度地发挥潜能，提高在运动、学习、游戏、生活自理和社会交往中的能力。儿童视力障碍的康复，需要加强功能性视力的评估和训练，并同时最大限度地促进其他感觉功能对视觉的代偿，尽早的医疗人员和特殊教育的有效整合非常重要。

二、 视力障碍儿童的早期症状

出生后婴儿的视觉功能以非常快的速度在发育，到 6 个月龄时可以完成大多数视觉功能的发育。一般而言，2 岁前是儿童视觉发育的关键期，尽早发现视觉障碍，并争取在关键期内及早进行干预非常重要。儿童视力障碍的早期发现并不是很困难，很多家长在 4~5 月龄能够发现可疑或异常情况。以下是一些早期症状，应该引起警惕，尽早去医院眼科明确诊断。

1. **出生后观察婴儿的眼睛** 在仰卧、安静、觉醒、睁眼的状态下，家长观察到可疑或异常的眼球运动，如眼球上转，翻白眼，眼球不停地抖动等。

2. **出生后 1 个月内** 在仰卧、安静、觉醒、睁眼的状态下，无法看到或注视离自己约 25cm 远的物体（光源、人脸、明亮的玩具、高对比度的黑白图形等）。

3. **出生后 1~3 个月** 在仰卧、安静、觉醒、睁眼的状态下，无法视觉跟踪水平/左右方向或者垂直/上下方向缓慢移动的物体；在 3 月龄时不能主动四处张望；在 3 月龄时不会看自己的手。

4. **出生后 4~6 个月** 不能视觉跟踪水平/左右、垂直/上下、对角线/斜线方向快速移动的物体；在 6 月龄时不能主动伸手抓住一个物体（如奶瓶或玩具）。

三、 儿童视力障碍的筛查方法

常用的 1 岁以内婴儿的视觉功能筛查方法如下所述。

1. **视动性眼球震颤试验** 视动性眼震是出生以后就出现的一种正常视觉反应,测试时,双眼对称的视动性眼震的出现,提示婴儿有一定视力。测试方法:将涂有黑白条栅的测试圆筒置于婴儿眼前转动,婴儿双眼先顺着测试筒转动,随后产生急骤的回退转动,则为出现视动性眼球震颤。

2. **眨眼反射** 婴儿对于任何正在接近眼睛的物体,应出现正常的眨眼反射。测试方法:用一块透明玻璃放在婴儿眼睛和物体之间,当测试者使物体迅速接近婴儿眼睛时,如果婴儿出现眨眼反射则通过测试。

3. **眼动行为测试** 婴儿应具备正常的视觉注视和跟踪反应。测试方法:在婴儿仰卧、安静、觉醒、睁眼的状态下,用测试物体(光源、人脸、明亮的玩具、高对比度的黑白图形等)引导婴儿的注视和跟踪,测试者观察婴儿眼球活动的范围和协调情况是否正常。

4. **选择性观看测试** 该方法是最常用的一种检测婴儿视觉功能的方法。测试方法:利用婴儿倾向于观看有趣的刺激物这一特点,在离婴儿眼睛 20 ~ 40cm 处呈现测试板,一侧是有趣的黑白条纹的目标板,另一侧是均匀一致的灰板,观察者通过一个小孔或者监视仪记录婴儿观看的倾向性,根据婴儿能够识别的最细小的黑白条纹的宽度,来确定婴儿的视敏度。

四、 视力障碍儿童的早期康复

开展视力障碍儿童的早期康复,需要重视并定期评定儿童的功能性视力和整体发育能力。通过评定,可以全面了解儿童的各项能力,制订合理的训练方案,评定已完成训练周期的效果等。

在功能性视力评定时,需要涉及以下各方面:交流时能识别对方面部表情及自己运用表情和神态的能力;避开障碍物顺利到达目标的空间定向和移动能力;进食、洗漱、如厕等日常生活活动能力;持续的近距离视觉能力(画画、阅读和写字等)。整体发育能力的评定包括听觉、触觉、嗅觉、运动、语言、认知等能力。视力障碍儿童的早期康复内容包括以下方面。

1. **助视器的合理选配** 儿童常用的光学和非光学助视器包括望远镜式助视器、眼镜式助视器、放大镜、电子助视器等,早期使用助视器,有助于改善低视力儿童的视功能和学习能力。技术改良后的助视器具备小巧、灵活、美观、舒适等特点,利于儿童的持久使用。在选配时需由专业人员充分和家长、老师等讨论后根据儿童的年龄、各项功能能力等特点选用。

2. **视功能训练** 低视力儿童应尽量使用残余视力,设法使其接受更多的视觉刺激,提高视觉效率和技能。训练过程包括以下阶段。

(1)视觉注视:指在视野范围内把目光聚焦在感兴趣的目标上,即对固定物体的注视功能,集中注意看清一个目标。如让婴儿看高对比度的黑白图案(如轮廓线、格子图案、各种表情的人脸等),训练时间以能够维持婴儿的兴趣为度。

(2)视觉跟踪:指持续地注视一个移动的物体,使之在视网膜上黄斑处持续成像。稳定的视觉跟踪是一种缓慢的平稳的运动,能用眼或头部的运动跟踪一个活动的目标。应该注意物体移动的速度恰当,使婴幼儿持续处于被吸引的状态。如用手电筒的亮光或鲜艳的玩具作为目标物。

(3)扫视眼动:指在视野范围内,迅速地将注视由一点转换到另外一点的眼睛运动。

(4)视觉注意:指通过对于视觉输入的选择,在适当的时间范围,使视觉信息从眼睛传递到初级视觉皮质，进而产生视觉感知。良好的视觉注意功能，需要注视、视觉跟踪等能力的保证。

（5）视觉记忆：指将视觉信息和以前的视觉体验统合起来，分为长期记忆和短时记忆两种。

（6）视觉辨别：指探察到视觉刺激的特点进行识别、配对和分类的能力，需要注意到复杂的形状和符号之间的相似点和不同点，并将它们与长期记忆中储存的信息联系起来。

3. 听觉、触觉、运动知觉和定向能力训练　高效率视觉功能的获得，不仅要靠视觉训练，还必须与其他感觉训练相结合，只有充分发挥其他感觉的潜力，视觉功能才能得到更为充分有效地利用。

（1）听觉训练：学习倾听周围环境的能产生舒适感的声音，如人的轻轻谈话声、轻音乐等。柔和好听的声音，可以使全盲婴儿产生交流及依附感，借以代替正常视觉儿童看到人的面部表情。

（2）触觉训练：手、脚及身体其他部分，能够通过推、拉、抓、摩擦及举起环境中各种物品等，获得外界信息。在儿童触摸物品的同时，训练人员用语言描述物品的特点和用途等。

（3）运动知觉和定向能力训练：重视抬头、翻身、坐起、爬行、跪起、站立、扶走、独走等运动知觉的输入和运动能力的培养，目标是与普通婴儿相比不出现明显落后。训练定向能力时，注意用声音、语言指示、玩具引导，以及保障周围环境的安全。如绕着婴儿围栏移动取到玩具，在语言或沿途设置的发声物品定位引导下，婴儿逐步学习离开扶持物体，独自走向一定距离外的目标。

4. 特殊教育　特殊教育教师需要接受视残儿童的监测、教育、康复训练等专业培训，了解眼科的基础知识，掌握盲童教育和心理学知识，掌握生活能力和定向能力培养等，积极参与功能性视力的训练。

5. 家庭康复　针对家长积极开展儿童眼疾和功能性视力康复的健康宣教，引导家长积极参与早期康复，家长尽力做到以下内容。

（1）创设安全适宜的家居环境：提高物体与环境的对比度、增加相应的无障碍设施，鼓励儿童在家居生活中善于用眼，安全移动。如地面尽量不要有台阶，窗帘台布等软装潢改为鲜艳的单色。

（2）儿童日常生活用品的专用配置：选用鲜艳单色且和环境形成明显对比度的日常生活用品，促使儿童在日常使用时积极使用残余视力，锻炼日常生活技能。如准备专用的餐具、洗漱用品并固定位置摆放。

（3）陪伴婴幼儿的感觉功能开发和游戏技能发展：家长帮助孩子积极运用残余视力、听觉、触觉、嗅觉、味觉等最大范围扩大接触范围，获得更多环境刺激和体验，培养孩子对于周围事物和人物的信任感，鼓励各项游戏技能的发展。

（4）使用所需的专业人员配置的助视器：如果儿童需要使用助视器，家长应了解助视器的特点，掌握其使用方法，督促儿童在家庭中使用，指导儿童养成自觉的良好的使用习惯。

第四节　脑瘫儿童的早期筛查与康复

一、概述

脑性瘫痪是儿童时期导致运动残疾的最重要的疾病。脑性瘫痪（简称脑瘫）是指一组持续存在的导致活动受限的运动和姿势发育障碍综合征，这种综合征是由于发育中的胎儿或婴幼儿脑部受到非进行性损伤而引起的。脑性瘫痪的运动障碍常伴随感觉、认知、交流、感知、行为、继发性肌肉骨骼障碍及癫痫等。有效的早期筛查和早期干预，对于脑瘫儿童的康复疗效具有重要意义。

四十多年前，欧洲 Heinz F.R. Prechtl 教授建立了全身运动评估（general movements assessment，简称 GMs 评估），Prechtl 教授指出："GMs 评估为我们打开了一扇探究小婴儿脑功能的窗户。"全身运动是一种自发性运动模式，最早出现于妊娠 9 周的胎儿，持续至出生后 5 ~ 6 月龄的小婴儿。全身运动评估是一种简便易行、易于推广的脑瘫及其他严重神经发育障碍超早期预测技术，可以安全有效地在 3 月龄内做出预测性筛查。近 20 年来，在国际上广为推广和应用。2004 年起，在国内各地区开始应用，通过 GMs 评估的早期筛查，促使脑瘫患儿获得了可贵的早期康复机会，该技术的有效性在国内外都得到了有效证实，适宜在社区应用和开展。

二、正常全身运动的发育历程和异常表现

发育神经学研究结果表明，在正常状态下，年幼神经系统很大程度上是一个主动的生物体。胎儿、早产儿、足月儿和生后数月内的小婴儿的自发性运动，具有重要的临床意义。全身运动是最时常出现和最复杂的一种自发性运动模式，最早出现于妊娠 9 周的胎儿，持续至出生后 5 ~ 6 个月，能够十分有效地评估年幼神经系统的功能。正常全身运动的发育分为两大阶段，早产时期和扭动运动（出生后至足月后 8 周龄）阶段及不安运动阶段（足月后 9 周龄至足月后 5 月龄）。

（一）早产时期和扭动运动阶段

早产时期和扭动运动阶段的正常 GMs 定义为：整个身体参与的运动，持续数秒钟到数分钟，臂、腿、颈和躯干以变化运动顺序的方式参与这种 GMs。在运动强度、力量和速度方面具有高低起伏的变化，运动的开始和结束都具有渐进性。沿四肢轴线的旋转和运动方向的轻微改变，使整个运动流畅优美，并产生一种复杂多变的印象。

早产时期和扭动运动阶段的异常 GMs 表现为三类：

1. "单调性" GMs（poor repertoire GMs，PR） 指各连续性运动成分的顺序单调，不同身体部位的运动失去了正常 GMs 的复杂性。常见于颅脑超声异常的小婴儿中，继续随访到不安运动阶段，部分小婴儿的 GMs 可以转归为正常。

2. "痉挛 - 同步性" GMs（cramped-synchronized GMs，CS） 指运动僵硬，失去正常的流畅性，所有肢体和躯干肌肉几乎同时收缩和放松。如果该异常表现在数周内持续存在，对于该婴儿"发展为痉挛型脑瘫的预后结局"具有高预测价值。

3. "混乱性" GMs（chaotic GMs，Ch） "混乱性" GMs 指所有肢体运动幅度大，顺序混乱，失去流畅性，动作突然不连贯。"混乱性" GMs 相当少见，常在数周后发展为"痉挛 - 同步性" GMs。

（二）不安运动阶段

不安运动阶段的正常 GMs 定义为：正常的不安运动是一种小幅度中速运动，遍布颈、躯干和四肢，发生在各个方向，运动加速度可变，在清醒婴儿中该运动持续存在（烦躁哭闹时除外），可以和其他运动同时存在。不安运动出现的频度随年龄而发生改变。

不安运动阶段的异常 GMs 表现为两类：

1. "不安运动缺乏"（absence of fidget movements，F-） 如果在足月后 9 周到 5 月龄内一直未观察到不安运动，称之为"不安运动缺乏"，但是通常仍可观察到其他运动。"不安运动缺乏"对

于后期中枢神经系统损害，尤其是脑瘫具有高预测价值。

2. "异常性"不安运动（abnormal fidgety movements，AF） "异常性"不安运动看起来与正常不安运动相似，但在动作幅度、速度以及不平稳性方面中度或明显夸大。该异常模式少见。

三、 全身运动评估对脑性瘫痪的早期预测

全身运动的表现受颅脑结构（比如皮质脊髓束、网状脊髓束等）的调节，当婴儿中枢神经系统受损（先天发育异常、缺氧缺血或出血）时，GMs 则失去复杂多变的特性，从而表现为各类异常。运用全身运动评估于生后 3 月龄内的小婴儿，可以通过是否出现异常 GMs 的表现，对于脑瘫该发育障碍做出有效的鉴别预测。

（一）连贯一致的"痉挛 - 同步性"GMs 和"不安运动缺乏"用于预测痉挛型脑瘫

预测痉挛型脑瘫的早期特异性指标，为连贯一致的"痉挛 - 同步性"GMs 和（或）"不安运动缺乏"。当在早期（出生至足月后 3 月龄内）采用传统的标准化神经学检查尚找不到脑瘫证据时，婴儿已经表现出以上两种异常质量的 GMs。

（二）痉挛型脑瘫和不随意运动型脑瘫的 GMs 表现特点

痉挛型双瘫儿童的四肢都受累，两下肢受累较重，上肢受累较轻。痉挛型四肢瘫儿童的四肢躯干受累严重，上下肢受累程度类似。连贯一致的"痉挛 - 同步性"GMs，可以预测痉挛型双瘫和四肢瘫。与四肢瘫相比，双瘫儿童的早期"痉挛 - 同步性"GMs 出现较晚，并且持续时间短。此外，如果双上肢频繁出现"部分运动（segmental movements）"，则发展为双瘫的可能性很大。"部分运动"是一种手和足、手指和足趾参与的独特运动，可以单独出现或作为全身运动的一部分出现。

痉挛型偏瘫儿童从出生后早期即可观察到异常 GMs 的存在，该事实推翻了"偏瘫儿童在早期存在一段症状不表达的隐匿阶段"的假说。最早的非对称偏瘫表现为脑损伤对侧的"部分运动"减少或消失。

不随意运动型脑瘫的婴儿表现出"单调性"GMs，异常的"环形手臂运动"和手指伸展。

四、 全身运动评估的临床操作规范

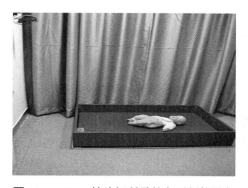

图 10-1 GMs 拍片间所需的主要硬件设备

（一）临床所需硬件设备

GMs 评估时需要配备 1 间 10m² 左右的 GMs 拍片间和 1 间 10～20m² 的 GMs 临床诊室。拍片间内配备数码摄像机、拍摄床（按规格定制）、拍摄服（按规格定制）、温度计、取暖器等。房间内光线柔和稳定，灯光位于拍摄床顶上，采用深色不反光窗帘，室温维持在 25℃以上，摄像机固定于墙上（高度距离地面 1.5m），见图 10-1。GMs 临床诊室配备专用电脑、GMs 儿科诊疗应用系统、检查床等。

（二）GMs 录像记录规范

1. 婴儿着衣 家长协助为婴儿更换尺寸合适的 GMs 拍摄服，充分暴露腕、踝、臂和腿。

2. 婴儿体位 如图 10-1 所示，婴儿处于仰卧位，足部靠近摄像机，纵向摆位于拍摄床内拍摄定位线的中央。

3. 记录时间 当婴儿处于清醒、不哭闹、有动作的行为状态时，记录 5~10 分钟。

4. 注意事项 记录员确保按要求摄录到婴儿整个身体的运动，应摄录到婴儿的脸部（以确认婴儿的僵直运动是否源于哭闹）；摄录时，避免使婴儿受到过多环境刺激和家人逗引；记录员应仔细观察婴儿的行为状态，如婴儿出现烦躁、哭闹、持续打嗝需停止拍摄。

（三）GMs 录像评估规范

1. 关闭听觉信号后，在电脑上播放 GMs 录像。

2. 由通过培训课程已取得资质证书的评估者，采用视觉 Gestalt 知觉对 GMs 进行评估。首先区分出正常 GMs 和异常 GMs。如属异常，则进一步区分属于何种亚类。

3. 在 45 分钟左右的评估工作后，评估者应当休息，避免疲劳对于视觉 Gestalt 知觉产生干扰。

4. 在评估到较多异常 GMs 记录或评估中出现困难时，需使用 GMs 标准盘重新校准 Gestalt 知觉。

五、 依托社区的全身运动评估工作流程

通过评估 1 月龄内和 3 月龄的小婴儿的全身运动录像，可以安全有效地在 3 月龄以内做出脑瘫超早期筛查。GMs 评估简便经济，具有较高的成本效益比，适于在广大妇幼保健基层网络中进行推广应用。

GMs 评估的培训：辖区内妇幼保健院及社区儿保医生，参加欧洲 GM Trust 培训班中国培训基地的"GMs 评估初级课程培训班"的学习后，经考核后获得资质证书。通过 6 个月的临床进阶培训，取得临床应用经验后的评估员参与 GMs 临床评估工作。

社区 GMs 评估工作流程：充分利用辖区内优质医疗资源，建立了分工明确、流程合理的三级管理运作模式。由社区卫生服务中心儿童保健门诊依据纳入标准，确定筛查对象（约占出生新生儿的 10%），并向区妇幼保健院传报；以区妇幼保健院为管理中心设定若干采用 GMs 评估点（可以根据地理、场地、人员条件在若干社区卫生服务中心和区妇幼所建立）进行 GMs 评估，异常 GMs 表现的患儿经转诊复评后，早期进行康复干预。采取逐级指导制度，即儿童康复中心指导区妇幼保健院，区妇幼保健院指导各社区卫生服务中心。具体工作流程见图 10-2。

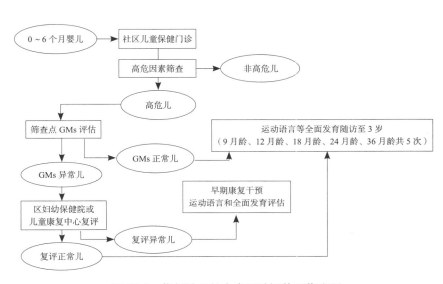

图 10-2 依托社区的全身运动评估工作流程

六、 脑瘫儿童的康复治疗

脑瘫儿童的社区康复目标是通过社区康复训练，促进患儿运动、感觉、认知功能的发育，预防继发性障碍，尽可能实现生活自理或部分自理，培养健全的人格，为步入学校教育及社会打下良好的基础。由于脑瘫患儿的康复是一个长期的过程，在为患儿设定康复计划时，应充分考虑患儿的障碍程度、现存能力、自身需求、发展潜力、家庭条件和家属的期望，以及所处的社区环境等方面。在整个康复计划的执行过程中，家属的参与尤为重要，特别是母亲。因此，对家属的指导和宣教，消除他们的不安情绪，使他们积极有效地参与到患儿康复的全过程中来，对患儿的康复有着积极、重要的作用。有关脑瘫儿童康复治疗，见第四章第四节。

第五节 儿童孤独症的早期筛查和康复

一、 概述

孤独症是一种先天性疾病，原因不明。但是越来越多的证据表明，生物学因素（主要是遗传因素）和胎儿宫内环境因素，在孤独症的发病中有重要作用，成为目前病因研究的热点。综合有关研究，目前认为，孤独症是由于外部环境因素（感染、宫内或围生期损伤等）作用于具有孤独症遗传易感性的个体所导致神经系统发育障碍性疾病，其发生与家庭教养缺失、养育者的冷漠、语言环境复杂等都没有明显关系。目前，我国孤独症的发病率约为千分之一，已经受到专业人员和全社会的日益关注和重视。

二、 儿童孤独症的早期症状（2岁前）

1. **3~4月龄** 婴儿盯着父母或者照顾他的人时，没有表现出高兴的反应，不会逗笑，不认识父母。

2. **5月龄** 不能发出咿咿呀呀的交流声。

3. **6月龄** 不能被逗乐，眼睛很少注视人。

4. **7月龄** 对玩具不感兴趣，别人要抱他时，不伸出手臂；举高时，身体僵硬或松弛无力，不喜欢将头依偎在成人身上，没有喃喃自语。

5. **8~9月龄** 不能辨认父母的声音。

6. **10月龄** 听力正常，对叫自己名字没反应。

7. **10~12月龄** 对周围环境缺乏兴趣，独处时呈满足状；长时间哭叫，常有刻板行为（摇晃身体、敲打物品等）；拿着玩具不会玩，只是重复某一固定动作；与母亲缺乏目光对视；对其他人不能分辨，对声音刺激缺乏反应（好像耳聋），不用手指指人或物品，没有动作，没有手势语言，不模仿动作，语言发育迟缓（发音单调，或莫名其妙的声音，不模仿发音，无有意义发声）。

8. **16月龄** 不说任何词汇，对语言反应少，不理睬别人说话。

9. **18 月龄** 不能用手指指物或用眼睛追随他人手指指向，没有显示与给予行为。

10. **24 月龄** 没有自发的双词短语。

11. **特别行为** 睡觉不稳，有时甚至通宵不眠；不嚼东西，只吃流食或粥样食物；喜欢看固定不变的东西，有刻板的手部动作（如旋转、翻动、敲打、抓挠等），反复重复一个动作；肌肉松弛，常摔倒。缺乏目光对视，看人时只是一扫而过即转移别处；没有好奇感，对环境的变化感到不安或害怕；可能出现鹦鹉学舌，对词语理解能力较差，说话前很少配合手势。

三、 儿童孤独症的典型症状

主要有三大核心症状：社会交往障碍、言语交流障碍、兴趣狭窄和活动刻板重复。

1. **社会交往障碍** 是孤独症的最重要的核心症状。不喜欢拥抱；缺乏与亲人的目光对视；不参加小朋友的合作性游戏；通常不怕陌生人，与父母亲没有特别的情感；有需要时就拉着父母的手到某一地方，不能用手指指物，更少运用点头或摇头表示同意或拒绝，这些都是社交障碍上的常见表现。

2. **言语交流障碍** 主要为言语运用功能的损害。多数孤独症患儿语言发育落后，常常在两三岁时仍不会说话；有些是 1 岁左右时语言发育正常，但越大，语言发育反而倒退了。尤其缺乏社交情感的相互应答交流，最常见的就是模仿言语和"鹦鹉语言"，比如，教孩子说"叫阿姨好"，正常的孩子会跟着说"阿姨好"，但是，孤独症儿童可能完全重复你的话语"叫阿姨好"，就像鹦鹉学舌。还有一些孤独症儿童可以背诵大段的文字，但却不会和他人对答。

3. **兴趣狭窄和活动刻板重复** 比如看手、望天花板、转圈、嗅味、玩弄开关、来回奔走、排列玩具和积木等，有的还特别依恋某一种东西，很难接受环境的改变，比如不喜欢吃新食物，睡觉时总要搂着同一个抱枕、玩具等，否则就哭闹，坚持固定不变的生活环境和生活方式等。

除了以上三大核心症状外，孤独症儿童还常出现一些其他的非特异性障碍，如害怕、恐惧、感觉过敏或迟钝等感知觉障碍，还可伴有睡眠和进食紊乱、发怒、攻击和自伤等行为，当伴有精神发育迟滞时，尤其会出现如此行为。约 3/4 的患儿伴有明显的精神发育迟滞，部分患儿在一般性智力落后的背景下，具有某方面较好的能力。

四、 儿童孤独症的筛查方法

1. **婴幼儿孤独症筛查量表**（checklist for autism in toddler，CHAT） 此量表由 A 和 B 两大类共 14 项问题组成，A 类中由 9 项问题组成，父母填写；B 类由 5 项问题组成，专业人员观察，主要针对 18 月龄左右的幼儿，如表 10-1。

表 10-1 婴幼儿孤独症筛查量表

项目	答案
A：询问父母	
1. 您的孩子喜欢坐在你的膝盖上被摇晃、跳动吗？	是　否
2. 您的孩子对别的孩子感兴趣吗？	是　否

续表

项目	答案	
3. 您的孩子喜欢爬高比如上楼梯吗？	是	否
4. 您的孩子喜欢玩"躲猫猫"游戏吗？	是	否
5. 您孩子曾经玩过"假扮"游戏吗？如假装打电话、照顾玩具娃娃或假装其他事情。	是	否
6. 您的孩子曾经用过示指去指，去要某件东西吗？	是	否
7. 您的孩子曾经用过示指去指，去表明对某件东西感兴趣吗？	是	否
8. 您的孩子会恰当地玩玩具（如小汽车、积木）吗？而不是只是放在嘴里、乱拨或乱摔。	是	否
9. 您的孩子曾经拿过什么东西给你（们）看吗？	是	否
B：医生观察		
1. 在诊室里，孩子与您有目光接触吗？	是	否
2. 吸引孩子的注意，然后指向房间对侧的一个有趣的玩具，说"嘿，看，那里有一个（玩具名）"，观察孩子的脸，孩子有没有看你所指的玩具？	是	否
3. 吸引孩子的注意，然后给孩子一个玩具小茶杯和茶壶，对孩子说："你能倒一杯茶吗？"观察孩子，看他有无假装倒茶、喝茶等。	是	否
4. 问孩子"灯在哪里"或问"把灯指给我看看"，孩子会用他的示指指灯吗？	是	否
5. 孩子会用积木搭塔吗？（如果会，多少？）（积木的数量：　　）	是	否

说明：B1 孩子在你指的时候必须看着你的眼睛。

B2 确信孩子没有看你的手，但是看你指的物品，这个项目记录"是"。

B3 在其他一些游戏中能诱发假装的例子，这个项目记录"是"。

B4 如果孩子没有理解"电灯"这个词，重复说"玩具熊在哪里"或其他一些拿不到的物体。孩子能做到，这个项目记录"是"。

评分标准：

1. 明显高危儿童的标准：5 个关键项目不能通过，包括有意向性用手指（A7 和 B4）、眼凝视（B2）、玩的一项（A5 和 B3）。

2. 一般高危儿童的标准：关键项目不能通过，包括有意向性用手指（A7 和 B4）、不满足明显高危儿童的标准。

2. 孤独症行为评定量表（autism behavior checklist，ABC）　本量表共列出孤独症儿童的感觉、行为、情绪、语言等方面异常表现 57 项，可归纳为 5 个因素：感觉、交往、躯体运动、语言、生活自理。每项选择是与否的回答，对"是"的回答，按其在量表中的负荷大小分别给予 1、2、3、4 的评分。如第 10 项分值是 3 分，只要患儿有该项表现，无论症状表现轻重都评 3 分。作者提出筛查界限分为 53 分，而诊断分为 67 分以上，本表由家长或抚养人填写，适用于 2～16 岁儿童，如表 10-2。

表 10-2 孤独症儿童行为量表（ABC 量表）

项目	评分				
	S	R	B	L	S
	I	II	III	IV	V
1. 喜欢长时间的自身旋转			4		
2. 学会做一件简单的事，但是很快就"忘记"					2
3. 经常没有接触环境或进行交往的要求	4				
4. 往往不能接受简单的指令（如坐下、来这儿等）				1	
5. 不会玩玩具等（如没完没了地转动或乱扔、乱揉等）			2		
6. 视觉辨别能力差 [如对一种物体的特征（大小、颜色或位置等）的辨别能力差]	2				
7. 无交往性微笑（如无社交性微笑，即不会与人点头、招呼、微笑）		2			
8. 代词运用的颠倒或混乱（如把"你"说成"我"等）				3	
9. 长时间总拿着某件东西			3		
10. 似乎不在听人说话，以致怀疑他（她）有听力问题	3				
11. 说话无抑扬顿挫（不合音调），无节奏				4	
12. 长时间的摇摆身体			4		
13. 要去拿什么东西，但又不是身体所能达到的地方（即对自身与物体距离估计不足）		2			
14. 对环境和日常生活规律的改变产生强烈反应					3
15. 当和其他人在一起时，对呼唤他的名字无反应				2	
16. 经常做出前冲、旋转，脚尖行走，手指轻掐轻弹等动作			4		
17. 对其他人的面部表情或情感没有反应		3			
18. 说话时很少用"是"或"我"等词				2	
19. 有某一方面的特殊能力，似乎与智力低下不相符合					4
20. 不能执行简单的含有介词语句的指令（如把球放在盒子上或把球放在盒子里）				1	
21. 有时对很大的声音不产生吃惊的反应（可能让人感到儿童是聋子）	3				
22. 经常拍打手			4		
23. 发大脾气或经常发点脾气					3
24. 主动回避与别人进行眼光接触		4			
25. 拒绝别人接触或拥抱		4			

续表

项目	评分				
	S	R	B	L	S
	I	II	III	IV	V
26. 有时对很痛苦的刺激如摔伤、割破或注射不引起反应	3				
27. 身体表现很僵硬，很难抱住（如打挺）		3			
28. 当被抱时，让人感到他肌肉松弛（不紧贴着抱他的人）		2			
29. 以姿势、手势表示所渴望得到的东西，而不倾向用语言表示				2	
30. 常用脚尖走路			2		
31. 用咬人、撞人、踢人等来伤害他人					2
32. 不断地重复短句				3	
33. 游戏时不模仿其他儿童		3			
34. 当强光直接照射眼睛时，经常不眨眼	1				
35. 以撞头、咬手等行为来自伤			2		
36. 想要什么东西不能等待（一想要什么就马上要得到什么）					2
37. 不能指出 5 个以上物体的名称				1	
38. 不能发展任何友谊（不会和小朋友来往交朋友）		4			
39. 有许多声音的时候常常盖着耳朵	4				
40. 经常旋转碰撞物体			4		
41. 在训练大小便方面有困难（不会控制大小便）					1
42. 一天只能提出 5 个以内的要求				2	
43. 经常受到惊吓或非常焦虑、不安		3			
44. 在正常光线下斜眼、闭眼、皱眉	3				
45. 若没有别人的经常帮助，不会自己给自己穿衣					1
46. 一遍一遍重复一些声音或词				3	
47. 瞪着眼看人，好像要"看穿"似的		4			
48. 重复别人的问话和回答				4	
49. 经常不能意识所处的环境. 并且可能对危险情况不在意					2
50. 特别喜欢摆弄某种单调的东西，或着迷于某种游戏、活动等（如来回地走或跑、没完没了地蹦、跳、拍、敲）					4
51. 对周围东西喜欢触摸、嗅和（或）尝	3				
52. 对生人常无视觉反应（不看来人）	3				

项目	评分				
	S	R	B	L	S
	I	II	III	IV	V
53. 纠缠在一些复杂的仪式行为上，就像缠在魔圈内（如走路一定要走一定的路线，饭前或睡前或干什么以前一定要把什么东西摆在什么地方或做什么动作，否则就不睡、不吃等）			4		
54. 经常毁坏东西（如玩具、家里的一切用具很快就弄破了）			2		
55. 在 2 岁半以前就发现该儿童发育延迟					1
56. 在日常生活中至今仅会用 15 个但又不超过 30 个短句来进行交往				3	
57. 长期凝视一个地方（呆呆地看一处）	4				

五、 儿童孤独症的康复治疗

儿童孤独症目前没有特效药治疗，但采用综合性教育和训练，辅以药物，包括各种类型孤独症儿童的预后就可以有显著的改善，相当一部分的儿童可能获得独立生活、学习和工作的能力。特别需要提示家长的是，开展训练一定要在专门的训练机构指导下，以家庭为中心，同时注意充分利用社会资源。训练目标为提高孤独症儿童的交流能力，改善其问题行为，提高其生活自理能力，尽最大努力创造机会使其参与社会生活，详见第七章第四节。

（杨　红）

第十一章
传统康复在社区康复中的运用

第一节　概述

一、传统康复的定义

　　传统康复是指在中医理论的指导下，通过针灸、推拿、拔罐、中药等中医康复手段，针对病、伤残诸症和老年、慢性病症患者的躯体、心理和社会功能障碍，改善或恢复其日常生活、学习和工作的能力，促进其回归家庭、社会，提高生存质量的一门传统医学。

　　传统康复是以中医辨证论治的思想为主导，围绕疾病的治疗和患者的功能两个方面，筛选、组合治疗方案，在积极治疗症状的同时致力于对受损身心功能的恢复。

二、传统康复与现代康复的关系

　　不论是传统康复还是现代康复，都是康复医学的重要组成部分，二者有许多相同之处。首先，二者的临床目的是相同的，都是在治愈疾病、伤痛的同时，恢复和保存患者的机体功能和生活、工作能力；其次，二者治疗的核心是相似的，即功能训练。当然，二者在某些方法也相互区别。传统康复有其自己的特点，它以中医基础理论为指导，综合运用传统复方法，注重调动人体自然康复能力，具有防治结合的特点，方法简单易行，对于器械、场地的要求较低，特别适合在社区开展工作。现代康复则是建立在医学物理学和康复工程学基础上，运用先进技术进行康复诊断、功能评定、功能训练、形体矫正和人工装置代偿，最终达到机体功能恢复或代偿的目的的一门学科，对于场地、器械的要求较高。

　　因此，不能将传统康复与现代康复相互孤立地看待，二者各有其优势和特点，将二者相互结合是康复医学发展的趋势。

三、传统康复的功能观

　　传统康复认为人的形体与精神、人与自然、人与社会都是相互影响、密切联系的，在康复治疗过程中，需充分运用他们之间的联系，进而达到顺应自然、适应社会、形神统一的目的，达到全面的协调，这是传统康复的整体观念，也是康复功能观的基础。传统康复的功能观在整体康复的基础上，直接指导康复的全过程，要求康复工作者不能单单着眼于脏腑、组织等具体生理功能的恢复，更重要的是要通过康复治疗、功能训练，从总体上促使日常生活能力、职业工作能力和思考学习能力的恢复，使患者全面康复、回归社会。

四、 传统康复的特色与优势

1. 传统康复在社区康复中有其运用的独特性，针对不同的康复对象，制订个体化的传统康复方案，并给患者及其家庭传授简单、安全、有效、易学的传统康复手段，以促进康复的进程。

2. 传统康复注重"治未病"，其基本理念包括"未病先防""即病防变"和"瘥后防复"。"治未病"理念与传统康复方法相结合，旨在降低慢性病患者人群的发生率，提高潜在患病人群的健康水平。

3. 传统康复注重内治与外治相结合、自然康复与自疗康复相互结合的综合治疗。治疗过程中强调人自身"正气"的恢复，通过内治与外治的方法，让病变的部位在接受外界干预治疗的同时，机体自身的修复能力也得到了加强。中医内外兼治，标本兼顾，结合"因地""因时""因人"三因制宜，制定个体化治疗方法，以促进机体功能的恢复。

五、 传统康复在社区发展的现状

传统康复曾是社区康复的主要力量，在我国，先前以"服务站""理疗室""颈肩腰腿痛门诊"等形式存在。随着真正意义上的社区逐渐形成，社区服务站的功能不断扩大，传统康复在社区的地位正经历着主导、共存、配合、独立、融合的过程。由于各种因素的影响，尽管传统康复在社区发展中有了质的飞越，但现状仍然不容乐观。

1. 场地设施、仪器和卫生条件过于简陋　随着近年来国家对于基础医疗设施投入不断增加，场地的硬件条件有了很大的改善，但是仪器、卫生条件仍然不能满足广大患者的医疗需求。

2. 技术队伍力量不强　社区传统康复的人员大多缺乏专业化、系统化的培训，技术水平十分有限，很难形成技术梯队。

3. 缺少横向协作和纵向联合　社区中的传统康复工作者，只拘泥于在本社区开展工作，缺少与其他社区及上级医疗机构的协作，没有形成伙伴关系和上下级转诊关系。

4. 缺少对传统康复知识的宣传　传统康复在我国尽管有着广泛的群众基础，但对患者来说，他们并不了解中医康复的内涵、中医辨证论治的机制以及中医的优势病种。

六、 社区开展传统康复的基本要求

1. 人员配置　传统康复人员配置，目前并无统一标准，应该根据各个社区工作的实际需求，并借鉴现代康复人员的配置情况，做出合理配置。

2. 场地设施　社区传统康复一般应有使用面积 80m² 以上的业务用房，内设推拿治疗床，每床净使用面积以 5 ~ 7m² 为宜；诊疗室的通行区域和患者经常使用的主要公共设施，应体现无障碍设计，走廊墙壁应有扶手装置，同时注意地面防滑。

3. 常用设备　治疗室应配有推拿治疗床、颈椎及腰椎牵引设备、皮肤消毒用具、供氧装置、血压计、听诊器、红外线灯、针灸针、电针仪、三棱针、梅花针、火罐、刮痧板、艾条、艾灸仪、冬青膏、中药熏蒸设备、针灸穴位挂图、传统运动疗法光碟、播放设备等。

4. 技术培训　加强传统康复人员培训，可采用理论授课、外院进修、名师讲座、名老中医传承等方式，进行传统康复技术培训，经培训并考核合格后充实到社区工作。

5. **社区宣教** 社区宣教方式主要有三种：其一，是在例行的对社区居民进行健康体检过程中，有针对性地进行健康状态的评估，及时发现并告知患者的健康状态，同时给予相应的中医治疗、调护方案；其二，是将传统康复知识纳入社区健康教育内容中去，通过举办科普讲座、开展咨询活动、发放科普宣传读物、制作宣传展板等形式加强宣传；其三，是在社区内开展传统运动疗法的教学，包括组织太极拳、八段锦、易筋经等传统运动的集体训练或比赛等。

第二节 常用的传统康复适宜技术

传统康复适宜技术通常是指安全有效、成本低廉、简便易学的中医药技术，又称"中医药适宜技术"。这些技术内容丰富、范围广泛，并经过历代医家的不懈努力和探索，在临床上验证是行之有效的方法。

1. **推拿疗法** 推拿又称按摩，它是在中医理论指导下，运用推拿手法作用于人体体表的经络、穴位、特定部位，以调节机体的生理、病理状况，以达到防病治病目的的一种治疗方法，具有调整脏腑、疏通经络、行气活血、理筋整复的基本作用。

2. **针灸疗法** 针灸疗法是用针法和灸法通过刺激经络和穴位，从而调整人体脏腑功能来治疗疾病的治疗方法，具有平衡阴阳、调畅气机、扶正祛邪、疏通经络、调和气血的作用。

3. **拔罐疗法** 拔罐疗法是一种以杯罐作工具，借热力排去其中的空气产生负压，使其吸着于皮肤，利用机械刺激作用、负压效应、温热作用从而达到活血通络、祛寒除湿而治疗疾病的方法。

4. **中药熏蒸疗法** 中药熏蒸疗法是以中医理论为指导，利用药物煎煮后所产生的蒸气，通过熏蒸机体达到治疗目的的一种中医外治疗法。中药熏蒸集中了中医药疗、热疗、汽疗、中药离子渗透治疗疗法等多种功能，融热度、湿度、药物浓度于一体，因病施治，药物对症，可有效治疗多种疾病。

5. **传统运动疗法** 传统运动疗法古时称为导引，是运用传统的体育运动方式，如太极拳、八段锦、五禽戏、气功等来进行锻炼，以活动筋骨、疏通气血、调节气息，来畅通经络、调和脏腑、增强体质，从而达到治病强身的方法。传统运动疗法强调意念锻炼，通过意念引导呼吸，使呼吸运动与肢体活动相协调。实践证明，传统运动疗法在防治疾病方面有重大价值。

6. **饮食康复疗法** 饮食康复疗法又称为食疗、食治，是利用食物影响机体各方面的功能，治疗或预防疾病的一种方法。在中医基础理论的指导下，根据食物的性味、归经、功效，针对不同患者的体质，选取有治疗或保健意义的食物或食物与药物搭配的药膳，按照饮食调理的原则，促进身心康复。

7. **心理康复疗法** 心理康复疗法又称为情志疗法，是指运用中医心理学的理论和方法，通过语言或语言因素，影响或改善伤残病给患者带来的不良认知、异常情志和行为反常，使形神调和，以促进患者的身心全面康复。

8. **娱乐康复疗法** 娱乐康复疗法指选择性地利用具有娱乐性质的活动，通过感受娱乐活动的愉悦，来寻找促进和维持健康，防止残疾，以及改善身体、心理社会功能障碍的活动方法。常用的有音乐疗法、歌咏疗法、舞蹈疗法等。例如对于紧张焦虑、急躁易烦的患者，可以经常播放《春江花月夜》《平湖秋月》等温和舒缓的音乐，起到宁心安神、镇静除烦的作用。

第三节 传统康复在社区康复中的应用

一、神经系统疾病的康复

神经系统疾病患者在回归社区后，往往存在不同程度的功能障碍，而中医传统康复治疗在社区康复优势不言而喻。分述如下。

（一）脑卒中疾病的传统康复

传统康复中推拿能改善异常的肌张力、促进神经肌肉的修复；导引可提高身体平衡能力、增强体质；针灸具有改善脑部供血、促进神经修复的功效。

1. 推拿疗法 采用头面部推拿配合肢体推拿，通过刺激头部穴位，可以振奋阳气、开窍醒脑、调理神志。具体操作如下：

患者取仰卧位，施术者以拇指腹沿督脉由印堂推抹至神庭数次后，再点揉至百会，进而点按四神聪；然后，沿阳白穴点揉至四神聪，左右各数次；双手拇指沿眶上缘左右分推至太阳，并顺势点揉睛明、鱼腰、丝竹空，拇指点揉太阳；余四指伸入枕部托起头部，点按安眠，四指与拇指交替对称用力。

双手以拇指指腹沿两侧眼正中线，由上至下按揉；双手用四指揉法揉按两侧脸颊，并沿途点按大迎、颊车、下关。

双手合掌，手指自然分开，腕关节背伸，用小指尺侧节律性地叩击头部数次，双手四指指尖轻轻叩击头部。最后，拿捏肩井 1 ~ 2 次，轻拍患者肩部结束手法。

上肢与下肢操作以按揉法结合摇法为主。操作穴位：尺泽、内关、合谷、三阴交、委中、手三里、外关、鱼际、风市、血海、梁丘、阳陵泉、阴陵泉、足三里、丰隆、三阴交、太溪、太冲等。

2. 针灸疗法 采用醒脑开窍针法结合体针治疗，以开窍醒脑、舒筋通络。取穴：人中、极泉、尺泽、内关、合谷、三阴交、委中。上肢配肩髃、手三里、外关、鱼际等；下肢取风市、血海、梁丘、阳陵泉、阴陵泉、足三里、丰隆、三阴交、太溪、太冲（患侧下肢阴阳经相配穴）。当患者肢体肌张力增高时，因下肢阳明经循行在伸肌上，因此，阳经穴位针刺可根据痉挛情况调整。严重痉挛时，为减少痉挛加重或滞针的机会，可采用巨刺法（即针刺健侧对应穴位）。并发言语障碍，可加金津、玉液（点刺不留针）、舌三针（上廉泉、上廉泉左右各 0.8 寸）；并发血管性痴呆，可加百会、四神聪、智三针（神庭、百会、四神聪）；并发便秘，可加外水道、外归来；并发尿潴留，可加中极、关元、曲骨；并发肩手综合征，可加肩髃、肩髎、肩针。

3. 传统运动疗法 对可独立活动的患者，鼓励打太极拳（左右搂膝拗步、手挥琵琶、白鹤亮翅等）及八段锦（左右开弓似射雕、两手攀足固肾腰），从简单动作开始练习，以舒筋健骨，改善平衡功能。

4. 中药外治法 可选用益气活血的中草药熏洗患侧局部，在药液温度较高时，先以蒸气熏洗患侧肢体，或以药液浸湿毛巾敷于患肢，主要是肩、肘、腕、手，当药液温度下降到能浸浴时（一般为 37 ~ 44℃），再将患侧手浸浴，浸浴时间为 20 ~ 30 分钟，因大部分患者对温度感觉不敏感，所以整个过程避免烫伤。

5. 其他治疗 皮肤针治疗，皮肤针沿阳明经叩击，以局部皮肤潮红为度，以通经活络；耳穴埋豆，取皮质下、神门、肩、腕、膝、肝、肾、肘、髋、踝等穴，以调整脏腑、通利关节；艾灸，取阳陵泉、悬钟、天泉、尺泽等穴以温经通络；穴位注射，取肩髃、曲池、合谷、足三里等穴以活血化瘀；当肌张力增高时，可取曲泽、阳交、解溪、委中放血以降低肌张力。

社区传统康复治疗还应与家庭保健相结合，脑卒中伴肢体障碍的患者，指导家属对患者患侧肢体进行正确摆放、适当按摩患侧肢体、轻度被动活动各关节，以减少肌肉萎缩或痉挛程度，避免关节僵硬。并发吞咽功能障碍时，应注意保持鼻腔、口腔及咽部的卫生，进食时，要防止食物误吸，应从浓流质性状食物开始，然后逐渐恢复至正常进食；进食最理想的体位是直立坐位，帮助吞咽减少呛咳；进食不可过快，以每口 3~5ml 为佳，应少食多餐。并发排便功能障碍时，多食富含纤维素的饮食，多饮水；进食应定时定量，少食多餐，每天4餐为佳，且清淡易消化；根据以往的排便习惯，按时坐盆，培养良好的排便条件反射；若3天未排便，可用开塞露等简便通便剂，以软化粪便，润肠通便。

（二）颅脑损伤

颅脑损伤常遗留不同程度的功能障碍，如感觉、运动、言语、认知、情绪、行为障碍等。如康复治疗不及时，常产生不同程度的继发性功能障碍，如关节挛缩、肩关节半脱位、肌肉萎缩等。传统康复治疗可降低继发性损伤、改善脑供血、促进神经肌肉的修复，防治关节粘连。

1. 推拿疗法 头面部推拿方法，具体方法见脑卒中疾病的传统康复。若伴有肢体运动障碍，方法皆同脑卒中疾病的传统康复推拿治疗。

2. 针灸疗法 醒脑开窍针法配智三针，语言障碍配金津、玉液（点刺不留针）、舌三针、左言语区，共济失调配平衡区、椎体区，精神障碍配额中线、额旁1，2线、神门。运动障碍及伴随其他障碍配穴，具体方法见脑卒中疾病的传统康复。

3. 传统运动疗法 若运动未受影响，尽可能开始进行太极拳、八段锦的锻炼，能有效改善认知障碍、提高记忆力，改善平衡能力。运动受影响时，具体方法见脑卒中疾病的传统康复。

4. 其他治疗 耳穴压豆，取肾、皮质下、脑干、枕、心、肝、神门、额、交感、皮质下等穴，以调整脏腑，行气活血；穴位注射足三里，以改善并发胃肠功能紊乱。

颅脑损伤恢复是一个长期的过程，在家正确的保健，可以促进疾病的恢复，降低并发症，应指导患者及家属，根据具体的功能障碍进行护理保健，方法同脑卒中疾病的传统康复。

（三）脊髓损伤

脊髓损伤是由于外界直接或间接因素引起脊髓的损伤，导致损伤平面以下运动、感觉、括约肌和自主神经等功能障碍。传统康复治疗可促进神经、肌肉修复、改善功能障碍。对于脊髓损伤伴有的二便功能障碍，腹背部推拿具有培补元气、调理三焦的功效，在改善二便功能障碍方面有独特的疗效，具体操作如下。

1. 推拿疗法 肢体功能障碍治疗操作，具体方法见脑卒中疾病的传统康复。伴随二便功能障碍时，具体操作：①患者俯卧位，先以捏法施术于督脉，或用轻快的一指禅推法或按揉法沿脊柱两侧从肝俞到八髎穴往返施术，再以按揉法施术于三焦俞、大肠俞、八髎穴、肾俞、命门等，以酸胀为度，达舒筋通络之功。横擦带脉、八髎穴，以热透为度，达温经散寒、活血通络之功；②患者仰卧位，以一指禅推法推阴交、气海、关元等穴，以培补元气。用掌摩法以顺时针方向摩腹，以热透为度，共达枢健脾益气、调和气血之功。

2. 针灸疗法 肢体功能障碍针灸取穴，具体方法见脑卒中疾病的传统康复。膀胱功能障碍配关元、中极、气海、中渚等穴，排便障碍配天枢、上巨虚、下巨虚等穴。

3. 传统运动疗法 根据相应功能障碍选择太极拳、八段锦可练习的动作，具体方法见脑卒中疾病的传统康复。

（四）脑性瘫痪

脑性瘫痪主要表现为中枢性运动障碍、肌张力异常，姿势及反射异常。可伴有不同程度智力低下、感知觉障碍等。小儿推拿能够调和脏腑、疏通经络、行气活血、扶正祛邪、调节阴阳，具有简单易行、患儿乐于接受、无毒副作用的特点，配合其他治法能明显改善小儿功能障碍、增强患儿体质，具体操作如下。

1. 推拿疗法 采用四肢按、拿、揉等手法对四肢肌肉放松，再对相应的腧穴进行点、按、揉，并施以不同的补泻手法，最后加用脊背六法（捏脊、点脊、推脊、拍脊、叩脊、收脊）结束治疗。

2. 针灸疗法 头针结合体针。取百会、四神聪、悬钟、足三里配额中线、顶颞前斜线、顶旁1线、顶旁2线、顶中线、颞后线、枕下旁线、曲池、合谷、血海、梁丘、阳陵泉、太溪等穴，以安神益智，行气活血。小儿囟门未闭时，百会及附近穴位禁用。

3. 中药外治法 手足徐动型：选用补肾壮骨、活血通络中药方，主要可选杜仲、牛膝、续断、当归、丹参、地龙等。痉挛型：选用舒筋通络、益气活血方，主要可选桂枝、独活、艾叶、黄芪、当归、川芎、红花等。具体方法见脑卒中疾病的传统康复药外治法。

4. 其他治疗 耳穴压豆，取枕、皮质下、心、肝、肾、脾、交感、神门等穴，以调和脏腑、安神益智。

（五）帕金森病（原发性震颤麻痹）

帕金森病是一种中老年常见的运动功能障碍疾病。传统康复治疗对降低肌张力、改善姿势异常具有优势性。

1. 推拿疗法 采用头面部推拿结合患肢推拿，具体方法见脑卒中疾病的传统康复。

2. 针灸疗法 选取百会、四神聪、风池、太冲、合谷、阳陵泉、头针运动区上1/5、中2/5；吞咽困难配廉泉；流涎配颊车、地仓；头面部及额部有抖动者，配运动区下2/5；肢体抖动较重，配舞蹈震颤控制区。

3. 传统运动疗法 可进行太极拳、八段锦锻炼，根据具体障碍程度选择相应的动作练习，具体方法见脑卒中疾病的传统康复。能有效控制运动障碍症状、改善平衡能力、提高患者生活质量。

4. 其他疗法 耳穴压豆，取心、肝、肾、神门、皮质下、枕、缘中，以调整脏腑；艾灸，取百会、肾俞、涌泉、廉泉、太溪、照海等穴，以温经通络。

帕金森病目前尚无根治方法，传统康复治疗与家庭保健相结合，可以更好地延缓帕金森病的进展，根据个体情况，给患者制订个体的锻炼方案，并指导患者的家庭锻炼。

二、 骨骼肌肉疾病的康复

随着社会的发展和生活方式的改变，长期伏案工作、电子产品使用与空调应用的人群增多，导致骨关节类疾病的发病率不断上升，且向年轻化的趋势发展。社区传统康复具有简便而易行、疗效确切的特点，在疾病预防、治疗、保健等方面具有显著的优势。以下分别介绍几种常见的骨骼肌肉疾病的社区传统康复治疗。

（一）颈椎病

颈椎病又称颈椎综合征，是一种临床的常见病、多发病。目前，颈椎病的发病率不断提升，且病情因日常姿势与生活习惯等因素常反复发作。临床实践证实，社区康复治疗对颈椎病的治疗行之有效。

1. 推拿疗法

（1）作用：通经活络，理筋整复，解痉止痛。

（2）操作方法：常规操作顺序：①患者取坐位，医者从颈项至肩背部，先采用揉、擦、按等手法，改善局部血液循环，缓解颈项背肌肉疼痛痉挛；②再根据发病部位及症状，可选择冈上区、冈下区及肩胛区采用㨰法操作；也可采用按揉、弹拨、点按等手法，操作于局部痛点、颈椎两侧夹脊或风池、风府、肩井、天宗等穴，以调和气血，提高痛阈，减轻疼痛；③接下来用拔伸牵引、摇、扳等整复手法操作于颈项部，扩大椎间隙，纠正小关节紊乱，减轻压迫神经或血管的症状；④最后用拍法、叩法、击法等整理手法操作于肩背部，以达疏通经络，活血散瘀，消肿止痛之目的。

对症加减：以头痛头昏为主者，加揉风池、百会、角孙、头维，同时加开天门、推坎宫，揉太阳、擦迎香、点颊车，然后用五指拿法从前额拿向后顶；以恶心、心慌为主者，加点揉法施于内关、外关，推揉膻中等手法；以上肢疼痛麻木为主者，加横拨腋下臂丛神经分支，麻木区域点按曲池、小海、合谷等穴，搓揉或抖上肢等手法。

2. 针灸疗法 大椎穴斜刺 0.5 ~ 1 寸，使针感向肩臂部传导；夹脊穴直刺或向颈椎斜刺，施平补平泻法，使针感向项、肩臂部传导；天柱、后溪、申脉、悬钟等穴按常规操作。针刺得气后加灸或接电针。

3. 传统运动疗法

（1）太极拳：白鹤亮翅、揽雀尾、玉女穿梭。通过起落辗转的运动，使得颈项部肌肉有规律、有节奏的收缩舒张，起到颈项部"自我按摩"的作用。

（2）八段锦：调理脾胃须单举、五劳七伤向后瞧。通过提高上肢的力量，改善颈项部及肩部的肌肉力量，加强颈项部的灵活性。

（3）五禽戏：鹿戏。通过转头、侧屈脊柱的运动方式，来舒展颈项部肌肉，达到"自我放松"的疗效。

4. 拔罐疗法 可选择在颈项部、肩胛部，或上臂部等肌肉丰厚处，具有活血化瘀、解痉止痛的功效。

5. 热敷法 具有温经通络的作用。

颈椎病的治疗需患者积极配合。避免长时间低头工作或保持某一姿势太久；注意颈肩部保暖；选择高度及软硬合适的枕头；加强颈肩部肌肉锻炼。

（二）肩关节周围炎

肩关节周围炎简称"肩周炎"，是指肩部疼痛及肩关节活动受限的临床综合征。肩周炎的治疗需要一个长期连续的过程，在社区传统康复治疗中，应注重减轻患者肩部疼痛，逐渐恢复肩关节的活动度。下面介绍几种适用于肩周炎的社区传统康复治疗。

1. 推拿疗法

（1）作用：疏筋活血、松解粘连、滑利关节的作用。

治疗采取分期推拿治疗方法，急性期以柔和手法为主，推拿手法以按、揉、摩法等为主；恢复期以关节摇法、拿法等手法为主，以增大关节活动度。

（2）操作方法：常规操作顺序：①患者取坐位，医者站于患侧，采用㨰法及拿揉法等，重点施术于患者肩前部、三角肌部及肩后部，同时配合患肢的被动外展、旋外和旋内活动，以缓解肌肉痉挛，促进粘连松解；②然后用点压、弹拨等手法依次点压肩井、肩髃、秉风、天宗、肩贞、曲池、手三里诸穴，以酸胀为度，对有粘连部位或痛点施弹拨手法，以解痉止痛，剥离粘连；③再以肩关节为轴心，施摇法及扳法，并配合肩关节的拔伸法以松解粘连，滑利关节；④最后用拿捏、搓揉、搓抖法等手法施于肩部周围及前臂，从而达到舒筋活血的作用。

2. 针灸疗法 取肩前、肩贞，操作时，要把握好针刺角度和方向，切忌向内斜刺、深刺；阳陵泉可深刺或透向阴陵泉；条口透承山可用强刺激，并令患者活动肩部；阿是穴、中平穴（足三里下 1 寸）均按常规操作。

3. 传统运动疗法

（1）太极拳：野马分鬃、云手、转身搬拦捶、如封似闭、十字手。以上肢为主的练习方法，使得患肢向各个方向伸展、屈曲运动以达到"自我运动"关节的作用。

（2）八段锦：双手托天理三焦、左右开弓似射雕。患者疾病恢复期时，适当加大上肢运动的运动幅度，以加快肩关节功能恢复。

（3）五禽戏：鸟戏、猿戏。发挥肢体整体协调作用，拉伸肩关节，以恢复肩关节功能。

4. 其他疗法 刺络拔罐疗法：对肩部肿胀疼痛明显而瘀阻浅表者，可用皮肤针中、强度叩刺患部，使局部皮肤微微渗血，再加拔火罐，每周治疗 2 次。热敷法具有活血化瘀、祛瘀止痛的功效。

肩关节周围炎的治疗，应与日常功能锻炼相结合，有关锻炼方法请参见第五章第二节。

（三）腰椎间盘突出症

腰椎间盘突出症是临床常见的腰腿痛疾病之一。腰椎间盘突出症患者在医院治疗得以缓解后，一部分患者仍需继续巩固疗效，社区传统康复疗法可为患者提供方便、价廉的治疗手段。

1. 推拿疗法

（1）作用：疏经通络，活血化瘀，解痉止痛，理筋整复。

（2）操作方法：常规操作顺序：①患者俯卧位，医者采用按、揉、㨰等手法，施术于患者脊柱两侧膀胱经、臀部和下肢后外侧，以缓解肌肉痉挛，改善血液循环，促进炎症的吸收；②然后用拇指顶推、肘尖点按等手法施术于患处，以降低椎间盘内的压力；③再用扳法等手法施术于腰部，调整后关节紊乱，改变突出物与神经根的位置，松解粘连；④最后用拿、揉、弹拨、㨰等手法，施术于腰部及患侧坐骨神经分布区，以促进局部组织血液供应，改善神经营养，进而逐渐恢复萎缩的肌肉和麻痹的神经功能。

2. 针灸疗法 根据病情分别取足太阳经、足少阳胆经诸穴（如秩边、承扶、殷门、委中、承山、昆仑、环跳、风市、膝阳关、阳陵泉、悬钟、足临泣等），用提插捻转泻法，以沿腰腿部足太阳、足少阳经向下放射感为度。进针后可以接电针，采用密波或疏密波，刺激量逐渐由中度到强度。

3. 传统运动疗法

（1）太极拳：搂膝拗步、倒卷肱、高探马。加强患者下肢力量，恢复自我平衡能力，以协调腰背肌。

（2）八段锦：摇头摆尾去心火、两手攀足固肾腰。缓慢拉伸腰背肌肉，以达到自我放松的效果。

（3）五禽戏：熊戏。肢体结合脊柱协调运动，以增强腰部力量。

4. 其他疗法 刺络拔罐疗法：可用皮肤针叩刺腰骶部，并在压痛点刺络出血，加拔火罐。耳穴压豆法，可选择肾、腰骶椎、坐骨、臀、膝、上耳背等反射区。

5. 预防 腰椎间盘突出症的日常预防，应保持良好生活习惯，防止腰腿受凉、过度劳累；工作中注意姿势正确，剧烈体力活动前先做准备活动；卧床休息宜选用舒适床垫，保持身体肌肉放松；平时应加强腰背肌锻炼，加强腰椎稳定性。

（四）退行性膝关节炎

退行性膝关节炎是由于膝关节的退行性改变和慢性积累性关节磨损而造成的，以膝部关节软骨变性，关节软骨面反应性增生，骨刺形成为主要病理表现的一种疾病。采用社区传统康复适宜技术，对退行性膝关节炎患者进行积极的治疗，能够缓解膝关节的疼痛和增强膝关节的稳定性，对提高患者的生活质量具有积极意义。

1. 推拿疗法

（1）作用：疏经通络，活血化瘀，解痉止痛，理筋整复。

（2）操作方法：常规操作顺序：①患者仰卧位，先以擦法、揉法、拿捏法，作用于大腿股四头肌、髌骨两侧及小腿前外侧；②然后用按揉法，施术于髌骨周围及膝关节间隙，也可用单手掌根部按揉髌骨下缘；③再用弹拨法，施术于髌韧带，并按压髌骨边缘压痛点，力量由轻逐渐加重；④膝关节摇法，同时配合膝关节屈伸、内旋、外旋的被动活动，最后在膝关节周围行擦法，以透热为度；⑤患者俯卧位，于大腿后侧、腘窝及小腿一侧施以按揉法，可点按委中穴。

2. 针灸疗法 取血海、犊鼻、膝眼、梁丘、阳陵泉、膝阳关，常规针刺。

3. 传统运动疗法

（1）太极拳：下势独立、右蹬脚、双峰贯耳、转身蹬脚。不断通过下肢重心转换，并且匀速缓慢，使膝关节得到充分的自我锻炼，加强控制功能。

（2）八段锦：攒拳怒目增力气，背后七颠百病消。以下肢灵活运动为主，动静结合，以加强下肢的平衡功能。

（3）五禽戏：虎戏。加强膝关节的力量训练。

4. 其他疗法 拔罐疗法：可选择中号火罐在梁丘、血海、委中、阿是穴等穴位8分钟，至皮肤出现明显瘀红点为佳。

5. 预防 退行性膝关节炎的日常保健，应避免关节受到反复的冲击或旋转扭伤，尽量减少登高运动；不宜穿高跟鞋；要加强膝关节周围肌肉锻炼。

三、 内脏疾病的康复

内脏疾病是社区中常见的疾病，如冠状动脉硬化性心脏病、慢性阻塞性肺疾病、原发性高血压、糖尿病等。由于长期患病、反复发作，不仅给患者的循环功能、心理功能、日常生活活动能力、学习能力、社会参与能力带来严重影响，而且给家庭、单位、社会带来沉重负担。在社区中，可针对不同的康复对象，制订个性化的中医康复方案，充分运用传统康复的治疗手段，主要包括针灸、推拿、拔罐、刮痧、中药内外用及八段锦、太极拳等传统运动康复疗法，对于心肺疾病患者的身心康复意义重大。

（一）冠心病的传统社区康复

本病属于中医的"胸痹""心痛""厥心痛"等范畴。冠心病患者在经过住院治疗后，虽然近期症状可得到缓解，但其生活质量依然低下，仍需在社区中继续巩固治疗。

1. 推拿疗法

（1）作用：疏经通络、活血化瘀、通痹止痛。

（2）操作：以按、揉、推、拿法等手法，分别在头面部、胸背部及上肢部相关穴位上施术。主要操作穴位：头部取印堂、风池、百会，眉弓等；胸背部取心俞、肺俞、膈俞、膻中、中府、云门等；上肢部取内关、神门等。

2. 针灸疗法

（1）体针：主穴取心俞、内关、厥阴俞、膻中、鸠尾。配穴：寒凝加通里、郄门、巨阙；痰湿加丰隆、足三里；血瘀加神门；阴虚加脾俞、三阴交；气滞加间使、肝俞；阳脱加百会、关元、气海、神阙（灸）。针刺得气后，留针30分钟，隔日1次，10~15次为一个疗程。

（2）耳针：主穴取心、小肠、交感、副交感、内分泌、皮质下、肾、神门。配穴：胸、缘中。一般取主穴，必要时酌加配穴，每次取3~5穴，以王不留行籽、揿针等敷贴按压。

3. 传统运动疗法

（1）太极拳：太极拳的云手训练可开通胸阳，有行气活血的功效，注意循序渐进，不可过劳，每次30分钟，每日1~2次。

（2）八段锦：两手托天理三焦、左右开弓似射雕等动作，可以伸展躯体，提高胸廓活动度等。

（3）其他功法：气功中松静放松导引，养生、放松功效良好，每次30分钟，每日1~2次，能有效改善冠状动脉血液供应。

（二）慢性阻塞性肺疾病的传统社区康复

本病在中医学中属"咳嗽""喘证""肺胀"范畴。采用中医综合治疗手段，如辨证用药、针灸推拿、气功等方法可有效改善症状，提高患者的生活质量。

1. 推拿疗法

（1）作用：疏经通络、活血化瘀、行气宣肺。

（2）操作：以按、揉、推法等手法，分别在胸背部及四肢部相关穴位上施术。主要操作穴位：胸部取天突、膻中、中府、身柱、大杼、风门、肺俞等；四肢部取尺泽、外关、列缺、太渊、合谷等。

2. 针灸疗法

（1）体针：主穴取肺俞、列缺、气海，咳剧加大杼、尺泽；喘甚加天突、定喘、膻中；痰多加足三里、丰隆、脾俞；兼恶寒、发热加风门、大椎，用平补平泻法，留针30分钟，隔日1次，10~15次为一个疗程。灸法取大杼、肺俞、膏肓、天突、膻中、鸠尾，每次3~4穴，艾条灸10~15分钟，或艾柱灸3~5壮，每天或隔天1次。

（2）耳针：主穴取平喘、肾上腺、肺、支气管，配以神门、交感、枕。用王不留行籽或揿针敷贴按压。

3. 传统运动疗法　放松气功：放松功效良好，每次30分钟，每日1~2次，能有效改善冠状动脉血液供应。患者取仰卧姿势，全身放松，双目微闭，排除杂念，自然入静，意守丹田，吸气时，要即刻提肛缩腹，在吸气过程中，应慢、深、匀，以逐渐增加腹压，随着腹压增大，腹腔内血管的阻力也随之增大，而此时胸腔内为负压，气道也处于相对扩张状态，可促使主动脉的血液向胸腔和头部流动，有利于支气管动静脉血液顺利通过气管平滑肌；呼气时，慢慢舒肛展腹，将气徐徐呼尽。每晚睡前或清晨各做2次，每次30分钟。坚持训练可时呼吸肌得到有效锻炼，既能改善肺功能，增加肺活量，又有利于对大脑的血氧供应，促进大脑中枢神经和自主神经系统的调节功能。

（三）原发性高血压的传统社区康复

原发性高血压是一种以体循环动脉压增高为主要特点的临床综合征，祖国医学中无血压一词及高血压病病名的论述，根据其主要症状、演化转归及并发症等，归属于"眩晕""头痛"的范畴。中国传统康复治疗方法，对消除原发性高血压患者不利的心理和身体健康行为有重要作用。

1. 推拿疗法

（1）作用：疏经通络、活血化瘀。

（2）操作：以按、揉、推法等手法，分别在前额、肩背部、腹部、足部相关穴位上施术。操作穴位：风池、百会、曲池、内关、合谷、足三里、阳陵泉、三阴交、行间、侠溪、太冲、肝俞、肾俞等为主。

2. 针灸疗法

（1）体针：以风池、百会、曲池、内关、合谷、足三里、阳陵泉、三阴交为基础穴，肝阳偏亢者可加行间、侠溪、太冲；肝肾亏虚者可加肝俞、肾俞；痰盛者可加丰隆、中脘、解溪。每日或隔日1次，7次为一个疗程。

（2）耳针：取皮质下、降压沟、脑点、内分泌、交感、神门、心、肝、眼等，每日或隔日1次，每次选穴1~2穴，留针30分钟，也可用埋针法，王不留行籽或揿针敷贴。

3. 传统运动疗法 传统运动疗法既可以起到一定的降压效果，又能调整机体对运动的反应性，从而促进患者康复。

（1）太极拳：太极拳动作柔和，姿势放松，意念集中，强调动作的均衡与协调，有利于高血压患者放松和降压。

（2）其他功法：气功的调心、调息、调神，可起到辅助减压的效果，能稳定血压、心率及呼吸频率，调节神经系统。一般以静功为主，辅以动功，初始阶段可取卧式、坐式，然后过渡到立式、行式，每次30分钟，每日1~2次。

（四）糖尿病的传统社区康复

糖尿病属中医的"消渴"范畴，以多饮、多食、多尿、消瘦，或尿中有甜味为特征。糖尿病本身并不可怕，但其引起的一系列并发症，对患者的生存与生活质量有很大的影响。在糖尿病慢性并发症的预防和早期治疗上，传统康复疗法有着西医不可比拟的优势。

1. 推拿疗法

（1）作用：疏经通络，活血化瘀，通络止痛。

（2）操作：以擦法、一指禅、按揉、振法、擦法等手法，分别在背腰部、胁腹部、四肢部相关穴位上施术。操作穴位：膈俞、胰俞、肝俞、胆俞、脾俞、胃俞、肾俞、命门、三焦俞、大椎、阿是穴等。

2. 针刺疗法 取肾俞、三阴交、太溪、太渊、少府、内庭、地机、太冲、光明、膈俞、血海、肩髃、曲池、少海、手三里、阳陵泉、八风等穴常规针刺。取肺俞、胃俞、胃脘下俞浅刺，以免损伤内脏。

3. 传统运动疗法

（1）太极拳：太极拳的云手、单鞭训练结合呼吸吐纳、意念，具有滋阴润燥、生津止渴的功效。注意动作柔和、循序渐进、持之以恒，每次30分钟，每日1次。

（2）八段锦：调理脾胃须单举、双手攀足固肾腰等动作，具有健运脾胃、补益肝肾等功效。锻炼过程中，应平心静气、避寒暑、调呼吸，每次 30 分钟，每日 1 次。

4. 耳针治疗 取穴：胰、肺、脾、肾、内分泌、三焦、神门、耳迷根。操作方法：耳郭消毒后，用王不留行籽或揿针按压，1~2 天换一次，按压 5~6 次，每次按压 1~2 分钟。

5. 食疗 饮食疗法应科学合理，热量摄入与消耗平衡。有关食疗的方法请参见第六章第三节。

四、 常见功能障碍的康复

（一）吞咽功能障碍的社区传统康复

吞咽障碍是卒中后患者常见的并发症，吞咽障碍可导致吸入性肺炎等并发症，严重者可因窒息而死亡。有的患者在医院经过正规治疗后，需要进一步在社区进行康复治疗。

1. 推拿疗法 按摩背部督脉及双侧肾俞穴，点、按、揉地仓、颊车、下关、廉泉、天突、风池、风府，手法以轻柔为主，刺激量以酸胀为度，以达到解痉活血之功效。用手指托住下颌部稍用力向上，然后做空吞动作，做深呼吸、鼓腮、呲牙、咂唇及舌的前伸、后缩、侧方运动、舌背抬高等训练。用手指上下按摩摩擦甲状软骨至下颌下方的皮肤。

2. 针刺疗法 自风府穴向喉结方向斜刺，人迎穴直刺，以局部有窒息感为宜，廉泉穴向舌根方向斜刺，百劳穴直刺，局部有酸胀感即可。

3. 传统运动疗法 老子呼吸法：深吸气，然后双手按在桌上或墙上的同时，发"嘘、呵、呼、呬、吹"五声。通过声带的收缩，间接地促进吞咽功能的恢复。

4. 饮食治疗 用不同味道的食物（酸、甜、苦、辣），刺激舌面部，增加味觉敏感性和食欲。根据辨证论治，选取适合服用的食物，制成容易吞咽的样式（密度均匀、不易松散），取 30° 半卧位或颈部前倾位进食。

5. 心理、社会治疗 积极参加社区活动，多与家人、邻居交谈，保持一颗乐观，开朗的心。

（二）言语 - 语言功能障碍的社区传统康复

言语障碍主要有三类：构音障碍、口吃和嗓音障碍，其临床表现为：呼吸、发生、共鸣、构音和语音功能的异常。语言障碍主要有两类：失语症和语言发育迟缓。语言发育迟缓可分为：语言符号障碍、语言表达障碍、语言水平落后于同龄儿童、理解语言符号但不能表达、语言交流态度障碍。

1. 推拿疗法 以按、揉、点、摩法等手法，分别在头面部、颈部、胸背部等部位施术。操作穴位：四神聪、百会、哑门、廉泉、金津、玉液等穴位。

2. 针灸疗法 取四神聪、百会、哑门、廉泉、金津、玉液等，以平刺或斜刺进针；取血海、三阴交、列缺、合谷、通里等，以直刺为主。

3. 心理治疗 注意言语障碍患者的心理康复，使其认识到只要使用合理的医疗技术措施，患者的言语功能可以获得改善，鼓励并帮助患者进行言语训练等，纠正患者的康复信念，促进恢复。

（三）膀胱功能障碍的社区传统康复

膀胱功能障碍是指控制排尿的中枢神经（脑或脊髓）或周围神经受到损害后引起的排尿功能障碍。中医认为膀胱功能障碍是因经脉损伤，致膀胱气化失职、下焦固摄失司所致。

1. 推拿疗法 取仰卧位，用掌揉法顺时针方向摩小腹，一指禅推或指按中极、气海、关元，用轻缓的掌擦法和掌揉法擦、揉大腿内侧，指按揉髀关、足三里、三阴交。

2. **针灸疗法** 取气海、关元、中极、足三里、阴陵泉、三阴交、八髎诸穴直刺。

3. **耳穴** 取肾、膀胱等耳穴，用王不留行籽贴压。

4. **中药外治法** 将毛巾浸泡于中药袋中（如膀胱湿热证选八正散），敷于小腹部近耻骨联合处，以使小腹部有温热感、局部皮肤红热为宜。

5. **心理治疗** 克服心理压力，学会自我调控情绪，并根据自己的生活习惯，建立良好的饮水、饮食习惯，做好膀胱清洁。

（四）排便功能障碍的社区传统康复

排便障碍指由于盆底肌协调障碍或大便困难引起的排出粪便的障碍。中医认为经脉损伤，致脾胃失于运化、大肠失于传导，肠腑失于畅通，从而出现排便障碍。治疗的关键，是促进肠蠕动，尤其是促进结肠的蠕动及训练排便反射。

1. **推拿疗法** 患者取仰卧位，以轻快的一指禅推法施于中脘、天枢、大横穴，用掌摩法以顺时针方向摩腹以宣通气血，益气健脾；患者俯卧位，用轻快的一指禅推法或㨰法沿脊柱两侧从肝俞、脾俞到八髎穴往返施术，用轻柔的按揉法在肾俞、大肠俞、八髎、长强穴施术，以健脾和胃、疏肝理气、调和气血。

2. **针灸疗法** 取天枢、气海、大肠俞、上巨虚、支沟、照海、合谷、曲池、中脘、关元、八髎诸穴直刺。

3. **艾灸治疗** 取神阙穴隔盐灸、隔姜灸。

4. **食疗** 若表现为便秘，宜多进食有助于排便的食物，如香蕉、蜂蜜、红薯等。如表现为泄泻，宜以白粥、面食、豆制品为主。

5. **心理、生活治疗** 克服心理压力，学会自我调控情绪，并根据自己的生活习惯，做到每日肠道排空，建立良好的饮水、饮食习惯。

6. **传统运动疗法** 适当进行一些功法锻炼，如太极拳、八段锦等，一方面可以改善心情，另一方面可以增强体质，预防疾病的进一步发展。

（赵 焰）

第十二章
社区常用的康复器材及辅助器具

第一节　常用康复器材及辅助器具的配备原则

一、常用康复器材及辅助器具的配备原则

康复训练器材和辅助器具是社区康复中必不可少的，是社区康复计划有效顺利实施的保障。如何选择和配备康复训练器材和辅助器具，也是社区康复的一项主要内容。不同年龄、疾病和功能障碍时，其康复治疗方案和使用的康复训练器材和辅助器具也不同，康复治疗效果当然也是迥然不同。在社区康复中选择和配备康复训练器材和辅助器具，应该遵循的原则是：

1. 根据患者的功能障碍的具体情况配置。
2. 根据康复训练需要配置。
3. 根据经济能力配置。
4. 根据训练场地情况配置。
5. 根据专业人员情况配置。
6. 根据质优价廉、使用有效的原则配置。

二、常用康复器材及辅助器具配备过程中应遵循的原则

能否选择到适宜的康复训练器材和辅助器具的重要性是不言而喻的，选择好是前提，配备好、应用好是根本。在社区康复器材和辅助器具的配备过程中，应该遵循的基本原则是：

1. 在成人、儿童之间，选择成年人康复器具优先配置。
2. 在老年人、青壮年之间，选择老年人应用类器械优先配置。
3. 在偏瘫、脊髓损伤、脑性瘫痪、截肢之间，选择偏瘫康复专用器械优先配置。
4. 在器械配备过程中，以多种应用类型器械为优先配备条件。
5. 如果社区康复条件有限，也可以使用替代用具。如，用运动垫代替物理治疗（physical therapy，PT）训练床，家庭或社区常用生活器具、娱乐设施替代作业治疗（occupational therapy，OT）训练器具，如清洁类器具、厨房用具、棋、牌、电脑、器乐、玩具等。

第二节　常用康复器材及辅助器具的种类、功能和作用

一、常用康复器材的种类、功能和作用

（一）运动疗法康复器材

1. 平行杠

（1）站立训练：帮助已经完成坐位平衡训练的患者从座位上站起来，训练站立位平衡和直立感觉，提高站立功能。

（2）步行训练：用于所有步行功能障碍者，患者练习步行时，手扶平行杠，可以帮助下肢支撑体重，保证身体稳定，或减轻下肢负重。在患者拄拐杖步行的初期，为防止跌倒，可以让患者先通过平行杠练习行走。

（3）肌力训练：患者利用平行杠做身体上举运动，可以训练拄拐杖步行所需要的背阔肌、上肢伸肌肌力，也可以用于步行所需臀中肌、腰大肌、斜方肌肌力训练。

（4）关节活动度训练：下肢骨折、偏瘫等患者，用健足登在 10cm 高的台上，双手握住平行杠，前后左右摆动患侧下肢，进行保持或增大髋关节活动度的训练。

（5）训练辅助：与平衡板、内收矫正板、内旋矫正板、内翻矫正板等配合使用，在相应的训练中起辅助作用。

2. 肋木

（1）矫正姿势，防止畸形：用于迟缓性驼背、脊柱侧弯、帕金森病（前屈姿势）、腰痛（骨盆倾斜）的患者。利用肋木保持正常姿势体位，防止异常姿势的进展并进行矫正。

（2）肌力、耐力训练：利用自身体重让肌肉做等长或等张性收缩，以维持和提高肌力、耐力的训练。

（3）关节活动度训练：利用肋木做有节律的摆动运动，既可以做主动运动，也可以借助部分体重做自身被动运动，用于肩周炎、关节炎、关节外伤（扭伤、挫伤、脱位、骨折）等疾病，所导致的关节挛缩、活动受限的病伤残者。

（4）训练辅助：利用肋木运动时固定身体，可以防止代偿性运动。

3. 阶梯

（1）步行训练：利用阶梯扶手或拐杖，进行上下台阶的步行训练。

（2）肌力训练：对躯干和下肢肌肉进行肌力增强训练，上下台阶是最简单的、既有效又安全的方法。

4. 姿势矫正镜

（1）步态、姿势的矫正：用于假肢、矫形器穿戴训练的患者，偏瘫、截瘫、下肢骨折、运动失调、帕金森病等表现异常姿势者。由姿势矫正镜的反馈，使患者自己来观察步态、姿势异常程度，而加以纠正，这样比完全依靠治疗师指导效果好。

（2）控制不随意运动，平衡训练：用于脑性瘫痪和其他有不随意运动者。向患者提供反馈，帮助控制头、颈、躯干的不随意运动，以及用来帮助平衡训练。

（3）协调性训练：帮助面部神经麻痹者，进行表情肌练习。

5. PT 凳 圆形凳面，凳腿有万向移动滑轮，高度可调的小凳，是供治疗师治疗时使用的凳子。

6. 训练床

（1）综合基本动作训练：坐、卧位训练，用于脊髓损伤、偏瘫、脑瘫、类风湿症等，四肢活动不便的患者。

（2）平衡训练：可以进行坐位、手膝位的平衡训练。

（3）训练辅助：治疗师在训练台上对患者进行一对一的多种徒手训练。训练可与悬吊架配合使用。

7. 运动垫

（1）综合基本动作训练：卧、跪、单腿跪、手膝位、坐位训练及垫上训练，长坐位平衡及耐力训练，儿童脑瘫基本姿势动作训练，翻身、坐起、爬行及异常姿势矫正训练。

（2）平衡训练：可以进行坐位、手膝位的平衡训练。

（3）训练辅助：治疗师可以在运动垫上对患者进行一对一的多种手法训练。可与肋木等配合使用，能满足多种训练卧位操作的需要。还可以做跌倒防护用。

8. 电动站立台 利用电动站立台实施渐进适应性训练，通过逐步增大倾斜角度，使身体功能逐渐适应重心的升高。重度偏瘫、四肢瘫和其他重症患者，可以利用电动站立台（这些患者无法使用站立架）做健康保持训练，作为日常生活的一个内容，长期坚持倾斜台站立训练，可以预防因为站立功能障碍所导致的多方面身体并发症，如骨质疏松、关节挛缩、肢体畸形等。

9. 平衡板 用于偏瘫、脑瘫等各种运动失调患者的平衡训练。坐或站在平衡板上，努力保持重心位置，使平衡板不致倾斜，改善患者的平衡功能。

10. 踝关节矫正板

（1）矫正姿势、防止畸形：用于偏瘫等踝关节肌肉控制异常的患者。使用者取站立位，手扶平行杠，脚踩在踝关节矫正板上，在身体自身体重的作用下，强制踝关节保持在某一角度功能位，并保持一段时间，可以起到预防畸形、矫正某一异常姿势的作用。

（2）站立训练：存在站立功能障碍的患者，利用踝关节矫正板保持在站立位，进行站立功能训练。

11. 轮椅、拐杖、助行架 辅助人体支撑体重，保持平衡和行走功能，用于站立训练、步行训练和日常社会活动能力训练。

（二）作业疗法康复器材

1. OT 桌 长方形，内缘有凹陷的桌子，是作业疗法治疗师常用的桌子。

2. 砂磨台

（1）协调性训练：中枢神经系统存在功能障碍的患者，模仿木工作业中用砂纸磨木板的操作，进行上肢伸展运动，以改善上肢粗大动作的协调性。患者从坐位开始训练，逐渐达到立位姿势。

（2）关节活动度训练：上肢伸展运动、同时也可以训练上肢关节活动度。

（3）肌力训练：砂磨具木板底面不加砂纸、加砂纸、加不同粒度的砂纸，可以在砂磨作业训练中获得不同的运动阻力，起到训练上肢的作用。

3. 木钉盘 木钉盘用于偏瘫、脑瘫、四肢瘫患者手功能训练、协调性训练使用。手持木钉，把木钉插入钉盘的孔中，可以练习手细微动作的协调性和手眼之间的协调性。

4. 滚筒

（1）协调性训练、关节活动度训练：偏瘫、脑瘫等运动失调患者，坐在训练桌前、双臂压于滚筒上，在桌上推动滚筒滚动，可以训练上肢粗大动作的协调性以及上肢的关节活动度。

（2）综合基本动作训练：脑瘫患儿可以利用滚筒进行多种综合基本动作训练。如患儿俯卧位，滚筒置于患儿胸下，其双上肢伸直放在滚筒前，可以训练患儿的抬头功能；可以进行躯干旋转能力训练，患儿骑跨在滚筒上，通过左右旋转躯干或躯干左右屈曲，以手触碰底面来增强躯干的旋转功能。

（3）平衡功能训练：脑瘫患儿骑跨在滚筒上，分别先后抬起双脚时，滚筒左右滚动，迫使患儿不断调节重心，以适应滚筒多变的位置。

5. **分指板** 用于偏瘫、脑瘫、四肢瘫等患者矫正手指姿势、防止畸形。把手指分别放在分指板的指槽内，使5个手指呈分离状态，用固定带把手掌固定住，保持一段时间。坚持训练，可以防止指间关节挛缩变形，同时由于手指呈伸展状态，也可以防止手的屈肌挛缩。

6. **套圈、手指阶梯** 用于手指关节活动度、手的灵活性、协调性以及腕关节的功能训练。

7. **认知训练图形、插板等** 用于患者的感知能力训练。

（三）言语认知康复器材

1. **言语训练卡片** 用于听、说、读、写障碍患者的言语功能训练。

2. **智力拼图** 用于认知功能障碍患者的训练。

3. **交流板** 根据患者言语障碍的具体情况，设计制作交流板，用于提高患者的交流能力。

（四）物理因子及传统康复器材

1. **物理因子治疗器材** 电疗仪、光疗仪、磁疗仪、超声治疗仪、热疗仪、蜡疗仪、生物反馈治疗仪等。

2. **传统康复器材** 针灸针、艾灸、电针灸治疗仪、按摩床、按摩仪、牵引床、火罐、中药熏蒸仪等。

二、 常用的辅助器具的种类、功能和作用

（一）生活自理辅助器具

1. **进食辅助器具** 如可转动的餐具、加大手柄的餐具、握柄有角度的餐具等，防洒碗、防洒碟、碗固定器及多用途固定器，辅助饮用器具，如易握水杯、吸管及吸管架等。

2. **家务活动辅助器具** 长柄拾物器、各种固定在墙上、桌旁、床旁、厕具旁的扶手，食物固定支架、瓶罐固定器、固定式开瓶器。

3. **如厕辅助器具** 坐便椅、各种厕所座椅、厕具座椅、支架及承托系统、便盆及尿壶，失禁专用尿垫、男用尿套、集尿器、尿布、垫子、失禁警报系统等。

4. **清洗辅助器具** 有轮或无轮淋浴椅、淋浴垫、入浴担架等入浴辅助器具、有手柄的洗澡布或刷子、有把手的肥皂盒、电动和非电动牙刷等。

5. **穿戴辅助器具** 穿袜器、鞋拔子、系扣器、穿衣棒、拉锁环等。

6. **梳洗辅助器具** 长柄梳、长柄刷、牙膏固定器、台式指甲钳等。

7. **阅读书写辅助器具** 打字自助器、持笔器、翻页器、抓握式键盘和鼠标控制器、电子交流辅助设备等。

（二）家庭用辅助器具

1. **床具** 如手动及电动可调式床具、床的附件、床上用品、防压疮垫。
2. **桌子** 可调式工作台或工作桌、床上小桌板等。
3. **椅子** 手动或电动提升椅、高座位椅、老人座椅、儿童椅、三角椅、脚凳、套凳、可调椅子、固定后倾椅、手动后倾椅等。
4. **姿势保持辅助器具** 俯卧板、站立架、站立箱、背托垫、颈托垫、电子座位系统、坐姿保持器等。
5. **防压疮辅助器具** 体位垫、空气床垫、泡沫床垫、水型床垫等。

（三）个人移动辅助器具

1. **拐杖** 手杖（单足手杖、多足手杖）、肘拐、前臂支撑拐、腋拐、三角拐、四脚拐、五脚拐。
2. **助行器** 普通助行架、轮式助行架、助行椅、助行台。
3. **轮椅车** 手推轮椅、手动轮椅、电动轮椅、机动轮椅车、手摇三轮车。
4. **升降装置** 自动提升用具、提升装置、升降台、吊兜、座椅升降机、上下楼轮椅、汽车改装等。

（四）矫形器

肩带、腰围、矫形鞋、矫形鞋垫、上下肢矫形器等，各种适用于社区功能障碍患者的矫形器。

（五）假肢

假手、上下肢假肢等，各种适用于社区功能障碍患者的假肢。

第三节 选择康复器材及辅助器具的注意事项

选择社区康复器材和辅助器具时，应该以社区康复对象、功能障碍情况、康复治疗项目以及稳定性、安全性、可调整性、平稳性、可维护性、独立操作性、实用性、美观性等方面为主给予充分考虑，以保证社区康复治疗的顺利有效的实施。选择社区康复器材及辅助器具时，主要应该注意以下几点：

1. **明确使用者** 对于筹建中的康复训练机构，需根据设立机构的目的、明确社会定位服务对象及服务的工作方向和运营模式等。
2. **明确使用者的康复训练需求** 在充分调研了解其所在社区开发需求的前提下，根据社区主要服务对象的肢体功能障碍情况，明确应开展哪些康复训练。
3. **稳定性** 康复器具的强度、刚度不好或弹性变形过大，会出现晃动、震颤，稳定性差，会导致安全事故。
4. **安全性** 安全性差的器具，则故障率高，影响使用效果，并可能导致安全事故。
5. **可调整性** 为适应不同的患者、不同的病情，多数器械可选用设有调整环节、调整范围适宜，调整方便、安全，操作简单的。

6. **振动、噪声、平稳性** 振动噪声越小越好，运动越平稳越好。

7. **可维护性** 选用的器械是否有易磨损件，是否容易拆装、安装，是否备有专用安装工具等，对器械的安装与保养影响较大。

8. **可独立操作性** 完成同样的功能，使用者需要他人帮助越少越好，说明器械性能越好。

9. **实用性** 价廉物美，性价比高，适用于社区康复。

10. **美观性** 在外形、颜色等美观性设计上，应体现人性化，充分考虑使用者的意愿。

第四节　康复器材及辅助器具的安全使用

安全是基石，安全是保障。前面提及了社区康复器材和辅助器具的配备原则、注意事项等，那么，有了适宜的康复器材和辅助器具，保证它的安全使用是开展社区康复的基本要求。

1. 器械、器具应由专业人员按说明书规范组装、安装、调试、维护、保养和维修。

2. 新器械、器具应首先进行空载实验及健全人试用，确定没有问题后方可给功能障碍者使用。

3. 要有设备安全负责人，定期进行检查、维护，确保设备的安全使用。特别是复杂产品、含有运动件的产品，受力大的、重量大的、运转速度快的、重心过高的产品、电器产品，要注意防止出现器械故障。

4. 应在康复医师、康复治疗师等专业人员的指导和陪护下，规范使用康复器械，不得擅自动用康复器械，以防止造成不必要的损害。专业人员应留心器械使用过程中的各种异常情况，发现问题及时修理，无论是异常晃动、振动、噪声、力的改变等，都要引起足够的重视。

5. 应时刻把安全放在首位，树立安全意识，防止训练过程中发生二次损伤。

6. 使用康复器械应遵循"循序渐进"的原则，逐步增加训练强度和时间。

7. 训练中注意着装整洁，防止衣物或头发挂扯损伤。

8. 要严格掌握康复设备使用的适应证和禁忌证。

9. 有高血压、心脏病等伴随疾病的患者，使用康复器械时，专业人员要注意观察，避免康复训练对伴随疾病的影响，发现问题要及时停用器械治疗，并及时处置。

10. 注意用电安全，训练场地保证足够大，并留有足够的通行通道，必要的照明设施，防止误操作。

（商晓英）

第十三章
社区及家庭无障碍环境的改造

第一节　概述

一、环境与无障碍环境

《国际功能、残疾和健康分类》（ICF）指出"环境因素构成了人们生活和指导人们生活的物质、社会和态度环境"。物质环境分为自然环境和人工环境。自然环境是指未经过人的加工改造而天然存在的环境。人工环境是指在自然环境的基础上经过人的加工改造所形成的环境。社会环境是指由人与人之间的各种社会关系所形成的环境，包括政治制度、经济体制、文化传统、社会治安、邻里关系等。态度环境是指由人们习惯、意识、价值观、信仰所形成的对某人或某事物的一般或特殊看法、行为或行动。

无障碍环境是相对环境有障碍而言，指某个事物对某人是可进入、可接近、易获得的，每个人都可以获得使用这个物件或参与这件事情的机会。广义的无障碍环境，包括残疾人等社会成员活动和参与的九个主要领域：生活环境无障碍、移动环境无障碍、交流环境无障碍、教育环境无障碍、就业环境无障碍、文体环境无障碍、宗教环境无障碍、居家环境无障碍和公共环境无障碍。涉及法律政策、社会管理、文化观念、就业支持、交流沟通、文体休闲、物理空间、辅助用具等方面的内容。狭义的无障碍环境，指与残疾人等社会成员日常生活相关的道路、建筑、公共交通、信息交流和获得社区服务无障碍。如城市道路应满足残疾人安全的通行和使用；建筑物的出入口、房间、楼梯、地面、电梯、扶手、厕所、柜台等设施，可供残疾人方便到达并便于使用；而盲文、手语、交通路口设置声音提示、图文或电子"交流板"等辅助器具的使用，使视力和听力语言残疾人的交流沟通无障碍。

二、无障碍环境改造的目的

无障碍环境改造是对影响残疾人回归社会的环境进行适当调整与改造，通过环境补偿的方式，使环境适应残疾人的实际能力，提升残疾人的活动表现和参与能力。

在社区家庭生活中，残疾人因精神或身体方面的障碍，在进行家庭自立生活及参与社会活动时，会遇到诸多困难，这时就有必要通过环境改造的方式扩大其能力，实现残疾人自立生活的需求。具体地说，无障碍环境改造就是将残疾人所用的建筑物及相关结构，如道路、停车场、入口、走廊、房间、厨房、厕所、浴室等，进行重新调整、设计、改造，为其改建一个与其身体功能相适应的、能够满足其进行自理活动和参与社会需要的环境。人与环境相互间的适应性越高，说明环境能够满足人的各种需要的程度越高，人的独立性和生活质量也就越高。

无障碍环境改造的目的，包括以下几个主要方面：

1. 补偿或替代因残疾带来的能力限制或障碍，增强参与社会能力。
2. 提高日常生活活动的自理能力，改善生活质量。
3. 提高参与工作、学习、休闲及社交的机会，改善心理状况，提高自信心。
4. 减少辅助量，减少经济支出，减轻家庭及社会负担。
5. 增强功能的独立性、便利性和舒适性。
6. 增强移动能力、降低能量消耗，安全、有效率地完成活动。
7. 增进照顾者的方便性及安全性。
8. 预防残疾人受到伤害或发生意外。

无障碍环境改造后，环境对残疾人的要求，应低于残疾人拥有的技巧和能力水平，以保证残疾人对自己的活动表现感到舒适和满意，增强参与活动的自信。

三、 无障碍环境改造的原则

由于每个残疾人的生活状况和所受的残疾程度不同，环境改造的目标也会有所不同，所以，要对残疾人的身体功能和辅助者的辅助能力进行认真的评定。无障碍环境改造，是将残疾人作为普通的生活个体，从最基础方面提供帮助，有关环境改造技术上的服务，要在尊重残疾人本人和家属意见的基础上，帮助他们实现自己的愿望。在残疾人与多位家属一起居住的情况下，如果只以残疾人本人为对象进行环境改造，可能会给家属在使用上带来不便。因此，在环境改造前，要与其家属进行协商，以取得残疾人本人和家属对改造后设计的充分认可。在设计意见难以取得一致时，可以参考已改造好的住宅样板间的设计，让残疾人在接近改造后的环境下进行操作、试用。由于环境改造需要一定的费用，所以需要取得家属的理解和配合，也可以争取残疾人所在单位或社会保障部门的帮助。

四、 无障碍环境改造的范围

2012 年 8 月 1 日起施行的《无障碍环境建设条例》规定，县级以上人民政府，应当优先推进特殊教育、康复、社会福利等机构，国家机关的公共服务场所，文化、体育、医疗卫生等单位的公共服务场所，以及交通运输、金融、邮政、商业、旅游等公共服务场所的无障碍设施改造。无障碍改造的范围，包括以下几个方面。

（一）无障碍设施

1. **道路** 主要包括城市的主要道路、主要商业区和大型居住区的人行天桥和人行地下通道、人行道交通信号设施等符合无障碍服务功能要求，适应残疾人等社会成员通行的需要。

2. **建筑** 主要包括公共建筑、居住建筑和居住区的出入口、走廊、坡道、过道、扶手、轮椅使用空间与设施、电梯、洗手间、低位服务设施等符合无障碍服务功能要求，适应残疾人等社会成员的需要。

3. **公共交通设施** 主要包括民用航空器、客运列车、客运船舶、公共汽车、城市轨道交通车辆等公共交通工具，应当逐步达到无障碍设施的要求。停车场应当按照无障碍设施工程建设标准设置，并标明无障碍停车位。视力残疾人携带导盲犬出入公共场所，公共场所的工作人员应当按照国家有关规定提供无障碍服务。

（二）无障碍信息交流

主要指各级政府或各类相关部门，为残疾人提供的语音信息和文字提示信息服务；盲文、配置字幕和手语服务；无障碍网站设计与使用等。

（三）无障碍社区服务

主要是指社区公共服务设施应当具备无障碍服务功能，为残疾人等社会成员参与社区生活提供便利。如报警、医疗急救等紧急呼叫系统；政府部门对需要进行无障碍设施改造的贫困家庭，给予适当补助；提供盲文选票，为残疾人参加选举提供便利等。

五、 无障碍环境建设"十三五"实施方案主要措施

"十二五"期间，国务院颁布实施《无障碍环境建设条例》，为城乡无障碍环境建设开展提供法规保障。住房和城乡建设部、工业和信息化部、民政部、中国残疾人联合会、全国老龄办，开展了创建全国无障碍环境市县工作。各地积极采取措施，推进残疾人、老年人家庭无障碍改造工作。城乡无障碍环境建设水平进一步提升，残疾人、老年人和全体社会成员参与社会生活的环境更加便利。

为做好"十三五"期间无障碍环境建设工作，根据国务院印发的《"十三五"加快残疾人小康进程规划纲要（2016—2020年）》，中国残疾人联合会、住房和城乡建设部、教育部、公安部、民政部、交通运输部、工业和信息化部、国家新闻出版广电总局、国家互联网信息办公室、中国铁路总公司、国家旅游局、中国民航局、全国老龄工作委员会办公室，联合制定了《无障碍环境建设"十三五"实施方案》，《方案》的主要措施有：

1. 依法开展无障碍环境建设。
2. 健全无障碍建设工作机制。
3. 完善无障碍环境建设相关政策、标准。
4. 开展无障碍环境市、县、村镇创建工作。
5. 加大无障碍建设与改造力度。
6. 发展信息交流无障碍。
7. 广泛开展残疾人、老年人家庭无障碍改造。
8. 开展无障碍建设研究、宣传。

第二节 社区及家庭无障碍改造的评定

一、 无障碍环境评定的内容

无障碍环境评定是指按照残疾人自身的功能水平，对其即将回归的环境的安全性、能力水平和舒适程度进行实施考察、分析，找出影响其日常生活活动的因素，并提出修改方案，最大限度地提高其

独立性，帮助残疾人更好地回归家庭和社会。

无障碍环境评定，包括室内环境和室外环境的评定，侧重对残疾人日常生活环境中的建筑物空间格局、物件摆放、完成功能活动需要使用到的工具或辅助器具等进行评定。主要考虑人与物理环境相互影响的因素，如可出入性、安全性以及杂乱程度等。

1. 居住环境、物件摆放与获得及使用的重点评估内容，见表13-1。

表 13-1　室内环境评估内容

评估目标	重点内容
居住环境	房屋类型、门口的可进出性、门及门把手式样、门槛、室内地面、通道、室内楼梯/斜坡、扶手、光线/夜间照明、电线/开关/插座、家具摆放等
行走	轮椅/助行器、椅/床转移、体位调整等
厨房	煤气炉/电炉、橱柜、操作台、水龙头、刀具/剪刀的存放/使用、食物供给/储存、垃圾存放/处置等
浴室和厕所	锁门/开门、门及门把手式样、洗手盆、座椅/坐厕设施、如厕的方式与转移、厕所的扶手/安全栏、热水器、洗澡的方法与转移、洗澡的扶手、防滑的辅助用具等
家务	整理衣物、整理床铺、端茶水/饭菜、准备饭菜、做饭、室内清洁、清洗衣物、购物等
自我照顾	穿衣/脱衣、二便的处理、头发护理、指甲护理等
个人卫生	口腔卫生、剃须、化妆、女性卫生等
休闲	安全性/工具/方法等

2. 室外及社区环境评估重点内容，见表13-2。

表 13-2　室外环境评估内容

评估目标	重点内容
公共建筑物	建筑物类型、门口的可进出性、门及门把手式样、通道、室外地面、室外楼梯/斜坡/扶手、电梯、光线/夜间照明、消防出口等
行走交通	步行/助行器/轮椅、盲道、公共/可获得的交通工具、汽车/驾驶/转移等
信息交流	路口红绿灯声音提示、盲文、手语、显示屏文字或语音提示等
社交	安全性/活动/方法

二、　无障碍环境评定的方法

无障碍环境评定，是对残疾人的生活环境进行实地考察、分析，找出影响其功能活动的因素，并提出改造方案，最大限度地满足或提高他们日常生活的安全性和舒适性，协助他们过上功能完全独立或功能相对独立的生活，使其更好地回归家庭和社会。主要的方法有观察法和量表法。采用的形式，主要是通过问卷调查或现场实地评估的方式完成。

（一）问卷调查

采用非标准化或标准化的问卷或量表，对残疾人或家属进行有针对性的调查，了解存在的问题，提出改造意见和建议。问卷调查简单、直接，人力物力花费小，但往往不能全面真实地反映残疾人实际生活环境，以及他在实际环境中的活动表现，因此，评估结果往往不够准确。社区康复工作中常用家居环境评估表，如表 13-3，进行家居环境评估。制定居家环境评估表的内容应细致全面，尽量真实地反映残疾人家居环境全貌。

表 13-3　家居环境评估表

基本情况	被评估人姓名＿＿＿＿＿　性别＿＿＿＿　年龄＿＿＿＿　残疾类别＿＿＿＿ 地址＿＿＿＿＿＿＿＿＿＿＿＿＿＿　电话＿＿＿＿＿＿＿＿ 联络人姓名＿＿＿＿＿　关系＿＿＿＿　联系电话＿＿＿＿＿＿ 日期＿＿＿＿＿＿＿＿　评估人签名＿＿＿＿＿＿
住宅类型	□公寓楼房：您住在哪一层：＿＿＿＿＿，是否有电梯：有□　无□ □独宅：有几层：＿＿＿＿＿，您住在几层：＿＿＿＿＿ □平房
电梯	是否有电梯：有□　无□ 电梯开门时是否与地面同高：是□　否□　电梯门宽：＿＿＿＿ 电梯控制按钮的高度：＿＿＿＿＿，是否有扶手：是□　否□ 您是否能自己独立乘电梯：能□　否□
门口	您是否能够：开锁□　开门□　关门□　锁门□ 门的宽度：＿＿＿＿＿，您能否出入：能□　否□ 开门方向：向内□　向外□　平推□ 门把手类型：球形□　长炳形□　其他□ 是否有门槛：无□　有□　门槛的高度：＿＿＿＿
台阶/楼梯	您是否能够上下台阶/楼梯：能□　否□ 扶手在台阶/楼梯的：左边□　右边□　双侧□ 轮椅用斜坡：无□　有□　长度：＿＿＿＿　高度：＿＿＿＿ 台阶/楼梯的宽度：＿＿＿＿＿，台阶/楼梯的级数：＿＿＿＿， 台阶/楼梯的高度：＿＿＿＿
走廊/通道	宽度：＿＿＿＿ 是否有障碍物阻碍通过：有□　无□

转移	您能否从家里的一处到另一处：如：走廊□ 卧室□ 厨房□ 洗手间□ 客厅□ 户内其他地方□
	在家里从一个房间到另一个房间需使用：拐杖□ 助行器□ 矫形器□ 假肢□ 手动／电动轮椅□ 其他□
	您能否在以下几种情况下安全地活动：在地毯上行走□ 不平的地面□ 打蜡的地板□ 家具边角锐利□ 家中有宠物□
	能否从座椅站起或坐下：能□ 否□
	能否从沙发上站起或坐下：能□ 否□
	能否完成轮椅与座椅之间的转移：能□ 否□
	能否完成床与轮椅之间的转移：能□ 否□
	能否完成轮椅与坐便器之间的转移：能□ 否□
	沐浴时，您能否在没有帮助的情况下安全地转移：能□ 否□
	如厕时，您能否在没有帮助的情况下安全地转移：能□ 否□
卧室	床：高度：_____，宽度：_____；是否两边均可上下：能□ 否□
	有无床头板：有□ 无□；有无床尾板：有□ 无□
	床头柜是否位于您可及的位置：是□ 否□
	您从何处取衣服：箱子□ 柜子□ 抽屉□ 其他处□
	电灯是否能自行开关：能□ 否□
	电话、插座的高度是否合适：是□ 否□
	在卧室中活动所遇到的最大的问题是什么：_____
客厅	能否使用电视□ 收音机□ 空调□ 或其他电器□
	餐桌的高度：_____，座椅的高度：_____， 轮椅能否推到桌子下方：能□ 否□
	为使轮椅能够通过，能否重新摆放家具：能□ 否□
	电灯是否能自行开关：能□ 否□
	电话、插座的高度合适：是□ 否□
	在客厅中活动所遇到的最大的问题是什么：_____
厨房	使用厨房对您来说是否十分重要：是□ 否□
	您能否携带器皿在厨房里从一处到另一处：能□ 否□
	您是否能打开冰箱／冰柜取食品：能□ 否□
	您是否能否坐在水池前：能□ 否□
	您是否能否触及水龙头：能□ 否□
	能否开关水龙头：能□ 否□
	您能否到达炉灶前并使用炉灶：能□ 否□

续表

厨房	能否使用微波炉 / 烤箱：能□　否□
	您能否使用电源插座：能□　否□
	您能否拿到并使用其他电器：能□　否□
	操作台前是否有足够的操作空间：有□　无□
	您能否开关柜门：能□　否□
	您能否拿到餐具、水壶、食品：能□　否□
	厨房活动所遇到的最大问题是什么：_____
洗手间	在盥洗室里，您使用：轮椅□　步行器□
	盥洗室空间的大小能否允许轮椅或步行器进入其中：能□　否□
	您是否能够触到开关：是□　否□
	厕所类型：坐式□　蹲式□
	坐便器的高度：_____
	坐便器附近有无扶手：有□　无□
	有无安装扶手的位置：有□　无□
	能否取卫生纸和使用卫生纸：能□　否□
	洗手池的高度：_____
	是否能开关水龙头：能□　否□
	水池下方轮椅是否可以进入：能□　否□
	能否拿到所需用品：能□　否□
沐浴	您洗：□盆浴　□淋浴
	盆浴时能否在没有帮助的情况下安全地转移：能□　否□
	盆浴时是否需要辅助用品：座椅□　防滑垫□　扶手□　其他□
	盆浴时能否开关水龙头和使用塞子：能□　否□
	浴盆旁有无扶手：有□　无□
	盆边到地面的高度：_____，浴盆的内径宽度：_____
	淋浴时能否独立转移和拧水龙头：能□　否□
	洗澡所遇到的最大问题是什么：_____
家务	您有无洗衣机：有□　无□
	能否到达洗衣机处：能□　否□
	能否自己放入衣服：能□　否□
	能否自己取出衣服：能□　否□
	能否控制开关或按钮：能□　否□
	如果没有洗衣机，如何洗衣服：_____

家务	能否自己晒衣服：能□　否□			
	能否自己熨衣服：能□　否□			
	洗衣所遇到的最大问题是什么：_____			
	打扫卫生时，能否拿到拖把、扫帚或吸尘器：能□　否□			
	能使用哪种工具：拖把□、扫帚□或吸尘器□、其他工具□			
应付紧急情况	电话在室内的：_____位置			
	单独在家时，能否迅速从安全口或后门撤离：能□　否□			
	您是否有邻居、警察、火警及医师的电话号码：有□　无□			

注：评定时，在"□"中对所选答案打"√"，并在横线上填空。

（二）现场实地评定

在真实生活环境中，观察残疾人在实际环境中的真实、具体表现，发现存在的障碍因素，制订全面、具体、有针对性和实用的环境改造方案。但是比较耗费人力和时间。

一般在进行环境评定时，要灵活的应用上述两种方法。首先，通过与残疾人及家属的问卷调查，初步发现残疾人可能存在的问题，以供确定治疗目标和制定治疗计划时参考，然后，更有针对性地结合实地考察和测量的结果，观察残疾人在实际环境中的活动表现，发现问题，准确、全面地为残疾人提供环境改造的解决方案。

在现场实地评定过程中，可使用无障碍环境检查表、勾画草图或拍摄影像资料，对评定观察的目标环境做完整的记录，如表 13-4 所示。

表 13-4　无障碍环境检查表

基本情况	被评估者姓名 评估日期 评估人签名		
检查／观察内容	是	否	备注
物理障碍			
所有门宽／入口允许顺利通过吗？			
所有门消除了门槛等障碍吗？			
所有楼梯都装有扶手吗？			
是否有坡道代替阶梯？			
是否有电梯到达？			
有没有无障碍厕所？			
公共场所、走廊等地方有无可以歇息的长凳？			

基本情况	被评估者姓名 评估日期 评估人签名		
检查 / 观察内容	是	否	备注
家具的摆放是否允许坐轮椅的人随意移动到室内的任何位置？			
家具尺寸 / 高度是否可以满足特殊需求？			
水龙头、淋浴头是否安装在可以触到的位置？			
厨房是否可以满足特殊需要？			
照明是否合适？			
照明按钮是否装在可及的位置？			
报警呼叫系统是否完善？			
态度障碍			
家人、邻居是否接受残疾人？			
周围人是否欢迎残疾人加入社交活动？			
信息交流障碍			
是否有盲文、手语、字幕交流提示			
是否有语音交流提示			
社会管理或法律或制度导致的障碍			
是否已制定管理政策 / 实施办法			

注：评定人对残疾人无障碍环境进行观察，并根据上述问题确定"是"或"否"，在备注中填写改造建议。

三、 无障碍环境评定的程序

（一）评定的准备

评定工具，一般包括尺子、记录本、笔、相机等。治疗师或接受过培训的社区康复工作人员与残疾人或其家人一起制订评定计划，确定调查路线和调查环境，按照约定的时间和方式，到达评定的地点。

（二）重点观察和测量的内容

可使用上文提及的评定表格，对室外入口处的门宽，开门的方向、光线的明暗、地面的光滑程度、斜坡的长度、台阶、楼梯的高度、是否有扶手等；室内的门宽、是否有门槛、通道宽度、物件的摆放是否稳妥、物件是否易于拿取、物件高度是否合理，厨房用品及物件是否符合残疾人的需要、厕所能否满足残疾人的特殊需要等内容进行重点观测。

（三）撰写评定报告

评定人员与残疾人和其家人一起，对物理环境中存在的障碍、危险因素和需要改造之处进行讨论，提出对环境、建筑结构、室内物件改进或需要采用的辅助设备的建议，在此基础上结合现场测量的结果，画出建筑改造和物件安装平面草图，并用书面文字描述物理环境的位置、结构、条件，残疾人在该环境中完成活动情况，以及对残疾人是否能够方便地使用公共设施做出评定和建议，完成报告撰写。

第三节 无障碍环境改造的标准与改造方案

一、无障碍环境改造标准

2012年9月1日正式实施的《无障碍设计规范》（GB 50763－2012）是我国最新颁布的无障碍环境建设标准。社区康复无障碍环境改造，应该遵循该规范内容对社区和家居环境进行改造。

（一）社区无障碍设施标准

1. 无障碍道路设施 指城市主要道路、人行道、人行横道、人行天桥和人行地下通道等符合无障碍设计标准要求，如表 13-5 所示。

表 13-5　无障碍道路设施标准

盲道	行进盲道	宽度宜为 250～500mm
	提示盲道	行进盲道在起点、终点、转弯处及其他有需要处，应设提示盲道，当盲道的宽度不大于 300mm 时，提示盲道的宽度应大于行进盲道的宽度
	人行道	人行道在各种路口、各种出入口位置，必须设置缘石坡道 人行横道两端必须设置缘石坡道 城市主要商业街、步行街的人行道，应设置盲道 人行道设置台阶处，应同时设置轮椅坡道
	人行横道	人行横道宽度，应满足轮椅通行需求 人行横道安全岛的形式，应方便乘轮椅者使用 城市中心区及视觉障碍者集中区域的人行横道，应配置过街音响提示装置
	无障碍出入口	出入口的地面应平整、防滑 室外地面滤水箅子的孔洞宽度不应大于 15mm 除平坡出入口外，在门完全开启的状态下，建筑物无障碍出入口的平台的净深度不应小于 1.50m

无障碍出入口	建筑物无障碍出入口的门厅、过厅如设置两道门，门扇同时开启时两道门的间距不应小于 1.50m
	平坡出入口的地面坡度不应大于 1 : 20，当场地条件比较好时，不宜大于 1 : 30
轮椅坡道	轮椅坡道宜设计成直线形、直角形或折返形
	轮椅坡道的净宽度不应小于 1.0m，无障碍出入口的轮椅坡道净宽度不应小于 1.20m
	人行天桥及地道的轮椅坡道净宽度不应小于 2.0m；坡道的坡度不应大于 1 : 12
	轮椅坡道的高度超过 300mm 且坡度大于 1 : 20 时，应在两侧设置扶手，坡道与休息平台的扶手应保持连贯
	轮椅坡道起点、终点和中间休息平台的水平长度不应小于 1.50m
	轮椅坡道的坡面应平整、防滑、无反光
无障碍通道	室内走道不应小于 1.20m
	室外通道不宜小于 1.50m
	人流较多或较集中的大型公共建筑的室内走道宽度不宜小于 1.80m
	检票口、结算口轮椅通道不应小于 900mm
公交车站	站台有效通行宽度不应小于 1.50m
	站台距路缘石 250～500mm 处应设置提示盲道，宜设置盲文站牌或语音提示服务设施，盲文站牌的位置、高度、形式与内容，应方便视觉障碍者的使用
	在车道之间的分隔带设公交车站时，应方便乘轮椅者使用

2. **无障碍建筑** 建筑的主要出入口，应为无障碍出入口；主要出入口宜设置坡度小于 1 : 30 的平坡出入口。在台阶和斜坡两侧，应安装扶手等设施。设置电梯的居住建筑，应至少设置 1 处无障碍出入口；每居住单元至少应设置 1 部能直达户门层的无障碍电梯。公共建筑内至少应设置 1 个无障碍厕所。当设各种服务窗口、售票窗口、公共电话台、饮水器等服务设施时，应设置低位服务设施。法庭、审判庭及为公众服务的会议及报告厅、体育场馆应按比例设轮椅席位；停车场应设立残疾人车位。

3. **无障碍楼梯、台阶** 公共建筑楼梯的踏步宽度不应小于 280mm，踏步高度不应大于 160mm；宜在两侧均做扶手。公共建筑的室内外台阶踏步宽度不宜小于 300mm，踏步高度不宜大于 150mm，并不应小于 100mm；踏步应防滑；三级及三级以上的台阶，应在两侧设置扶手。

4. **升降平台** 只适用于场地有限的改造工程；垂直升降平台的深度不应小于 1.20m，宽度不应小于 900mm，应设扶手、挡板及呼叫控制按钮；垂直升降平台的基坑，应采用防止误入的安全防护措施；斜向升降平台宽度不应小于 900mm，深度不应小于 100m，应设扶手和挡板；垂直升降平台的传送装置，应有可靠的安全防护装置。

5. **电梯** 电梯的候梯厅深度不宜小于 1.50m，公共建筑及设置病床梯的候梯厅深度不宜小于 1.80m；呼叫按钮高度为 0.90～1.10m；电梯门洞的净宽度不宜小于 900mm；电梯出入口处宜设提示盲道；电梯箱内应设电梯运行显示装置和抵达音响。

电梯的轿厢门开启的净宽度不应小于 800mm；在轿厢的侧壁上应设 0.90～1.10m 带盲文的选层按钮，盲文宜设置于按钮旁；轿厢的三面壁上应设高 850～900mm 扶手；轿厢内应设电梯运行显示装置和报层音响；轿厢正面高 900mm 处至顶部，应安装镜子或采用有镜面效果的材料；轿厢的最小规格为深度不应小于 1.40m，宽度不应小于 1.10m；中型规格为深度不应小于 1.60m，宽度不应小于 1.40m；医疗建筑与老人建筑宜选用病床专用电梯。

6. 无障碍机动车停车位 停车场地应将通行方便、距离出入口路线最短的停车位安排为无障碍机动车停车位，如有可能宜将无障碍机动车停车位设置在出入口旁。停车位的一侧或与相邻停车位之间，应留有宽 1.20m 以上的轮椅通道，相邻两个无障碍机动车停车位，可共用一个轮椅通道。

7. 低位服务设施 低位服务设施上表面距地面高度宜为 700～850mm，其下部宜至少留出宽 750mm、高 650mm、深 450mm，供乘轮椅者膝部和足尖部的移动空间。低位服务设施前应有轮椅回转空间，回转直径不小于 1.50m。挂式电话离地不应高于 900mm。

8. 扶手 无障碍单层扶手的高度应为 850～900mm，无障碍双层扶手的上层扶手高度应为 850～900mm，下层扶手高度应为 650～700mm。扶手应保持连贯，靠墙面扶手的起点和终点处，应水平延伸不小于 300mm 的长度。扶手末端应向内拐到墙面或向下延伸不小于 100mm；栏杆式扶手，应向下成弧形或延伸到地面上固定。扶手内侧与墙面的距离不应小于 40mm。扶手应安装坚固，形状易于抓握。圆形扶手的直径应为 35～50mm，矩形扶手的截面尺寸应为 35～50mm。

9. 门的无障碍设计 无障碍通道上的门扇应便于开关。自动门开启后通行净宽度不应小于 1.00m；平开门、推拉门、折叠门开启后的通行净宽度不应小于 800mm，有条件时，不宜小于 900mm；在门扇内外，应留有直径不小于 1.50m 的轮椅回转空间；在单扇平开门、推拉门、折叠门的门把手一侧的墙面，应设宽度不小于 400mm 的墙面；平开门、推拉门、折叠门的门扇，应设距地 900mm 的把手，宜设视线观察玻璃，并宜在距地 350mm 范围内安装护门板；门槛高度及门内外地面高差不应大于 15mm，并以斜面过渡。

10. 厕所 无障碍厕所的入口和通道，应方便乘轮椅者进入和进行回转，回转直径不小于 1.50m；门的通行净宽度不应小于 800mm。无障碍厕位面积，应达到 2.00m×1.50m，不应小于 1.80m×1.0m；无障碍厕位的门，宜向外开启；平开门外侧，应设高 900mm 的横扶把手，在关闭的门扇里侧设高 900mm 的关门拉手，并应采用门外可紧急开启的插销。如厕位的门向内开启，需在开启后厕位内留有直径不小于 1.50m 的轮椅回转空间。

厕位内坐便器高宜 450mm；在坐便器旁的墙面上，应设高 400～500mm 的救助呼叫按钮；厕位两侧距地面 700mm 处，应设长度不小于 700mm 的水平安全抓杆，另一侧应设高 1.40m 的垂直安全抓杆。无障碍小便器下口距地面高度不应大于 400mm，小便器两侧应在离墙面 250mm 处，设高度为 1.20m 的垂直安全抓杆，并在离墙面 550mm 处，设高度为 900mm 水平安全抓杆，与垂直安全抓杆连接，安全抓杆应安装牢固，直径应为 30～40mm，内侧距墙不应小于 40mm。

洗手盆的水嘴中心距侧墙应大于 550mm，其底部应留出宽 750mm、高 650mm、深 450mm，供乘轮椅者膝部和足尖部的移动空间，并在洗手盆上方安装镜子，出水龙头，宜采用杠杆式水龙头或感应式自动出水方式。多功能台长度不宜小于 700mm，宽度不宜小于 400mm，高度宜为 600mm；挂衣钩距地高度不应大于 1.20m；取纸器应设在坐便器的侧前方，高度为 400～500mm。

（二）家居环境无障碍标准

1. 门 门开启后的通行净宽度不应小于 800mm，有条件时，不宜小于 900mm；在门扇内外，应留有直径不小于 1.50m 的轮椅回转空间；室内门宜采用推拉门和折叠门；门把手高度应设距地 900mm；门槛高度及门内外地面高差，不应大于 15mm，并以斜面过渡；供听力障碍者使用的住宅门，应安装闪光提示门铃；居室和卫生间内，应设求助呼叫按钮。

2. 通道 室内往卧室、起居室（厅）、厨房、卫生间、储藏室及阳台的通道应为无障碍，宽度不应小于 1.20m；在一侧或两侧设置扶手。扶手标准见本节内容。

3. 厨房 供乘轮椅者使用的厨房，操作台下方净宽和高度都不应小于 650mm，深度不应小于 250mm；吊柜距地高度不应大于 1.20m，深度不应大于 250mm；橱柜高度不应大于 1.20m，深度不应大于 400mm。炊具和电器控制开关的位置和高度，应方便乘轮椅者靠近和使用；燃气灶及热水器方便轮椅靠近，阀门及观察孔的高度不应大于 1.10m，灶应设安全防火，自动灭火及燃气报警装置。

4. 洗手间 设坐便器、淋浴器两件卫生洁具的洗手间面积不应小于 3.00m²；单独设坐便器的洗手间面积不应小于 1.80m×1.00m；门的通行净宽不应小于 800mm，平开门外侧应设高 900mm 的横扶把手，在关闭的门扇里侧设高 900mm 的关门拉手，并应采用门外可紧急开启的插销。门宜向外开启或采用推拉门，如向内开启，需在开启后厕位内留有直径不小于 1.50m 的轮椅回转空间；坐便器高宜 450mm，厕位两侧距地面 700mm 处，应设长度不小于 700mm 的水平安全抓杆，另一侧应设高 1.40m 的垂直安全抓杆。

洗手盆的水嘴中心距侧墙，应大于 550mm，其底部应留出宽 750mm、高 650mm、深 450mm，供乘轮椅者膝部和足尖部的移动空间，出水龙头宜采用杠杆式水龙头或感应式自动出水方式。取纸器应设在坐便器的侧前方，高度为 400～500mm。

淋浴用坐台高度宜为 450mm，深度不宜小于 450mm；淋浴间应设距地面高 700mm 的水平抓杆和高 1.40～1.60m 的垂直抓杆；淋浴喷头的控制开关的高度距地面不应大于 1.20m；毛巾架的高度不应大于 1.20m。

5. 卧室 宜使用滑动门或折叠门以及带手柄式的门，保证轮椅的停留及回转空间；床的高度约 450mm；在床上时手可以触及电灯开关；插座高度为 400～500mm；衣柜挂衣杆高度不应大于 1.40m，其深度不应大于 600mm。

6. 起居室（厅） 门的通行净宽不应小于 800mm，保证轮椅的停留及回转使用，餐桌的高度不小于 750mm，台面下方净宽和高度都不应小于 650mm；柜子和电视机的高度在 0.90～1.20m 之间；电器、天线和电话插座高度为 400～500mm，开关高度不高于 1.20m。

二、 无障碍环境改造方案

（一）社区环境改造方案

社区无障碍环境改造主要包含：无障碍设施、无障碍信息交流和无障碍社区服务等内容。社区无障碍环境改造方案，要从不同类别的残疾人的角度，全方位考虑各类残疾人的使用需求。社区环境改造还需要注重实用性，且能够有效地弥补环境的缺陷与不足。

社区环境无障碍改造方案的实施，需要政府部门的政策、资金支持，行政部门和行业之间的协调配合，同时，还需要社区多部门的合作，如城市规划部门、市政管理部门、交通管理部门、街道办事处、社区服务中心或物业管理中心是否批准和同意对社区中的公共设施进行改造，社区其他居民是否认同对公共设施的改造；由谁提供和实施社区环境无障碍改造等问题，都需要妥善解决。

（二）家居环境改造方案

家居环境改造包括房屋物理结构改造与非房屋物理结构改造两种。房屋物理结构改造是指起居室（厅）、卧室、厨房、卫生间、阳台和过道等房屋空间与物件设置，应适应残疾人的功能和生活需要，如卫生间宜靠近卧室。非房屋物理结构改造是指协助指导残疾人及其家人对易引发障碍的危险因素进行调整，包括家具的摆放、物件的收纳与重新整理，以便空间更合理和方便，满足残疾人功能和生活的需要。家居环境改造方案的实施，需综合考虑残疾人所处的物理环境、社会环境和文化背景，把握残疾人及其家庭的实际生活需要，并根据他们的经济条件和能力，制订具体的物理结构、物件安装、辅助器具设备装配、家具摆放等家居环境改造方案，再由残疾人或其家人安排实施改造方案。

（何静杰）

推荐阅读

[1] Carolyn K，Lynn AC. Therapeutic exercise: foundations and techniques. 5th ed. Philadelphia:F.A.Davis Company，2007.

[2] Leon H Ginsberg，社会工作评估 - 原理与评估. 黄晨熹，译. 上海：华东理工大学出版社，2005.

[3] Ries AL，Bauldoff G S，Carlin B W，et al. Puhnonary Rehabilitation：Joint ACCP／AACVPR Evidence-Based Clinical Practice Guidelines. Chest，2007,131（5 Suppl）：4S-42S.

[4] WHO. International Classification of Functioning, Disability and Heaith(ICF). [2010-06-18]. http://www.who.int/classifications/icf/en/.

[5] WHO. Community-based rehabilitation guidelines [2010-05-19]. http://www.who.int/disabilities/cbr/guidelines/en/.

[6] 陈立典，吴毅. 临床疾病康复学. 2 版. 北京：科学出版社，2010.

[7] 陈立典. 卒中社区康复. 北京：中国中医药出版社，2010.

[8] 陈伟 . 社区康复面临的问题和对策初探 . 实用全科医学，2003，1（1）：67-68.

[9] 陈玉梅 . 我国脑卒中社区康复现状与发展策略 . 社区医学杂志，2008，6(16)：1-3.

[10] 丛晓峰，李沂靖，唐斌尧 . 国外社区康复的现状及启示 . 理论学刊，2002，(6):51-52.

[11] 付克礼. 社区康复学 . 2 版. 北京：华夏出版社，2012.

[12] 何成奇. 内外科疾病康复学 . 2 版. 北京：人民卫生出版社，2013.

[13] 何雪松，花菊香 . 精神健康——临床社会工作实践 . 上海：华东理工大学出版社，2003.

[14] 黄晓琳，燕铁斌. 康复医学. 5 版. 北京：人民卫生出版社，2013.

[15] 江开达，马弘. 中国精神疾病防治指南. 北京：北京大学医学出版社，2010.

[16] 敬沛嘉，何成奇，杨霖 . 社区医疗康复的四种模式 . 中国康复医学杂志，2012，(9): 849-851.

[17] 赖郭文 . 组织青年志愿者开展社区康复活动初探 . 中国康复医学杂志，2000，(5): 307-308.

[18] 李平华，王尊亮，秦传江. 肩周炎. 4 版. 郑州：河南科学技术出版社，2017.

[19] 励建安. 社区神经康复学. 北京：人民军医出版社，2014.

[20] 林桦 . 澳大利亚社区康复对我国的启示 . 中国康复理论与实践，2006，1(12): 1110-1112.

[21] Hosman C，Jane-Llopos E，Saxena S. 精神障碍的预防：有效干预措施与政策的选择之报告概要. 刘铁桥，刘光亚，徐利敏，等译. 牛津：牛津大学出版社，2005.

[22] 美国心肺康复协会. 美国心脏康复和二级预防项目指南. 北京：人民军医出版社，2010.

[23] 孟申 . 肺康复. 北京：人民卫生出版社，2007.

[24] 倪朝民 . 社区康复的管理 . 中国农村卫生事业管理，2000，(4): 50-51.

[25] 千野直一 . 现代リハビリテーション医学. 东京：金盾出版株式会社，2011.

[26] 全国残疾人康复工作办公室 . 社区康复工作上岗培训教材 . 北京：华夏出版社，2010.

[27] 沈永梅，王彤，刘起展 . 社区康复建设设想 . 中国康复医学杂志，2007，22（8）：743-744.

[28] 沈永梅，王彤，刘起展，等 . 社区康复存在的主要问题及其对策 . 中国厂矿医学，2007，20(4)：443-444.

[29] 孙子林，刘莉 . 2010 年美国运动医学会 / 美国糖尿病学会糖尿病运动指南解读 . 中国医学前沿杂志，2010，3（4）：15-18.

[30] 王刚，夏文广. 脑卒中病人社区和居家康复训练指导手册. 武汉：华中科技大学出版社，2012.

[31] 王刚. 临床康复医学. 武汉：湖北科学技术出版社，2017.

[32] 王刚. 神经康复学治疗方法. 北京：人民卫生出版社，2015.

[33] 王祖承，方贻儒 . 精神病学 . 上海：上海科技教育出版社，2011.

[34] 谢虹 . 糖尿病防治康复指导 . 北京：人民军医出版社，2013.

[35] 燕铁斌 . 内脏病康复 . 北京：人民卫生出版社，2012.

[36] 张长杰 . 肌肉骨骼康复学 . 2 版 . 北京：人民卫生出版社，2013.

[37] 中华人民共和国国务院令（第 622 号）. 无障碍环境建设条例 . [2012-07-10]. http://www.gov.cn/.

[38] 中华人民共和国住房和城乡建设部，中华人民共和国国家质量监督检验检疫总局 . 无障碍设计规范：GB 50763–2012. 北京：中国建筑工业出版社，2012.

[39] 朱图陵 . 残疾人辅助器具基础与应用 . 北京：求真出版社，2010.

中英文名词对照索引